足踝运动损伤手术学
——聚焦前沿手术技术

Sports Injuries of the Foot and Ankle
A Focus on Advanced Surgical Techniques

原　著　Gian Luigi Canata | Pieter d' Hooghe

Kenneth J. Hunt | Gino M. M. J. Kerkhoffs

Umile Giuseppe Longo

主　审　胡跃林　王健全　敖英芳

主　译　郭秦炜　马　昕　施忠民　李文翠

北京大学医学出版社

ZUHUAI YUNDONG SUNSHANG SHOUSHUXUE — JUJIAO QIANYAN SHOUSHU JISHU

图书在版编目（CIP）数据

足踝运动损伤手术学：聚焦前沿手术技术 /（意）吉安·
鲁吉·卡纳特（Gian Luigi Canata）等原著；郭秦炜等主译.
— 北京：北京大学医学出版社，2024.6

书名原文：Sports Injuries of the Foot and Ankle:A Focus on
Advanced Surgical Techniques

ISBN 978-7-5659-3146-8

Ⅰ.①足… Ⅱ.①吉… ②郭… Ⅲ.①足—损伤—外科手
术②踝关节—损伤—外科手术 Ⅳ.①R683.42 ②R684

中国国家版本馆CIP 数据核字(2024) 第081489 号

北京市版权局著作权合同登记号：图字：01-2021-1898

First published in English under the title:
Sports Injuries of the Foot and Ankle: A Focus on Advanced Surgical Techniques
edited by Gian Luigi Canata, Pieter d' Hooghe, Kenneth J. Hunt, Gino M. M. J. Kerkhoffs, Umile Giuseppe Longo

足踝运动损伤手术学——聚焦前沿手术技术

主　　译：郭秦炜　马　昕　施忠民　李文翠
出版发行：北京大学医学出版社
地　　址：（100191）北京市海淀区学院路38 号　北京大学医学部院内
电　　话：发行部 010-82802230；图书邮购 010-82802495
网　　址：http://www.pumpress.com.cn
E－mail：booksale@bjmu.edu.cn
印　　刷：北京信彩瑞禾印刷厂
经　　销：新华书店
责任编辑：冯智勇　　责任校对：靳新强　　责任印制：李　啸
开　　本：889 mm×1194 mm　1/16　印张：17.5　字数：550 千字
版　　次：2024 年 6 月第 1 版　2024 年 6 月第 1 次印刷
书　　号：ISBN 978-7-5659-3146-8
定　　价：198.00 元
版权所有，违者必究
（凡属质量问题请与本社发行部联系退换）

译者名单

常 非	吉林大学第二医院	苗 欣	北京大学第三医院
陈临新	北京大学第三医院	皮彦斌	北京大学第三医院
高士基	郑州市骨科医院	曲 峰	首都医科大学附属北京同仁医院
顾海峰	浙江省人民医院	施忠民	上海交通大学医学院附属第六人民医院
桂鉴超	南京市第一医院	史尉利	北京大学第三医院
郭秦炜	北京大学第三医院	唐康来	陆军军医大学第一附属医院
洪劲松	暨南大学附属第一医院	陶 旭	陆军军医大学第一附属医院
侯辉歌	暨南大学附属第一医院	王 佳	天津大学天津医院
胡跃林	北京大学第三医院	王雪松	首都医科大学附属北京积水潭医院
华英汇	复旦大学附属华山医院	魏世隽	解放军中部战区总医院
黄红拾	北京大学第三医院	巫宗德	成都体育学院附属体育医院
江 东	北京大学第三医院	武继祥	陆军军医大学第一附属医院
焦 晨	北京大学第三医院	武 勇	首都医科大学附属北京积水潭医院
李 皓	深圳市第二人民医院	向孝兵	广州中医药大学第一附属医院
李 杰	广州中医药大学第一附属医院	谢 兴	北京大学第三医院
李 棋	四川大学华西医院	徐桂军	天津大学天津医院
李倩茹	复旦大学附属华山医院	徐海林	北京大学人民医院
李文翠	深圳市第二人民医院	杨 帅	北京大学第三医院
李正勋	山东大学第二医院	曾参军	南方医科大学第三附属医院
刘 波	山东第二医科大学附属医院	曾宪铁	天津大学天津医院
刘 宁	郑州市骨科医院	赵 峰	北京大学第三医院
马 骁	解放军联勤保障部队第九六九医院	朱永展	佛山市中医院
马 昕	上海交通大学医学院附属第六人民医院	朱 渊	上海交通大学医学院附属瑞金医院

致　谢

我们非常感谢各位作者的贡献。感谢他们为本书奉献的时间、知识和专长。

感谢 Pontus Andersson 绘制的精美插图。

感谢 Catena Cottone 与作者和 Springer 出版社的密切协调工作。

感谢 ISAKOS 的领导和工作人员一如既往的大力支持和鼓励，特别感谢 ISAKOS 现任主席 Marc Safran 教授、出版委员会主任 João Espregueira-Mendes 教授、学会秘书 Jon Karlsson 和执行主任 Michele Johnson。

感谢 Dhanapal Palanisamy、Gabriele Schroeder 和 Springer 出版社的专业和付出。

感谢我们的家人，感谢他们一如既往的支持和耐心。

译者前言

足踝部运动损伤是最常见的运动损伤之一，包括足踝部韧带断裂、软骨损伤、肌腱病与断裂，以及骨折等。急性期通常伴有明显的肿胀、疼痛和足踝关节功能障碍，患者通常会积极寻求诊治。慢性损伤早期阶段虽然对日常生活和运动的影响不显著，但长此以往可导致继发性的骨关节炎，最终严重影响患者的运动能力，导致关节功能障碍，极大地降低人们的工作能力和生活质量。足踝运动伤病的临床诊治与相关研究在国内起步较晚，发展较慢，门诊工作中我们经常会遇到一些漏诊、误诊和治疗不当的病例，给患者和医生都造成很大的困扰。

意大利的 Gian Luigi Canata 教授、卡塔尔的 Pieter d' Hooghe 教授、美国的 Kenneth J. Hunt 教授、荷兰的 Gino M. M. J. Kerkhoffs 教授和意大利的 Umile Giuseppe Longo 教授担任本书的主编，组织 ISAKOS 的众多专家精心编写了这本专著。此书聚焦于足踝运动损伤的前沿外科手术方法与技巧，包括关节镜下韧带修复与重建、软骨修复与移植，以及肌腱缝合与止点重建等。同时，本书在影像学诊断、术前规划以及术后科学康复等方面进行了详细阐述，并对高水平运动员伤病的诊治以及软骨修复领域的新进展，例如各种生物活性材料和软骨组织工程的相关问题展开了深入讨论。

本书全面介绍了足踝运动损伤治疗方面的前沿技术，对运动创伤、足踝外科、关节外科以及所有运动医学领域的医务工作者均具有重要的参考价值。希望本书能够为临床医生的日常工作和科学研究提供充分的帮助，并开阔大家的视野。

本书的翻译得到了中国医师协会运动医学医师分会足踝工作委员会、中华医学会骨科学分会足踝外科学组的多位专家，以及影像和康复专业著名学者的大力协助，在此表示衷心的感谢！

郭秦炜

原著序言

本书由国际关节镜-膝关节外科-骨科运动医学学会（International Society of Arthroscopy, Knee Surgery and Orthopaedic Sports Medicine, ISAKOS）小腿及足踝（Leg, Ankle and Foot, LAF）委员会组织编写，是 ISAKOS 的经典著作。本书全面阐述了足踝运动损伤的手术治疗技术，是所有从事足踝外科工作医生的必读书籍。主编由国际知名的足踝外科医生担任，包括意大利的 Gian Luigi Canata 教授、卡塔尔的 Pieter d' Hooghe 教授、美国的 Kenneth J. Hunt 教授、荷兰的 Gino M. M. J. Kerkhoffs 教授和意大利的 Umile Giuseppe Longo 教授。编委会由来自世界各地备受尊敬和国际认可的专家组成，他们都是足踝运动损伤领域的国际权威。本书倾注了主编和编委会成员的大量心血，辅以精美的原创插图，注定会成为足踝外科手术技术相关著作的新标杆。

本书代表了 ISAKOS 的优秀文化，即将全世界知名的专家学者和学科领袖聚集在一起，交流思想、观点和理念，以推动该领域的发展，也让全世界足踝外科领域的学者更紧密地团结在一起。合作是 ISAKOS 的核心宗旨。像本书的出版工作一样，学会通过两年一度的双年会、执行委员会会议以及中期工作会议建立与科研项目执行者、优秀论文或著作作者的合作关系，构建兄弟情谊（抱歉没有找到一个更中性的词汇表达）、友谊甚至可以说是亲情。

本书作者从不同角度对足部和踝关节不同部位的运动损伤进行了全面的阐述。既有"经久不衰"的经典手术方法，又有新的前沿技术，内容翔实全面、图文并茂，涵盖了从基础到复杂的各类手术技术。本书详细介绍了每种技术的方法和步骤，以帮助医生能够准确和安全地完成手术。

本书不仅仅是一本手术操作手册，还探讨了解剖学、生物学、手术疗效和支具护具等重要问题，介绍了本领域内的研究进展，如组织工程技术，以及越来越受大家重视的术后康复问题。

ISAKOS 小腿及足踝（LAF）委员会的 Canata、d' Hooghe、Hunt、Kerkhoffs 和 Longo 教授组建了一支才华横溢、备受尊崇，由 LAF 委员会和其他 ISAKOS 成员构成的专家编写团队。本书必将以其高质量而广受好评，我们必须对他们出色的工作表示祝贺。本书适合所有关注足踝损伤特别是关注运动员足踝损伤的外科医生学习阅读。

在出版委员会主任 João Espregueira-Mendes 的帮助和指导下，我们完成了这项伟大的工程。我很荣幸在我担任 ISAKOS 主席期间发起并完成了本书的编写工作。我们应该祝贺主编和所有的作者，他们付出了巨大努力，树立了新标准。

Marc R. Safran

ISAKOS

斯坦福大学，加利福尼亚，美国

原著前言

本书介绍了目前治疗运动人群足踝损伤和疾病的前沿技术，旨在从国际视野全面回顾本领域内的当前技术水平。每一章都由该领域的专家撰写，介绍他们的治疗经验、先进的手术技术和损伤处理策略。同时详细描述了手术步骤，便于读者全面理解术者的操作和手术细节。

ISAKOS 致力于骨科和运动医学领域的知识传播。通过学会各委员会（包括本书所代表的小腿及足踝委员会）的工作，ISAKOS 不断努力帮助其会员以及骨科和运动医学界提升专业水平，在全世界范围内推动医疗服务进步，并始终以寻求患者最佳利益和疗效为目标。

我们衷心感谢所有作者的杰出贡献，感谢 ISAKOS 对本书编写工作坚定不移的支持。

Gian Luigi Canata
Pieter d′ Hooghe
Kenneth J. Hunt
Gino M. M. J. Kerkhoffs
Umile Giuseppe Longo

目　录

第四篇 肌腱损伤

第五篇 一些特殊问题

第一篇

韧带损伤

第1章 急性踝关节韧带损伤

1.1 引言

急性踝关节外侧韧带损伤是普通人群和运动员中常见的损伤，庞大的患者数量使其成为医院面临的医疗重负。踝关节外侧扭伤和复发性损伤是相对明了、可治疗的损伤，疾病十分常见，但影响其预后的因素尚未完全明确。在这类损伤的治疗中，医生一定要清楚地理解受伤机制，并识别出容易复发和发生慢性踝关节不稳的患者。为了选择合适的治疗策略，医生不仅要了解损伤的严重程度，还必须了解导致踝关节外侧韧带损伤及慢性不稳的机制和影响因素。随着新的外科技术和康复技术的不断发展，对正常踝关节和扭伤后的力学机制的理解显得至关重要。

1.2 流行病学

踝关节扭伤占急诊入院总人数的 7% ~ 10%，它一直是个十分常见且花费巨大的医疗问题[1]。据估计，平均每天每 1 万人中就有 1 人发生踝关节外侧韧带损伤[2]。踝关节外侧扭伤通常比下胫腓联合损伤和踝关节内侧扭伤更为常见[3]。

踝关节扭伤的发病率因性别、种族、年龄而异——黑种人和白种人中的青少年女性被认为是最易发生踝关节扭伤的人群。从种族来看，黑种人和白种人的发病率是西班牙裔的 3 倍[4]。女性踝关节扭伤的风险通常比男性更高，每千人中，男女的发病比约为 6.94 : 13.6[3]。然而，也有证据表明男女发病率与年龄相关，在 15 ~ 24 岁人群中男性踝关节扭伤的发生率高于女性，而在 30 岁以上的人群中则相反[4]。虽然踝关节外侧扭伤在女性中更常见，但踝关节内侧扭伤和高位踝扭伤通常没有明显的性别差异[5]。在年轻人群中，儿童的踝关节扭伤风险高于青少年，而青少年的风险高于成年人，其发病率分别为 2.85‰、1.94‰ 和 0.72‰[3]。

体育运动，特别是涉及跳跃和转向的运动，是公认的最容易导致踝关节扭伤的外界因素。在青少年中，踝关节外侧韧带损伤约占所有运动损伤的 1/4[2]。将近一半（49.3%）的踝关节扭伤发生在体育运动中，其中 41.1% 与篮球运动有关[4]。按性别和运动项目进行的损伤风险分析表明，女子篮球运动员最容易发生踝关节内翻型韧带损伤[6]。男子篮球运动员和女子长曲棍球运动员也被认为是受伤的高危人群[6]，橄榄球和足球同样也是导致踝关节扭伤的高风险运动[4]。

大学体育运动是一个更受关注的独特领域，它拥有庞大的运动员群体。这些运动员面临各种竞技比赛和高强度的训练，追求更大的运动规模、更强的力量和更快的速度，他们对于伤后重返运动的需求也较高。据估计，在全美大学生体育协会最常见的 25 种运动中，每年有超过 16 000 例踝关节外侧韧带复合体（lateral ligament complex, LLC）扭伤——约占所有大学运动损伤的 7.3%[7]。LLC 扭伤被认为是美国大学体育运动中最常见的损伤，发生率为 1 次 /2020 次运动（4.95/10 000）。具体来说，LLC 扭伤最常发生于男篮和女篮运动中，发生率分别为 1/836（11.96/10 000）和 1/1052（9.5/10 000）[7]。复发性 LLC 扭伤是在运动员的监测和治疗中十分重要的关注领域。研究表明，在大学生运动员中，11.9% 的 LLC 扭伤属于伤后复发。

复发性扭伤在女子运动中是最常见的——特别是篮球（21.1%）、室外田径（21.1%）、曲棍球（20.0%）和网球（18.2%）[7]。男性中 LLC 扭伤复发率最高的运动分别为篮球（19.1%）、网球（14.3%）、室外田径（14.3%）和足球（14.0%）[7]。对竞技运动员来说，快速诊断和治疗是至关重要的。令人欣慰的是，44.4% LLC 扭伤的运动员能够在 24 h 内重返赛场[7]。但仍有 3.6% 的 LLC 扭伤较为严重，需要 3 周以上才能重返赛场，部分运动员甚至无法重返赛场[7]。因此，减少 LLC 扭伤的发生率、降低其严重程度和复发率至关重要[7]。

1.3　解剖

踝关节复合体由距下（距跟）关节、胫距关节和跗横关节组成，其运动是多平面的[8]，每个关节都有特定的运动平面和与之对应的特定功能。距下关节主要通过跟距骨间韧带将距骨的下关节面与跟骨上表面的关节面相连接，它使得踝关节可以内翻和外翻[8]。胫距关节是铰链关节，负责踝关节的跖屈和背伸运动[8]，其运动范围受三组韧带的限制——下胫腓联合韧带、内侧副韧带和外侧副韧带[8]。跗横关节是距骨、跟骨和舟骨之间构成的关节联合，它参与构成足内外翻的运动轴[8]。

韧带是踝关节的重要组成结构，起到稳定关节和限制活动范围的作用。踝关节外侧副韧带复合体由距腓前韧带（anterior talofibular ligament, ATFL）、跟腓韧带（calcaneofibular ligament, CFL）和距腓后韧带（posterior talofibular ligament, PTFL）组成[1]。踝关节内侧副韧带（三角韧带）复合体由深层和浅层两部分组成，深层包括胫距前韧带（anterior tibiotalar ligament, ATTL）和胫距后韧带（posterior tibiotalar ligament, PTTL），浅层包括胫舟韧带（tibionavicular ligament, TNL）、胫弹簧韧带（tibiospring ligament,TSL）和胫跟韧带（tibiocalcaneal ligament, TCL）[9]（图 1.1）。

影响踝关节稳定性的因素有很多，内因（关节的几何结构）和外因（韧带）共同作用维持踝关节的稳定性[10]。它们同时受到地面条件、载荷水平以及足踝部离地和触地时受力的方向和大小等外界因素影响[10]。在考虑踝关节面的几何形状时，重要的是要认识到距骨的形状类似截头圆锥，其内侧曲率半

径小于外侧曲率半径，但二者的比例因人而异[11]。这些结构的变异会改变踝关节的力学，从而能解释高风险扭伤踝关节的存在[11]。胫距关节适配度较高，可以将所施加的载荷分布到较大的承重面积上，从而减轻对踝关节的冲击（一些理论表明，其缓冲的有效性甚至优于膝关节和髋关节）[8]。胫距高度匹配对踝关节稳定性具有重要意义，在负重时（1 倍体重），关节的几何结构对平移稳定性的贡献为 100%，对旋转稳定性的贡献为 60%[10]。韧带是影响踝关节稳定性的另一个主要因素。在非负重状态下，踝关节的前向稳定性 70%～80% 依赖于外侧副韧带[10]，后向稳定性 50%～80% 依赖于三角韧带，旋转稳定性 50%～80% 依赖于外侧副韧带和三角韧带，但内、外侧向稳定性并不主要依赖于这些韧带[10]。胫距关节独特的几何结构，使得踝关节在背伸位的稳定性优于跖屈位[10, 12]。

1.4　踝关节复合体的生物力学

踝关节的活动方向和活动度很复杂。踝关节的活动以跖屈和背伸为主，同时伴随有不同程度的内翻-外翻（和内收-外展），从而能完成更复杂的旋后、旋前活动[8]。胫距关节、距下关节和跗横关节的多轴活动范围主要取决于距骨解剖结构和组织僵硬度的差异[8]。以中立位为基准，踝关节复合体的最大活动范围通常为背伸 20°、跖屈 55°、内翻 23° 和外翻 12°[8]。

在评估患有急性或慢性踝关节韧带损伤的运动员时，深入了解步态周期的构成要素，理解不同时期的作用力、受力分布和肌肉收缩情况尤为重要。正常步态周期由支撑相和摆动相组成，支撑相可进一步细分为足跟轴亚相、踝关节轴亚相和前足轴亚相三个阶段[8]。足跟轴亚相从足跟着地开始，到足掌完全着地为止——在此期间，踝关节处于轻度跖屈位，背伸肌群呈离心收缩状态[8]。踝关节轴亚相是胫距关节从跖屈到背伸的过渡阶段[8]。前足轴亚相从足跟离地开始，到足趾离地为止——这被标记为步态周期的一半，在此期间，踝关节主动跖屈产生的力量推动人体前进[8]。摆动相中轻微的背伸可以更好地确保足离开地面，而后在支撑相的足跟轴亚相恢复到跖屈位。在足跟着地时，踝关节跖屈伴随着内翻，而在前足轴亚相，踝关节跖屈伴随着外翻，这两种

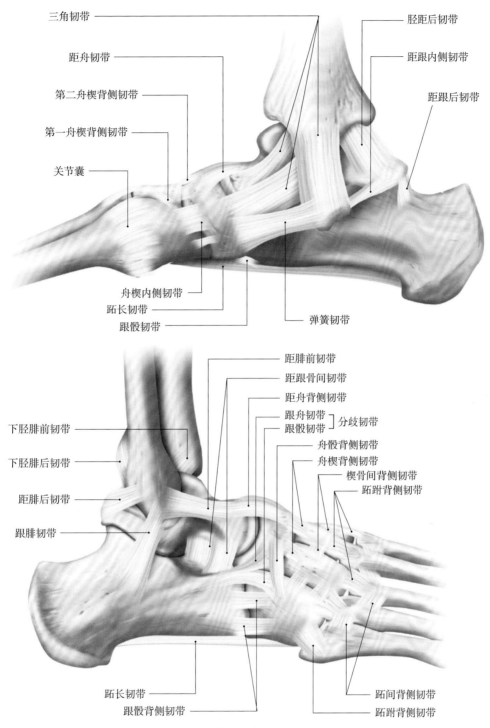

三角韧带
距舟韧带
第二舟楔背侧韧带
第一舟楔背侧韧带
关节囊
胫距后韧带
距跟内侧韧带
距跟后韧带
舟楔内侧韧带
跖长韧带
跟骰韧带
弹簧韧带

下胫腓前韧带
下胫腓后韧带
距腓后韧带
跟腓韧带
距腓前韧带
距跟骨间韧带
距舟背侧韧带
跟舟韧带　分歧韧带
跟骰韧带
舟骰背侧韧带
舟楔背侧韧带
楔骨间背侧韧带
跖跗背侧韧带
跖长韧带
跟骰背侧韧带
跖间背侧韧带
跖跗背侧韧带

图 1.1 踝关节内、外侧韧带示意图

双平面运动都是在距下关节的帮助下完成的[8]。

在整个步态周期中，载荷和作用力巧妙地分布于踝关节。地面反作用力的垂直分力峰值为体重的1.0~1.5倍，并随着步速的增加而成比例增加[13]。在距骨上表面，胫距关节承担83%的载荷，腓距关节承担17%的载荷[14]。距骨穹窿表面承受胫距关节载荷的77%~90%，踝关节内、外侧沟对应的表面有一定的载荷丢失[15]。胫距关节较高的关节匹配度能引导载荷主要分布于胫距关节上，减少不规则作用力对踝关节的影响[8]。

1.5　损伤机制

踝关节于跖屈位发生内翻是踝关节外侧韧带复合体最常见的损伤机制[1, 11]。在外侧韧带中，距腓前韧带撕裂最常见，其次是跟腓韧带[16]。其他常见的韧带损伤包括距腓后韧带、颈韧带和距跟韧带损伤，其中距跟韧带在背伸 - 内翻位更容易损伤[11]。急性踝关节扭伤的常见症状包括疼痛、活动受限、姿势控制缺陷及肌肉无力[17]。

踝关节扭伤需要根据其严重程度进行分级与治疗，治疗方案以分级为指导。踝关节扭伤的严重程度分为Ⅰ级—轻度，Ⅱ级—中度，Ⅲ级—重度[16]。其中Ⅰ级和Ⅱ级扭伤通过非手术治疗和功能康复治疗就可成功治愈，治疗方法包括 RICE（rest, ice, compression, elevation；休息、冰敷、加压、抬高）疗法的应用，短暂的制动和保护，早期活动，神经肌肉训练，本体感觉训练，以及负重和平衡训练[16]。Ⅲ级扭伤的治疗则更为复杂[16]。Ⅲ级踝关节扭伤包括距腓前韧带和跟腓韧带的完全撕裂，以及距腓后韧带的大部分或完全撕裂。由于韧带复合体的完全断裂，这类损伤必须以不同的方式来治疗。制动、消肿和功能训练可以帮助踝关节更快康复，同时规避其他并发症和后遗症的风险[16]。然而，随着现代康复技术的发展，考虑到重度韧带撕裂后休息时间长、复发率高的问题，一期行韧带修复手术也越来越受欢迎[16, 18]。

1.6　合并损伤

踝关节外侧韧带损伤带来的问题通常包括损伤部位的急性疼痛，其他还包括关节不稳、关节僵硬、肿胀、腓骨肌腱损伤、撕脱性骨折、软骨损伤，以及增加远期踝关节退变风险的复发性扭伤[2]。10%～30% 的慢性外侧韧带损伤患者会出现包括滑膜炎、跟腱炎、关节僵硬、肿胀、疼痛、神经牵拉伤和肌肉无力在内的后遗症[16]。踝关节外侧扭伤比内侧扭伤更常出现下肢疼痛、足扭伤、臀部或腿擦伤等合并损伤[5]。

1.7　慢性踝关节不稳

慢性踝关节不稳（chronic ankle instability, CAI），即踝关节外侧扭伤的症状持续存在，包括疼痛、活动受限、姿势控制缺陷和肌肉无力，其真正的病因仍然存在争议[17]。慢性机械性踝关节不稳的特征是踝关节松弛，它与韧带病变和其他并发症（包括撞击征、骨软骨病变和腓骨肌腱病变）相关[11]。姿态因素和本体感觉缺陷会导致功能性踝关节不稳，在慢性踝关节不稳的诊治中应注意辨别和区分[11]。

慢性踝关节不稳的原因和机制仍存在争议和不确定性。有些人质疑运动学变化导致慢性踝关节不稳这一理论，因为一项研究发现，在慢性踝关节不稳患者和健康个体的对比中发现，两者在前跳和侧跳着地任务中下肢运动学并没有明显差异[19]。其他研究提示，尽管本体感觉缺陷、神经肌肉变化、肌肉力量和姿态改变，以及中枢神经系统的调节能力都与慢性踝关节不稳有关，但是这些因素引起慢性踝关节不稳的直接作用机制仍不明确[19-21]。

1.8　危险因素

考虑到踝关节韧带损伤的普遍性和被研究人群的差异性，一系列的危险因素导致了复发性扭伤和慢性踝关节不稳的发生。相关危险因素包括性别、体重、身高、肢体的优势侧、踝关节松弛度、解剖力线、力量、反应时间和重心摇摆等[22]。已被证明与踝关节外侧扭伤相关的危险因素包括体重指数（BMI）、肌肉力量（快速向心性跖屈和慢速离心性内翻肌力）、本体感觉（被动踝内翻的位置觉）和肌肉反应时间（腓骨短肌的早期反应时间）[23]。而踝外翻肌力减弱、踝外翻反应时间延长与踝关节外侧韧带扭伤之间的相关性，尚无确凿证据[23]。

全身韧带松弛是采用改良 Broström 手术治疗慢性踝关节不稳术后复发的危险因素[24]。采用改良 Broström 手术治疗慢性踝关节不稳失败的危险因素还包括：下胫腓联合增宽、距骨骨软骨损伤、术前距骨倾斜角过大（＞15°）及术前距骨前移过多（＞10 mm）[24]。进一步研究认为，充分评估预后因素并对慢性踝关节不稳进行分级治疗能改善患者预后、预防早期失败，其他的手术方式包括韧带解剖重建、非解剖重建、肌腱移植和加强等[24]。

1.9 疾病评估和诊断

及时而全面的踝关节检查对评估踝关节扭伤非常重要。扭伤后 4~5 天内的体格检查有很高的诊断价值[1]。有诊断意义的临床特征通常包括肿胀、血肿形成、局部触痛以及前抽屉试验阳性[1]。在评估踝关节扭伤患者时，对韧带断裂和韧带功能的检查和评估十分重要[16]。临床评估踝关节稳定性的试验主要有两种：一是前抽屉试验，用于评估距腓前韧带的功能；二是内翻应力试验，用于评估距腓前韧带和跟腓韧带的功能[16]。进一步检查还可以通过影像学检查来评估韧带损伤情况[16]。了解患者的实际需求十分重要。尽管可以遵守"渥太华准则"（Ottawa rules），但对于运动员的高级别损伤，踝关节负重位片非常有帮助，因为评估力线、发现骨折以及骨与关节的其他损伤对于患者的治疗非常有用。超声和 MRI 主要用于诊断踝关节扭伤的合并损伤，在一般人群中的应用相对较少，但在运动员中应常规使用[1]。由于患者的风险、获益、花费和愿望等因受伤情况和个人情况的不同而异，我们同时还要考虑这些检查和评估的及时性和准确性[1]。

1.10 治疗

急性踝关节外侧韧带损伤的有效治疗方法包括功能康复治疗、制动、非甾体抗炎药的应用，以及必要时手术治疗[2, 25]。大部分急性踝关节外侧韧带损伤都可以选择非手术治疗，最常见的治疗方式是佩戴半刚性的踝关节支具[26]。支具可以有效降低踝关节扭伤后发生二次损伤的风险[22]。

非手术治疗可以用于轻、中、重度的踝关节扭伤。RICE 疗法被广泛应用，它在伤后 4~5 天内能有效减轻疼痛和肿胀[1]。经过早期处理后，于伤后 5~10 天内采取制动措施（短腿石膏或可拆卸式支具）能进一步缓解疼痛[1]。需要注意的是，尽管在最初的 7~10 天采取关节制动措施能有效减轻疼痛和肿胀，但如果制动时间超过 4 周反而会加重病情[2, 25]。RICE 疗法、踝关节支具以及制动仍然是最常用而有效的非手术治疗方法，然而目前仍不明确哪一种非

手术治疗方法能使再扭伤的发生率降到最低[26]。

手术治疗的指征主要包括初始保守治疗失败的严重踝关节扭伤、慢性踝关节不稳以及合并其他损伤的踝关节扭伤。相关手术的细节会在后续章节中详细说明。踝关节韧带修复或重建的手术目的是在出现踝关节不稳、创伤或关节炎之前，将软组织恢复到解剖位置[10]。改良 Broström 术式是治疗踝关节外侧不稳，特别是修复距腓前韧带的主要术式，但其手术技术仍需进一步改进[27]。手术治疗可以加强踝关节稳定性，但各种术式的潜在风险也要考虑在内[2, 25]。手术治疗应该是个性化的，它更适用于治疗慢性踝关节不稳和Ⅲ级踝关节扭伤[26]。

除了手术治疗和传统的非手术治疗以外，还有一些替代疗法可供选择，但其有效性尚不明确，此类疗法包括冷疗、透热疗法、药膏敷贴、理疗以及超声治疗[2, 25]。此外，对于既往有扭伤史的患者，神经肌肉平衡训练能有效预防再次扭伤[26]。

在治疗运动员的踝关节扭伤时更倾向于采用激进的治疗策略，比如对患有急性Ⅱ级或Ⅲ级踝关节扭伤的专业运动员立即采取手术治疗，因为这样可以使他们的踝关节获得更好的长期稳定性，降低再发扭伤的风险，减少扭伤并发症的发生，同时也能让他们更快地重返运动[1]。

1.11 预后

绝大多数患者在踝关节外侧韧带损伤和外侧韧带修复术后都恢复良好。除非有严重的合并损伤（如骨软骨损伤），大多数患者能恢复到伤前的功能。总的来说，急性踝关节外侧扭伤的预后因素仍然难以确定[28]。一部分研究表明年龄影响预后[28]。预后不良的独立预测因素包括但不限于女性、肿胀、疼痛、活动和功能受限、损伤分级严重以及 MRI 确定的严重韧带损伤[28]。近期研究表明，全身韧带松弛可能是改良 Broström 手术治疗慢性踝关节不稳术后临床效果不佳和影像学结果不良的独立预测因素[24]。

1.12 踝关节炎及其挽救性治疗策略

创伤性关节炎和其他退行性变会对足踝的生物力学功能产生负面影响[29, 30]。此外，无论男女，随

着年龄的增长，肌肉力量逐渐下降，踝关节的活动度也随之减小[12]。年轻女性（20～39岁）通常比年轻男性有更大的踝关节活动度，而老年女性（70～79岁）与老年男性相比踝关节背伸活动度更小而跖屈活动度更大[12]。在治疗老年患者时，骨骼强度、肌肉力量和关节活动度的变化是尤其需要考虑的重要因素。

踝关节外侧扭伤或慢性踝关节不稳的患者，同时受年龄和关节炎等其他因素影响，则需要更为复杂的手术治疗方法。全踝关节置换术是终末期踝关节骨关节炎的常用手术干预措施，它能改善行走速度、时空功能和关节活动度，从而代偿踝关节力矩和力量的减少[29, 30]。踝关节融合术（将胫距关节融合到固定位置）是另一种手术选择，它能改善行走速度和时空功能，但关节活动度的减小可能会导致邻近关节骨关节炎的发生，其他并发症还包括力线不正、骨不连、功能障碍和疼痛[31, 32]。

1.13　经济学考虑

经急诊治疗的踝关节扭伤给患者与医院都带来了不菲的花销[1]。踝关节外侧扭伤的高复发率导致了巨大的医疗支出，这些支出主要用于对踝关节扭伤的治疗、预防以及继发性残疾的照护[17]。各种类型的踝关节扭伤因治疗方案不同，其医疗费用也存在差异。踝关节外侧扭伤的急诊治疗费用（1025美元）相对高于踝关节内侧扭伤（912美元），但与高位踝关节扭伤的治疗费用（1034美元）相当[5]。这些费用还不包括后期的专家门诊费、物理治疗费及其相关治疗费用，更不包括演变为慢性踝关节不稳后的治疗费用及可能需要的手术费用。在费用来源中，踝关节内侧扭伤最可能包含影像诊断费用，踝关节外侧扭伤最可能包含药物治疗费用，高位踝关节扭伤最可能包含住院治疗费用[5]。

在治疗踝关节扭伤时，应该考虑性价比高的治疗方案。一项研究建议应用"渥太华准则"来辅助排除踝关节骨折和中足骨折，而不使用射线照片，从而减少影像检查支出[33]。另外，在运动中佩戴半刚性踝关节支具在预防踝关节扭伤复发方面比神经肌肉锻炼具有更好的成本效益[34]。此外，平衡板本体感觉训练项目对既往有踝关节扭伤史、复发扭伤风险高的运动员来说是一种经济有效的长期干预方式[35]。有研究表明，对既往有踝关节扭伤史的运动员预防性进行本体感觉平衡训练能减少56美元/人的医疗支出[7,35]。据估计，预防一次踝关节扭伤的费用大约为483美元[7]。总的来说，对踝关节扭伤特别是复发扭伤风险高的患者采用性价比高的预防性干预措施，能有效减少踝关节扭伤带来的经济负担。

1.14　总结

踝关节外侧扭伤对于运动员和非运动员来说都是一种十分常见且令人烦恼的损伤。已有大量关于解剖、生物力学和韧带质量相关的证据能解释踝关节外侧扭伤机制，但其预测因素和预后影响因素尚未完全明确。RICE疗法和佩戴半刚性踝关节支具等保守治疗是踝关节扭伤后常用且有效的初始治疗方案。手术治疗适用于保守治疗无效的严重踝关节扭伤和对稳定性要求高的运动员，但对于有其他踝关节并发症风险的老年患者应谨慎使用。复发风险是重要的考虑因素，因为复发性踝关节扭伤会给患者带来更大的伤害和更昂贵的医疗费用，且可能预示着更棘手的慢性踝关节不稳的问题。总而言之，我们不仅要治疗踝关节扭伤患者，更要识别出有复发扭伤风险的患者，以减轻患者的潜在损失，并最终改善他们的预后、运动能力和生活质量。

（Kenneth J. Hunt，Peter Lawson　著　曾参军　译）

参考文献

扫描书末二维码获取

第2章　踝关节外侧内镜技术

2.1　引言

踝关节镜长期局限于在踝关节前部进行关节镜手术。15 年前提出的踝关节后侧入路技术使得用内镜来探查踝关节后部关节内及关节外的结构成为可能，并在近些年有了巨大进步[1]。使用肌腱镜治疗腓骨肌腱病已有 10 余年的历史[2]。然而，该手术技术现在仍很少被用到。尽管如此，它还是提供了一个非常良好的后足外侧观察视野。通过腓骨肌腱入路，循着腓骨肌腱可以发现、探查并触及踝关节外侧副韧带、外踝后侧、整个距下关节的外侧（包括前、后部）、跗骨窦以及跟骨上部至跟骨结节部分。

在肌腱镜的基础上，关注空间而不是内容，外踝内镜这个新理念应运而生，并且现在已经成为治疗后足病变时最重要的工具之一。正如肩关节镜一样，通过外踝内镜可对踝关节外侧结构进行镜下操作，使得内镜治疗慢性踝关节外侧不稳成为一个可能的选择。

2.2　适应证

肌腱镜最早被用于治疗肌腱病。炎性粘连很容易通过插入内镜套管来解决（烛光效应）。除了利用烛光效应，也可以直接使用刨刀进行清理来治疗腓骨肌腱病。术者还可以通过附加小切口的方式来修复肌腱撕裂。

同时，利用腓骨肌腱镜，可以探及跟骨外侧和距下关节外侧。除了处理韧带病变，腓骨肌腱镜还可以治疗骨赘引起的外侧撞击症并处理该区域（距骨外侧结节、跟骨骨突边缘等）特殊的骨折碎片。

肌腱镜还可以治疗腓骨肌腱不稳定[3, 4]。最后，从跗骨窦的层面讲，肌腱镜构成了探查或者手术治疗的第一步，并使解剖更有系统性。

2.3　手术解剖

腓骨长肌腱的起点在腓骨近端 2/3 的外侧，腓骨短肌腱的起点则在腓骨远端 1/3 段毗邻骨间膜处。腓骨长肌腱的肌纤维一直延伸至外踝上方 3 ~ 4 cm，而腓骨短肌腱的肌纤维通常下降至腓骨尖端。这一特征可能是腓骨肌腱之间发生撞击的解剖基础[5]。

腓骨肌腱通常被描述为 3 个不同的区域（A、B 和 C）[6]，Sammarco 增加了第 4 个区域（D）（图 2.1）[7]。

A 区是指外踝后侧部分，人群中 80% 在外踝后部有凹槽形成腓骨肌沟。在这个区域没有肌沟的人可能更易发生腓骨肌腱脱位[2]。在此区域，肌腱被鞘膜束缚，鞘膜对其稳定性起到加固作用；腓骨肌上支持带较宽，从外踝后缘向后下方延伸，易于识别（图 2.2）。腓骨短肌腱在前，远端扁平；腓骨长肌腱在后，横切面较圆。

B 区对应外踝至骰骨之间位于跟骨外侧的部分。在这一水平，腓骨长短肌腱先是游离的，然后一同跨过跟腓韧带（肌腱镜下清晰可见），一直沿着后距下关节边缘走行。在此区域，腓骨短肌腱在上方，腓骨长肌腱在下方。行至更远端，两肌腱进入各自的腱鞘，即腓骨肌腱结节水平。腱鞘被起于腓骨肌腱结节的隔膜分成两部分。在该走行轨迹中，每根肌腱都在跟骨外侧对应一道浅沟。下支持带位于骨

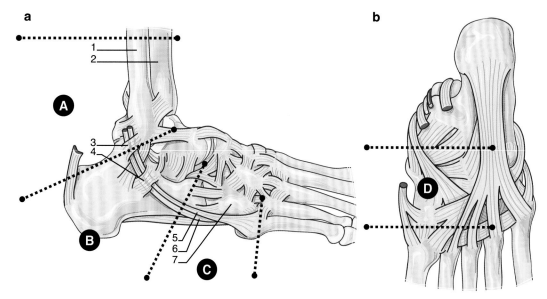

图2.1 腓骨肌腱的4个区域(a)侧视图和(b)俯视图。1腓骨；2胫骨；3上支持带；4下支持带；5腓骨短肌腱；6腓骨长肌腱；7骰骨

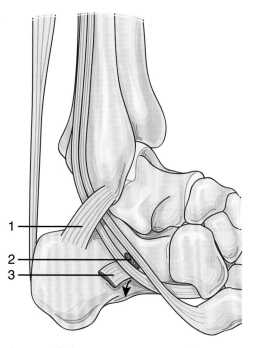

图2.2 腓骨肌支持带(侧视图)。1上支持带；2下支持带；3腓骨肌腱结节

纤维管道的末端(图2.3)。

C区正对骰骨，在此区域腓骨长肌腱从足底穿过，腓骨短肌腱仍在其外侧走行。20%的人在该区域有副腓骨。

D区对应腓骨长肌腱在足底走行的部分。

肌腱镜技术变得可行是因为有腱鞘存在。此部位的腱鞘是从近端到腓骨肌腱结节的独立结构(图

2.4)。虽然还没有发现在治疗方面的意义，但应该注意的是，在整个走行路径上两根肌腱通过各自的腱纽相互连接，首先在外踝后侧，然后走行到跟骨外侧。腱纽与肌腱纤维平行走行。

主要的神经损伤风险主要与腓肠神经有关。腓肠神经穿过浅筋膜后，通常在小腿的上1/3、外侧1/3处，在腓骨和跟腱之间与小隐静脉重合。它在B区跨过腓骨肌腱分布于足和足趾背侧外侧的皮肤。在外踝水平，发出一个分支分布于足跟(跟骨支)。腓浅神经不易被损伤，它在腿外侧走行，位于腓骨肌腱前面，通常在外踝上方7~8 cm穿过浅筋膜，继续向远端走行。在外踝的前方，在踝关节镜前外侧入路操作时容易损伤腓浅神经。

2.4 手术技术

2.4.1 准备工作

考虑到肌腱走行，止血带置于膝关节上方。与采用垫高臀部的仰卧位的方法不同，笔者倾向于使用侧卧位姿势并将患足抬高。尽管如此，有时进行折中的体位准备是很有用的，当术中要进行踝关节镜检查时，可以转换成侧位和平卧位的姿势[7, 8]。患者侧卧，骨盆略微向后倾斜约30°。髋关节和膝关节不进行固定，踝关节保持与髋关节在同一直线上，在踝关节近端10~20 cm将其支撑起来。在准备体

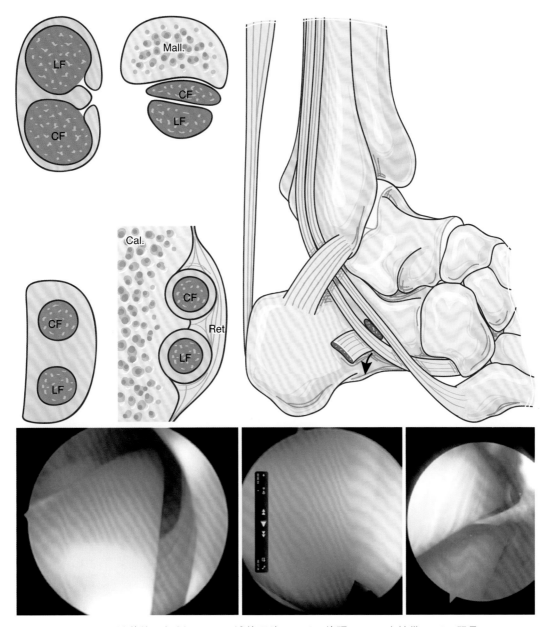

图 2.3　关节镜下解剖，不同区域的图片。Mall，外踝；Ret，支持带；Cal，跟骨

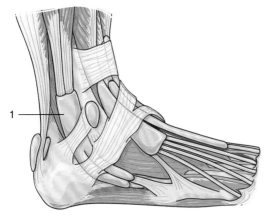

图 2.4　腓骨肌腱的滑膜腱鞘。1. 腓骨长肌腱和腓骨短肌腱的滑膜腱鞘

位时，务必要确保患者的体位可以满足以下 3 个操作：前方踝关节镜（体位 1），外侧踝关节镜（体位 2），可能需要进行的股薄肌腱取腱操作（体位 3）。

体位 2 可以通过外旋髋关节使踝关节前侧位于最高点实现。体位 3 通过将踝关节放在支撑架上实现。体位 1 可以通过屈曲外旋髋关节实现（图 2.5）。

2.4.2　手术器械

使用常规 4 mm 关节镜和 3.5 ~ 4 mm 刨刀。因为有止血带，加压水泵和电凝刀可以不用。蓝钳在清除撕裂的肌腱组织时很好用。在小型器械中，我

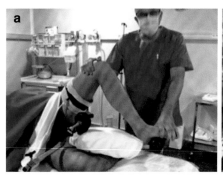
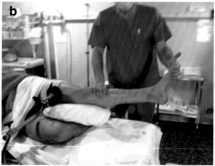
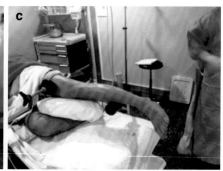

图 2.5　三种不同的手术体位。a，体位 1；b，体位 2；c，体位 3

们倾向于使用 15 号手术刀片，因为它比 11 号刀片更安全、创口更小。我们建议使用 2 个小 Gillies 钩来建立第一个入路。一个小的 Halstead 弯钳也是必不可少的。这样可以避免切开皮肤后损伤皮下神经。

2.4.3　腓骨肌腱的关节镜检查

手术一般使用全身麻醉或局部麻醉。在局部麻醉下进行手术也是一种选择，其主要优点是能够进行动态测试，这对于诊断特定类型的腓骨肌腱不稳定很有用[2]。

2.4.3.1　手术入路

在腓骨后方沿着肌腱全长以及后足外侧都可以建立入路。然而在绝大多数情况下，两个入路就足够了：一个位于外踝上方 3 cm，另一个位于外踝下方 3 cm。先建立近端的入路，好处是可以更容易地辨认腓骨肌腱鞘，在这一水平腱鞘较厚，神经损伤的风险也小得多，不需要扩张肌腱周围间隙，关节镜下行进入到腓骨肌腱鞘内比上行操作更容易，因

为远端腱鞘壁变薄，空间更大。

在外踝尖上方 2.5 ~ 3 cm 处使用 15 号刀片纵行切开皮肤，以便显露腓骨肌腱鞘，切口长度小于 1 cm。如果要处理跗骨窦，我们建议将切口向下移 1 cm（图 2.6）。

使用 Gillies 钩拉开纵行切口，在直视下显露腓骨肌腱鞘。接下来比较好操作，将关节镜套管插入腱鞘内，将关节镜向远端推进，越过外踝尖。然后可以用针来定位第二个入路，利用透光法可以避免伤到腓肠神经（图 2.7）。

初始探查可以从远端的肌腱出现开始，从肌腱各自的肌沟一直到外踝后侧，几乎可以将所有的区域暴露在视野中。

绝大多数肌腱撕裂发生在外踝尖下方的腱弯折区。

从外踝后肌沟处继续向远端探查，可看到跟腓韧带的起始部。用刨刀清理局部，可见跟距后关节位于跟腓韧带的外侧和前方。然后，就可以通过这个关节镜入路清理该区域的小碎片及骨赘。最近的研究显示，Lui[9] 提出使用关节镜治疗外侧撞击综合

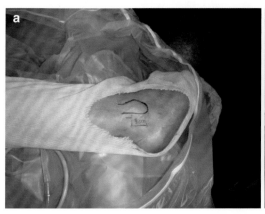
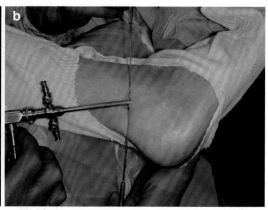

图 2.6　外踝尖上方 2.5 ~ 3 cm 处的近端入路。a，标记；b，目视下切开腱鞘，使用 Gillies 钩拉开

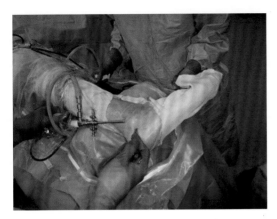

图 2.7　透光法下建立远端入路

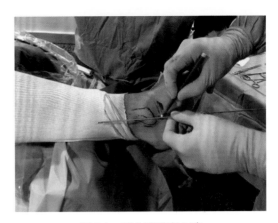

图 2.8　建立跗骨窦入路

征，特别是在跟骨骨折后，由于其疗效显著并且损伤较小，被证明是一个不错的治疗选择[10]。

同样的入路还可用于评估跗骨窦并确保安全：它足够在穿透跟腓韧带基部之后再穿透脂肪组织。这实际上是将肌腱镜真正转化为距下关节镜的方法，因为这样就可以到达该关节的前部，以及跟骨骨突边缘甚至跟骰关节。

2.4.4　外侧关节镜技术

该手术仅在全身麻醉下进行，因为局部麻醉下不能轻松地使髋关节保持外旋，而这是行前路踝关节镜检查的必要体位。

2.4.4.1　手术入路的建立

该手术需要 3 个入路。传统的前内侧入路为入路 1。第二个入路（入路 2）未标记在皮肤上；需要在置入关节镜后通过透光法建立。第三个入路（入路 3）是跗骨窦入路。需要在皮肤上画两条线：腓骨短肌上缘是一条线，另一条线通过距腓前韧带（ATFL）和跟腓韧带（CFL）的外踝止点，并且和外踝的长轴呈 10° 夹角。入路 3 位于这两条线的交点处（图 2.8）。

2.4.4.2　第 1 步

关节镜经前内侧入路置入（入路 1）。为了获得良好视野观察外侧胫腓沟，正确定位入路 1 是至关重要的。也就是说，入路 1 应该在踝关节过度背伸时建立，并尽可能靠近胫前肌腱。视野应该保证可以看到前外侧沟（图 2.9）。通过关节镜在皮肤上产生的透光区，建立前外侧入路（入路 2）。将刨刀经该入路置入，清理外侧沟。这项准备工作需要清除

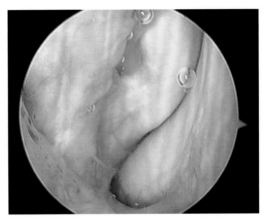

图 2.9　踝关节外侧沟，右侧是距骨，左侧是外踝

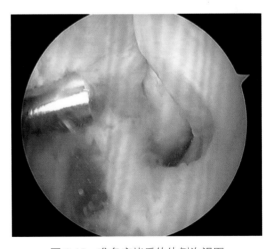

图 2.10　准备完毕后的外侧沟视图

下胫腓联合前韧带和距腓前韧带（ATFL）之间所有的瘢痕组织。准备工作继续进行，直到 ATFL 的外踝止点松解完毕。然后，可以用相同的方式来处理腓骨肌腱周围组织，最后完全暴露 ATFL（图 2.10）。

2.4.4.3 第 2 步

关节镜经入路 2 置入。借助先前绘制的皮肤标记在跗骨窦水平建立器械操作入路（入路 3）。然后通过该入路置入刨刀，完成 ATFL 外踝止点水平及其所有外侧面和下缘的清理工作。然后沿着距骨的外侧关节面进行分离，直到距下关节处。关节面下缘即为跟骨的外侧面。保持刨刀紧贴跟骨，从前方向后方移动，在腓骨肌腱后方和腓骨肌腱之间找到 CFL 的跟骨止点。为了在止点处辨认出 CFL，完成这一步时需要非常仔细。

2.4.4.4 第 3 步

将关节镜经入路 3 置入。用一个刨刀经入路 2 置入，可以将 ATFL 的距骨止点完全暴露在视野内并进行镜下操作（图 2.11）。

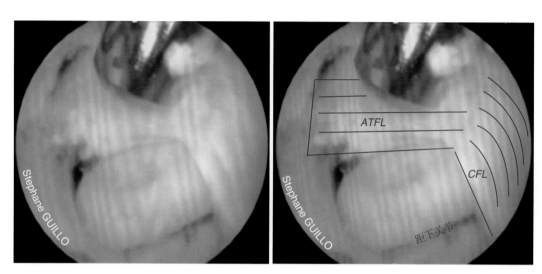

图 2.11 关节镜下解剖距腓前韧带（ATFL）和跟腓韧带（CFL）后的视图

2.5 结论

除了是处理后足骨与关节结构的外侧入路外，外侧内镜技术还可以充分暴露外侧韧带和肌腱结构。因此，它是一种可用于治疗这一区域的多种病变的微创手术方式。它可以通过关节镜进行精准治疗。如今，这种治疗方式的适应证范围更广泛，包括外侧撞击综合征、碎骨折块（切除）、距下关节融合、腓骨肌腱不稳，尤其是踝关节不稳的治疗。

（Stéphane Guillo 著 李倩茹 华英汇 译）

参考文献

扫描书末二维码获取

第 **3** 章　全关节镜下 Broström–Gould 手术治疗踝关节不稳

3.1　引言

踝关节扭伤是最常见的运动损伤。其主要的后遗症是慢性踝关节不稳，它的发生率可以高达 20%[1, 2]。当保守治疗失败时需要手术治疗以稳定踝关节。手术的目的不仅是恢复踝关节的稳定性，而且还要防止慢性踝关节不稳而导致的继发性损伤，如距骨穹窿骨软骨损伤，更重要的是阻止胫距关节炎的发生[3-6]。

治疗慢性踝关节不稳的手术主要包括两种，一种是修复手术，另外一种是重建手术，这两种技术均有许多术式和改良方法。修复手术是将距腓前韧带（ATFL）及跟腓韧带（CFL）紧缩和直接缝合，而重建技术是利用肌腱移植物重建距腓前韧带及跟腓韧带。当下最流行的修复手术是 Broström 在 1966 年报道的术式，这一术式所做的是距腓前韧带的紧缩和直接缝合，也可以辅以 Gould 等报道的利用伸肌支持带进行加强缝合的术式[8]。Broström-Gould 手术似乎仍然是治疗慢性踝关节不稳的金标准[9]。

近年来有几项研究报道关节镜下的修复手术短期疗效良好[10-18]。目前已经有关节镜下的 Broström-Gould 修复手术的报道。尽管关节镜在慢性踝关节不稳的治疗中的作用仍然是有争议的，但关节镜技术可能有助于韧带损伤的探查，而且可以同期对合并损伤进行治疗[19-21]。理论上关节镜手术治疗慢性踝关节不稳的优势是较低的皮肤伤口和感染并发症发生率以及更快的康复。然而这些技术仅在近期被报道，需要进一步的研究来评估其可靠性、可重复性以及潜在的医源性损伤[22-24]。

3.2　手术技术

该手术需要直径 4 mm、30° 的关节镜，具有良好的视野，通常情况下可以充分地探查整个踝关节。关节镜下的切除可以使用 4.5 mm 的骨/软组织刨刀，过线器和推结器也有助于手术的进行。这一手术可以使用不同类型的锚钉，有结锚钉或者无结锚钉均可[10-17]（图 3.1）。

3.2.1　*患者的体位*

仰卧位或者侧卧位都是可行的。如果患者是仰卧位，需要用一个垫子放置在臀部的下方，使得足部可以摆成垂直的位置，避免自动的外旋位，这样便于对踝关节的外侧部分进行手术操作。如果是侧卧位，患者需要将骨盆轻度后旋 30°。图 3.2 中，体位 1 适用于前方的关节镜手术，髋部是外旋的；体位 2 适用于后足外侧的关节镜手术，髋部是内旋的。

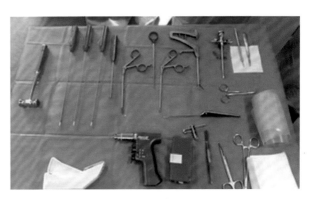

图 3.1　标准的手术工具

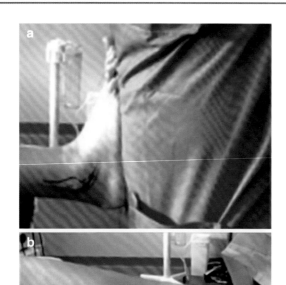

图 3.2　患者体位 1：仰卧位（a）；体位 2：侧卧位（b）

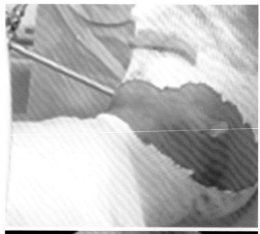

图 3.3　光源引导下建立入路 2

3.2.2　标记：入路的识别和标记

　　这一手术通常需要建立 3 个入路。入路 1 是前内侧入路。它位于胫前肌腱的内侧，在踝关节极度背伸的情况下建立入路是为了入路尽可能地偏向外侧。使用这一方法可以使前方工作区域更大，关节软骨也得到保护，这是因为背伸位时胫前肌腱是位于最外侧的位置。

　　完成踝关节的探查后，入路 2 就是辅助性的前外侧入路。这一入路是在关节镜沿着前入路进入关节完成外侧间隙的探查后才实施的，此前并不在皮肤上面做这一入路的标记，而是在光源引导下进行标记。这一入路是位于光源和外踝之间（图 3.3）。入路 3 是跗骨窦入路。通过跗骨窦入路可以充分地抵达踝关节的外侧面，并且对于伸肌下支持带有一个良好的观察，入路 3 是位于腓骨尖和第五跖骨基底之间中点前方 1 cm 的位置（图 3.4）。

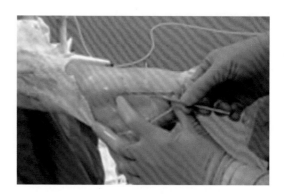

图 3.4　入路 3

3.2.3　步骤 1：前方关节镜行 Broström 修补术

　　通过入路 1 置入关节镜，一旦将关节镜置入外侧间隙，则在光源和外踝之间建立入路 2。我们使用一个针头来确定此入路。这个入路应该位于外踝的前方、外侧间隙内，且位于距腓前韧带的上方（图

3.5）。蚊式钳通过切口置入并扩大入路，然后利用刨刀进行清理。从外侧间隙的瘢痕组织开始清理，第 1 个解剖标志是下胫腓联合前韧带的远侧束（巴氏韧带），这是一个斜行结构，位于胫骨远端前外侧缘和外踝之间（图 3.5a）。沿着这一韧带结构从内侧到外侧、从近端到远端，很容易就可以到达距腓前韧带位于外踝的止点[25]。这时非常重要的是向后移动关节镜，观察距骨颈，并获得一个整体视野。其他重要的标志是距骨穹窿的前外侧角没有关节软骨的

裸区。这一解剖标志是恒定的，正好位于距腓前韧带距骨止点的上方。用刨刀在距腓前韧带和关节囊之间行部分关节囊的切除，在距腓前韧带的外侧面从近端到远端，完整地观察到距腓前韧带的全貌（从外踝止点到距骨止点）（图3.5b, c）。然后将距腓前韧带从外踝止点处剥离（撕脱通常位于外踝处，局部可以见到瘢痕组织），在外踝远端的前面、距腓前韧带的止点处，用磨钻进行处理，以确保距腓前韧带在外踝远端有良好的愈合。外踝远端的准备从最远端区域延伸到下胫腓联合前韧带在外踝的止点处。外踝最下方的准备区域用于固定距腓前韧带，而较上方区域则用于伸肌下支持带的加强缝合（图3.6）。第1枚锚钉在距腓前韧带的止点处置入，关节镜通过入路1进行观察，工具及锚钉通过入路2置入，第2枚或第3枚锚钉用于伸肌下支持带的Gould加强缝合。

第1根缝线穿过距腓前韧带。将穿过韧带的缝线引入到线环内，环绕韧带形成套索结构（图3.7）[11-17]。

这一技术的亮点在于加强了缝线抓持韧带的力量。踝关节位于中立位，利用锚钉将距腓前韧带固定于外踝处。

3.2.4　步骤2：后足外侧关节镜，Gould伸肌下支持带加强缝合

经跗骨窦入路（入路3）在伸肌下支持带（inferior extensor retinaculum, IER）和皮肤之间置入关节镜的套管，在支持带周围建立操作空间。皮下神经在皮下脂肪层，它是没有血供的，所以采用这一方法没有损伤血管或者神经的危险（图3.8）。

然后通过入路3置入关节镜，从下向上观察入路2[1, 2]。通过入路2置入刨刀，完成伸肌下支持带的显露。刨刀一定要在关节镜的视野下操作。术中一定要保持良好的视野观察伸肌下支持带，同时也要通过步骤1建立的入路2来确保安全准确地进行支持带加强。在准备将支持带缝合到距腓前韧带

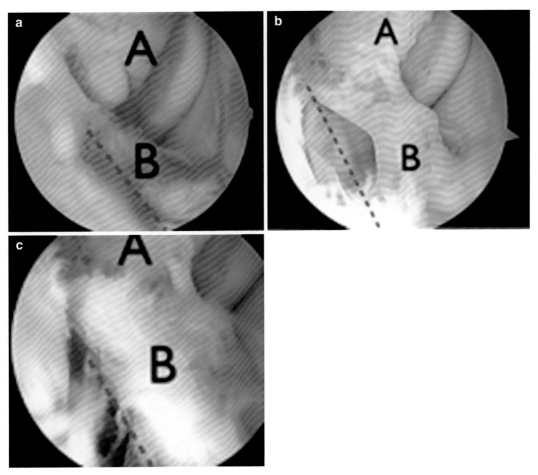

图3.5　外侧间隙的清理：巴氏韧带的远端部分（A）和距腓前韧带的上束（B）

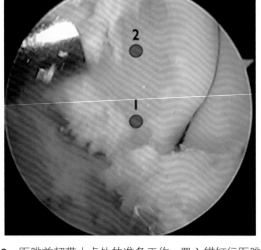

图 3.6 距腓前韧带止点处的准备工作：置入锚钉行距腓前韧带的修补（1）和伸肌下支持带的加强缝合（2）

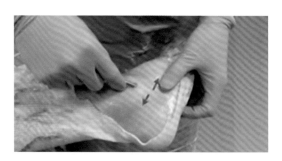

图 3.7 用 Lasso loop 缝合距腓前韧带

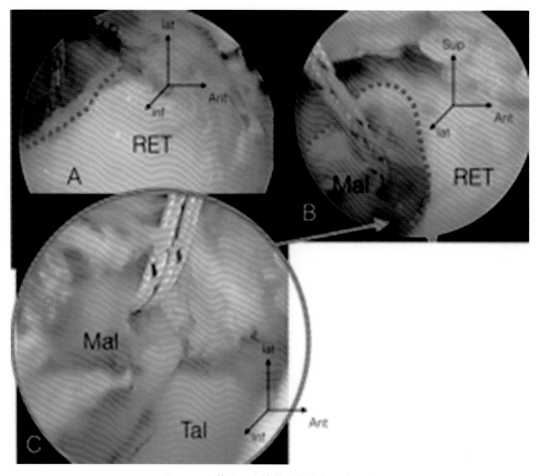

图 3.8 为伸肌下支持带剥离准备工作区域

（ATFL）外踝的腓骨止点处时，确保能看到已经准备好的外踝及IER是非常重要的。也就是说，直视下可以看到Broström修复，并且可以观察到距骨的外侧（图3.9）。

通过入路2置入第2枚锚钉，位于先前准备的外踝前方骨床，在第1枚锚钉上方1 cm处。待锚钉置入完成后，将缝线穿过伸肌下支持带。穿过2根缝线，实现褥式缝合。术中也可以增加1枚锚钉，位于第2枚锚钉下方，从而使伸肌下支持带实现两处固定。在这种情况下，务必在先前锚钉的缝线打结前置入下一枚锚钉。最后将缝线拉紧在外踝上打结，实现距腓前韧带加强修复（图3.10）。

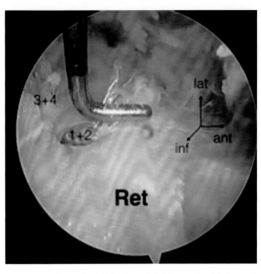

图 3.10　Gould加强术：锚钉位于外踝（mal）。缝合IER（Ret）

3.2.5　术后处理

距腓前韧带修复手术可在门诊实施。患者术后运用常规的踝关节支具固定，并在可以耐受的情况下完全负重行走。术后前2周将患肢抬高、冰敷，以避免术后肿胀及疼痛。3～4周后进行踝关节活动度练习及本体感觉功能训练，6周后根据患者的疼痛情况选择是否重返体育活动。

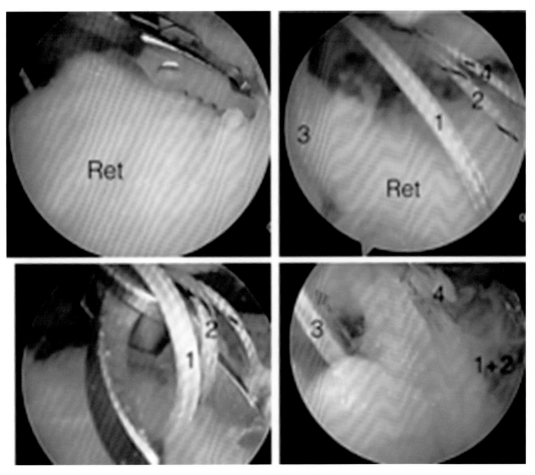

图 3.9　缝合伸肌下支持带

3.3　讨论

关节镜手术逐渐成为慢性踝关节不稳（CAI）的主要治疗方法，不仅是因为关节镜可以对慢性踝关节不稳的伴发损伤进行诊断及处理，更重要的是可以对距腓前韧带损伤进行更为精确的评估，从而制定相应的治疗方案。尽管与开放的韧带修复及重建手术相比，关节镜手术治疗的优越性尚未得到证实，但是不可否认的是，关节镜手术是目前治疗慢性踝关节不稳的重要的方法，因为可以在关节镜下详细准确地评估韧带损伤，从而选择最优的手术方式[19]。

关节镜探查对外侧韧带复合体损伤的评估更加准确。正如关节镜探查结果改变了人们对前外侧撞击的一些观点，前外侧撞击的原因为轻度不稳定或者旋转不稳定，而这种原因是常规的影像学检查不能发现的[26-28]。关节镜探查踝关节外侧间隙简单易行，且通常为关节镜手术的第一步，并以此来评估韧带损伤情况[25]。当探查发现距腓前韧带质量较好时，或者出现松弛或撕脱但是仍旧有较好的机械张力时，可选择单纯的距腓前韧带修复术或加行伸肌支持带加强术。相反，如果探查距腓前韧带较薄弱，脆性大，或者缺失，伴腓骨尖没有软组织附着，以及踝关节外侧间隙过度充盈、腓骨肌腱显露等表现，这时应该选择移植肌腱进行解剖重建。因此，关节镜探查可以为韧带损伤选择最佳的手术方式提供客观依据。

上述关节镜技术简单且可重复，采用的是前路关节镜技术，并且不需要牵引。关节镜下距腓前韧带修复的学习曲线较短，术中需谨慎遵行各个手术步骤。

关节镜下距腓前韧带修复伴或不伴伸肌支持带加强主要适用于距腓前韧带存在，并且具有较好的韧带质量时。与开放手术相比，关节镜技术的皮肤及感染并发症风险较低[22-24]。其主要的并发症是腓浅神经损伤，在一项最近的前瞻性研究中，286例患者中，4.3%出现了腓浅神经损伤，而其中一半的比例来自于开放手术[24, 29-31]。与其他前方入路踝关节镜手术一样，腓浅神经损伤主要表现为局部短暂的感觉迟钝[32]。同时，神经损伤的风险不会因为行伸肌支持带加强，或是因为线结而增加[24, 33-36]。

该技术最主要的挑战还是适应证的选择，即距腓前韧带修复对于患者而言是否是最好的选择。后续的工作包括更长时间的随访及进一步的评估，以期发现关节镜距腓前韧带修复更明确的指征及临床效果。

（Haruki Odagiri, Stéphane Guillo, Thomas Bauer　著
洪劲松　译）

参考文献

扫描书末二维码获取

第**4**章 踝关节镜下韧带修复与重建

踝关节外侧慢性不稳定有时需要通过手术治疗，防止软骨损害的发生和发展 [1-3]，并防止运动能力的下降，尤其是在步态周期的支撑末期阶段。近期，关节镜下踝关节外侧副韧带修复 / 重建手术技术得到了迅速发展。

在本章中，将介绍如何在术前决定采用修复技术还是重建技术，以及全内镜下 Broström 联合伸肌下支持带修复术（关节镜下 Broström-Gould 修复术）[4-6] 和踝关节外侧韧带的解剖重建技术（AntiRoLL）。

4.1 如何决定采用修复技术还是重建技术

手术前进行应力超声检查评估残余韧带的质量（图 4.1a, b），手术中根据关节镜下表现进一步评估（图 4.2），据此来决定手术方式。如果残余的韧带纤维足够，应该进行关节镜下 Broström-Gould 修复术；如果没有韧带纤维残留，则选择踝关节外侧副韧带解剖重建手术（AntiRoLL）。

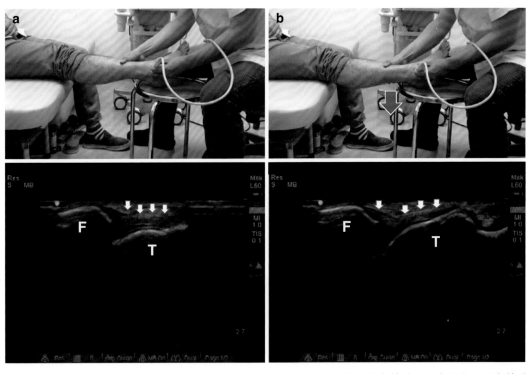

图 4.1 应力超声检查。（a）施加应力之前。（b）施加应力之后。F 腓骨，T 距骨，红色箭头：应力方向，白色箭头：距腓前韧带（ATFL）。ATFL 在腓骨止点处断裂。施加应力后，腓骨和距骨彼此分离

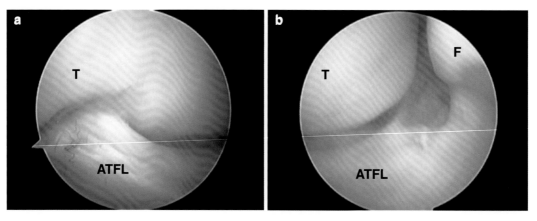

图 4.2 ATFL 的关节镜下表现（与图 4.1 是同一个患者）。(a) 距骨侧止点。(b) 腓骨侧止点。F 腓骨，T 距骨。ATFL 在腓骨止点处断裂

4.2 关节镜下 Broström–Gould 修复术

4.2.1 体位

患者仰卧位，小腿放在支架上（图 4.3a）。如果需要治疗关节内的合并损伤，包括骨软骨损伤和（或）游离体，可根据病变的状况使用牵引装置（图 4.3b）。通常可不使用止血带，但应在大腿根部安放止血带，以备出血阻挡视野时使用。 踝关节的位置应该由外科医生用腹部将其保持在略微背伸状态，以扩大外侧隐窝，保证良好的视野和充足的工作空间（图 4.4a）。如果外科医生的腹部不够隆起，可用毛巾和束腰垫在腹部（图 4.4b, c）。

4.2.2 手术技术

4.2.2.1 第 1 步：手术入路

通常将内侧中线入路（medial midline, MML）作为探查入路，前外侧辅助入路（accessory anterolateral, AAL）作为工作入路（图 4.5）。内侧中线入路位于胫前肌腱外侧、胫距关节线水平。做 5 mm 直切口切开皮肤层，然后用蚊式钳穿透关节囊。将关节镜（2.7 mm，30°）从内侧中线入路置入，观察外侧隐窝。在此过程中，踝关节应处于轻度背伸的位置，以扩大外侧隐窝。调整光纤方向，将关节镜视角朝向后方，以获得良好的视野。

接下来创建一个前外侧辅助入路。22 G 针头从腓骨无名结节内侧约 10 mm 插入，要确保针尖的位

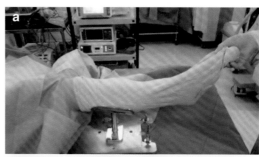

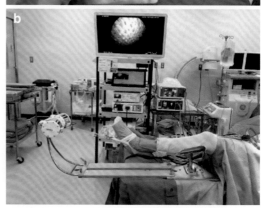

图 4.3 患者体位。(a) 关节镜修复术。采用仰卧位，小腿放在支架上。(b) 治疗关节内合并损伤。根据病变 [骨软骨损伤和 (或) 游离体] 的状况，使用牵引装置

置正确，即可在关节镜下轻松地够到 ATFL 的腓骨止点（图 4.6a），然后做一个 5 mm 的直切口。

如果视野受到增生滑膜的阻挡，可使用 3.5 mm 刨刀切除少量滑膜，注意不要损伤关节囊和残余韧带。

如果需要处理关节内病变时，可增加前外侧入路（anterolateral, AL）。

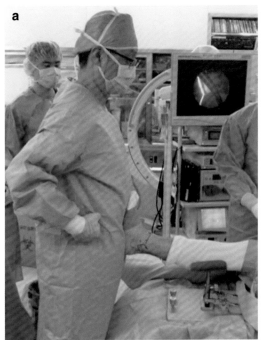

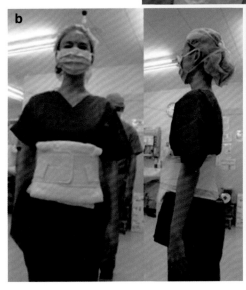

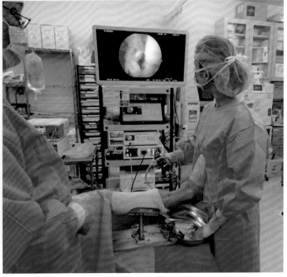

图 4.4　踝关节的位置。（a）踝关节的位置应该由外科医生用腹部将其保持在略微背伸状态，以扩大外侧隐窝，保证良好的视野和充足的工作空间。（b，c）如果外科医生的腹部不够隆起，可用毛巾和束腰垫在腹部

4.2.2.2　第 2 步：置入带线锚钉

确认 ATFL 残留的韧带纤维后，在腓骨止点处置入带线锚钉以缝合残余韧带组织。在距离外踝远端关节面近侧 5 mm、外侧 5 mm 处用钻头钻孔（图 4.7）。然后置入带线锚钉，确认缝线滑动顺畅。

4.2.2.3　第 3 步：过线技术

通过前外侧辅助入路插入带 2-0 尼龙线环的 18 G 针头，并从前到后尽可能深地穿透 ATFL 残端纤维（图 4.8a）。向前旋转针头几次并反向旋转相同的次数以扩大尼龙线环（图 4.8b）。然后，从前外侧辅助入路置入探勾并将尼龙线环从前外侧辅助入路引导到关节外（图 4.8c，d）。

4.2.2.4　第 4 步：缝合韧带残端——改良套索缝合技术

将锚钉上的一根缝线（蓝色）从远端开始约 2/3 的位置穿过尼龙线环。通过牵拉尼龙线的末端，将锚钉缝线（蓝色）穿过残余的韧带组织并形成套环

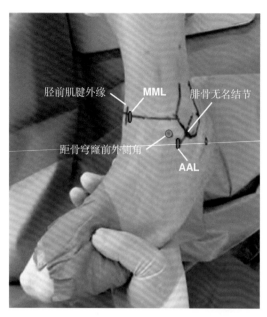

图 4.5 入路。MML 内侧中线入路，AAL 前外侧辅助入路

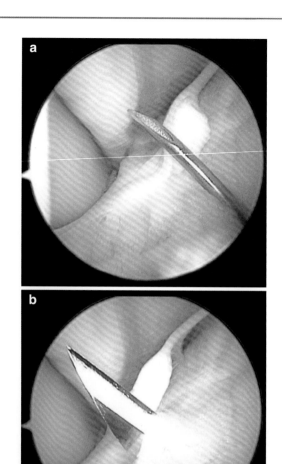

图 4.6 创建一个前外侧辅助入路。(a) 22 G 针头从腓骨无名结节内侧约 10 mm 插入，要确保针尖的位置正确，即可在关节镜下轻松地够到 ATFL 的腓骨止点。(b) 做一个 5 mm 穿透关节囊的直切口

（图 4.9a）。将此套环旋转半圈，将锚钉上的另一根缝线（红色）穿过套环（图 4.9b）。然后再次旋转形成第二个套环，将此前的锚钉缝线（蓝色）穿过第二个套环（图 4.9c）。牵拉锚钉缝线（蓝色）的末端并轻轻收紧套环（图 4.9d）。最后，使踝关节处于 0° 中立位并向相反方向用力牵拉锚钉缝线（红色）。残余韧带的末端会贴附在腓骨止点上，同时线结被收紧（图 4.9e）。之后再打 3 个结，用剪线器剪断多余的缝线（图 4.9f）。

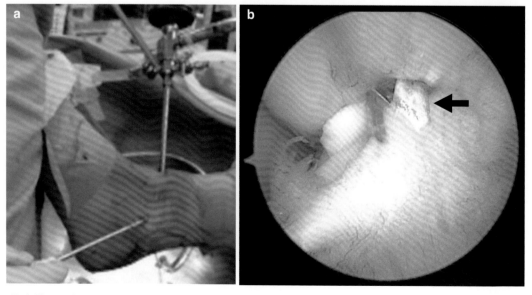

图 4.7 置入带线锚钉缝合 ATFL。(a) 观察入路为内侧中线入路，工作入路为前外侧辅助入路。(b) 关节镜视图。箭头为已插入的带线锚钉

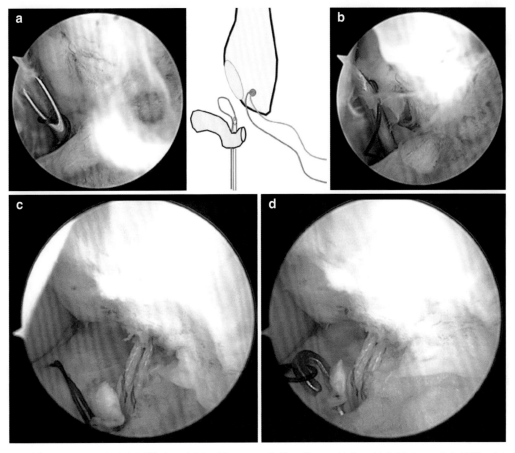

图4.8　缝线过线技术。(a) 通过前外侧辅助入路插入带2-0尼龙线环的18G针头，并穿透ATFL残余纤维。(b) 向前旋转针头几次并反向旋转相同的次数以扩大尼龙线环。(c) 从前外侧辅助入路置入探勾。(d) 将尼龙线环从前外侧辅助入路引导到关节外

距腓前韧带 (ATFL) 和跟腓韧带 (CFL) 与外侧距跟韧带相连[7]，并一起附着在腓骨上 (图4.10a)。大多数情况下，踝关节外侧不稳定病例韧带断裂的部位都在腓骨止点附近[8] (图4.10b)。因此，单独缝合修复 ATFL 之后，CFL 会跟着一起向腓骨止点处靠近，并恢复良好的功能 (图4.10c)。

4.2.2.5　第5步：Gould 加强技术

最近，我们在 Broström 修复的基础上采用 Gould 加强技术，可以减轻术后早期修复后的韧带受到的应力。

在第一枚带线锚钉近端约5 mm置入第二枚带线锚钉 (图4.11a)。因为伸肌下支持带的上缘靠近前外侧辅助入路，用蚊式钳或钝头棒钝性分离伸肌下支持带的浅层和深层 (图4.11b)。然后触到伸肌下支持带的上缘，用蚊式钳夹住支持带，将第二个带线锚钉的一根线穿过半圆形空针的针眼 (图4.11c)，将

针尖经前外侧辅助入路从深方穿透伸肌下支持带至皮肤表面 (图4.11d)。将缝线拉出皮肤，去掉空针 (图4.11e)，然后用蚊式钳从前外侧辅助入路在皮下层抓住此缝线，并将其从前外侧辅助入路中拉出 (图4.11f)。这时，将第二个带线锚钉的另一根缝线也从深层向浅层穿透伸肌下支持带，并从前外侧辅助入路引出。然后，通过滑动结技术 (海军结) 打紧线结 (图4.11g)。尽量使线结越小越好，以防止术后在皮下触摸到线结。推紧滑动结并剪断缝线 (图4.11h)。如果 Gould 术完成，打结时可看到踝关节背伸增加10°，拉紧线结后踝关节无法达到最大跖屈角度。但是在几乎所有情况下，术后关节活动度都可以逐渐改善，并在术后4周内恢复到正常。这是因为伸肌下支持带在术后4周内逐渐松弛。所以，Gould 加强技术被认为是一种手术后的临时加固方法。如果关节镜下 Broström 术获得了足够的稳定，则无须增加 Gould 加强术。

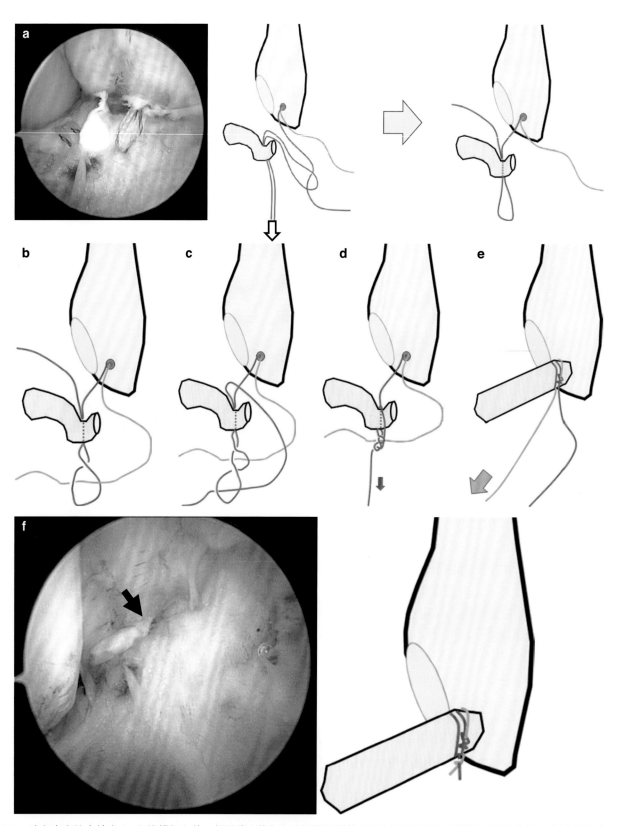

图 4.9   改良套索缝合技术（a）将锚钉上的一根缝线（蓝色）从远端开始约 2/3 的位置穿过尼龙线环。通过牵拉尼龙线的末端，将锚钉缝线（蓝色）穿过残余的韧带组织并形成套环。（b）将此套环旋转半圈，将锚钉上的另一根缝线（红色）穿过套环。（c）然后再次旋转形成第二个套环，将此前的锚钉缝线（蓝色）穿过第二个套环。（d）牵拉锚钉缝线（蓝色）的末端并轻轻收紧套环。（e）向相反方向用力牵拉锚钉缝线（红色）。残余韧带的末端会贴附在腓骨止点上，同时线结被收紧。（f）打结后剪断缝线

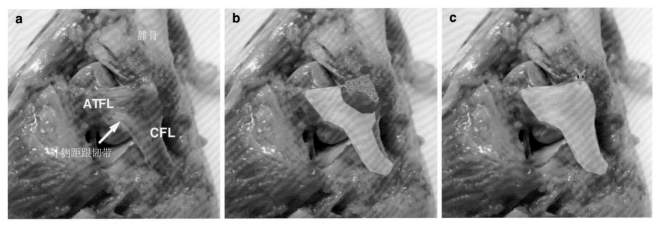

图 4.10　外侧韧带复合体的实际解剖结构。（a）ATFL 和 CFL 与外侧距跟韧带相连，并一起附着在腓骨上。（b）大多数情况下，踝关节外侧不稳定病例韧带断裂的部位都在腓骨止点附近。（c）单独缝合修复 ATFL 之后，CFL 会跟着一起向腓骨止点处靠近，并恢复良好的功能

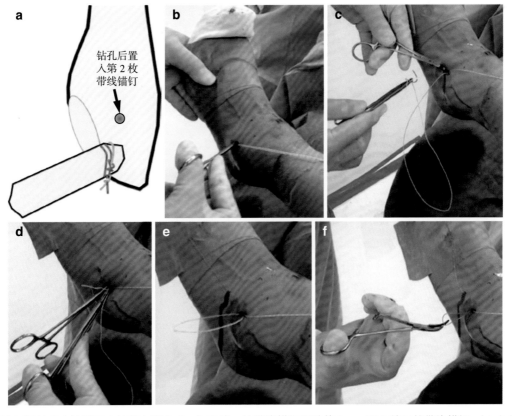

图 4.11　Gould 加强技术（伸肌下支持带加强）。（a）在第一枚带线锚钉近端约 5 mm 置入第二枚带线锚钉。（b）从前外侧辅助入路，用蚊式钳或钝头棒钝性分离伸肌下支持带的浅层和深层。（c）用蚊式钳夹住支持带的上缘，将第二个带线锚钉的一根线穿过半圆形空针的针眼。（d）将针尖经前外侧辅助入路，从深方穿透伸肌下支持带深层至皮肤表面。（e）将缝线拉出皮肤，去掉空针。（f）用蚊式钳从前外侧辅助入路在皮下层抓住此缝线，并将其从前外侧辅助入路拉出。（g）采用滑动结技术（海军结）打结。（h）推紧滑动结并剪断缝线

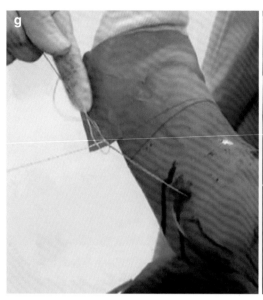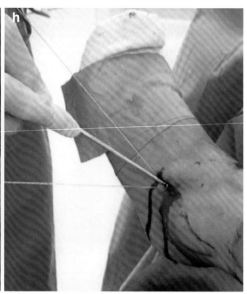

图 4.11 （续）

4.2.3 术后康复

手术后用弹性绷带包扎 2 天。术后第一天即可在疼痛允许范围内完全负重行走。术后 2 周开始慢跑和本体感觉训练，不需护踝保护重新开始运动应在 5 周后。

4.3 关节镜下解剖重建（A-AntiRoLL）

"AntiRoLL"一词由 Glazebrook 医生提出，对应短语"Anatomical Reconstruction of the Lateral Ligament of the ankle"的下划线部分[9]。一共有三种类型的踝关节外侧副韧带解剖重建方式，包括关节镜下（A-AntiRoLL）[9]、经皮[10]（P-AntiRoLL）以及切开手术 AntiRoLL[11]。

4.3.1 手术步骤

患者采用仰卧位，小腿由腿部固定器固定。通常不使用止血带，但应绑在大腿上备用，当出血影响视野时使用。

踝关节外侧副韧带解剖重建可分为 4 步：步骤 1，制备 Y 形移植物（图 4.12a）；步骤 2，建立入路；步骤 3，分别在在腓骨、距骨和跟骨的韧带止点处钻取骨道（图 4.12b）；步骤 4，将 Y 形移植物引入骨道（图 4.12c）并用挤压螺钉固定（图 4.12d）。

4.3.1.1 建立入路

采用内侧中线（MML）入路、前外侧辅助（AAL）入路和距下（subtalar, ST）入路（图 4.13）。如果需要处理关节内病变，可增加额外的前外侧（AL）入路。

4.3.1.2 制备 Y 形移植物

自体股薄肌腱取自同侧膝关节（图 4.14a）。每 15 mm 做一次标记共做 9 次标记；由此将长达 135 mm 的肌腱作为韧带移植物（图 4.14b）。接着在距肌腱末端 60 mm 的位置将肌腱返折，将牵引线穿过折叠处，然后用 3-0 生物可吸收线在距返折处 15 mm 的位置缝合肌腱。最后从两末端分别回折 15 mm，牵引线通过折叠处并用 3-0 生物可吸收线缝合肌腱（图 4.14c）。Y 形肌腱移植物的短臂作为 ATFL，长臂作为 CFL。

4.3.1.3 在腓骨、距骨和跟骨韧带附着点处钻取骨道

腓骨、距骨和跟骨骨道的定位是借助骨性解剖标志来完成的，如图 4.15[12] 所示。钻取腓骨骨道时，将内侧中线入路作为观察入路，距下入路作为工作入路（图 4.16a）。腓骨骨道的一个解剖标志是腓骨无名结节（fibular obscure tubercle, FOT），它位于 ATFL 和 CFL 足印的交界区（图 4.16b）。找到腓

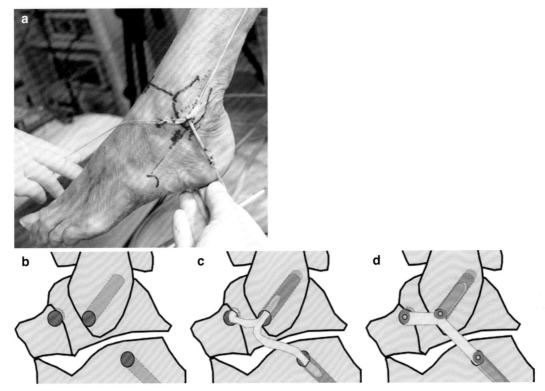

图4.12 踝关节外侧副韧带解剖重建的步骤。(a)制备Y形移植物。(b)分别在在腓骨、距骨和跟骨的韧带止点处钻取骨道。(c)将Y形移植物引入骨道。(d)挤压螺钉固定

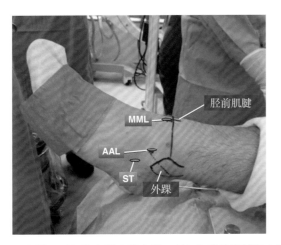

图4.13 入路。MML为内侧中线入路,AAL为前外侧辅助入路,ST为距下入路

钻取距骨骨道时,将内侧中线入路作为观察入路,前外侧辅助入路作为工作入路(图4.17a)。距骨骨道的解剖标志是距骨体的前外侧角和后外侧角(见图4.15)。在距骨体前外侧角和后外侧角的连线上,距骨体前外侧角下方约40%处是ATFL足印的中心。但在实际情况下,多数病案中ATFL距骨止点处尚有残余的韧带纤维,可作为一个不错的解剖标志。经前外侧辅助入路插入空心钻的导针,沿着距骨的ATFL足印中心并朝着内踝尖方向钻透距骨(图4.17b),并最终穿透皮肤。接着使用直径6 mm的空心钻钻取深度为20 mm的骨道。最后取出导针,将引导线引入骨道。

钻取跟骨骨道时,将距下入路作为观察入路,前外侧辅助入路作为工作入路(图4.18a)。建立跟骨骨道的一个解剖标志是跟距后关节面(图4.15)。在跟距后关节面垂直平分线上,关节面下方17 mm处是CFL足印的中心。但在实际情况下,腓骨肌腱刚好位于CFL的止点表面。为了避免腓骨肌腱的损伤,笔者在关节面下方10 mm处(见图4.15),在腓骨肌腱鞘近端钻取跟骨骨道。经ALL入路插入空心钻的导针,朝向跟骨后结节中心的方向钻透跟骨,

骨无名结节后使用刨刀清理ATFL残端,经距下入路插入空心钻的导针,并将其定位于FOT处的腓骨中部,沿着与腓骨长轴呈30°方向朝近端钻入,并最终穿透小腿后方皮肤(图4.16a)。接着使用直径6 mm空心钻钻取深度20 mm的骨道,最后取出导针,将引导线引入骨道。

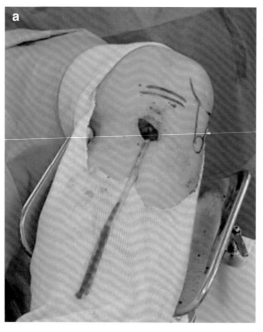

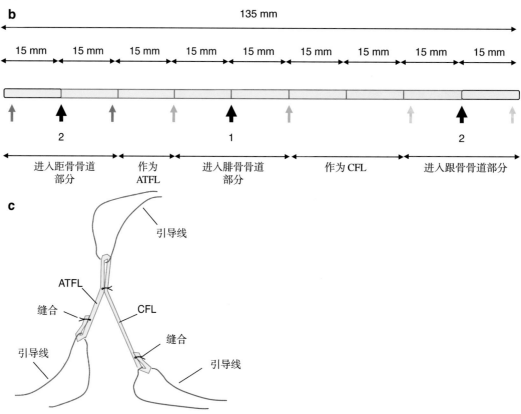

图4.14　制备Y形肌腱移植物。（a）自体股薄肌腱取自同侧膝关节。（b）在取出的肌腱上标记。每15 mm做一次标记共做9次标记，由此将长达135mm的肌腱作为韧带移植物。黑色箭头：指向折叠处；绿色箭头：腓骨骨道的缝合标记；蓝色箭头：距骨骨道的缝合标记；黄色箭头：跟骨骨道的缝合标记。（c）Y形肌腱移植物的短臂作为ATFL，长臂作为CFL

并最终透过后跟皮肤（图4.18b）。接着使用直径6 mm的空心钻钻取深度20 mm的骨道。最后取出导针，将引导线引入骨道。

　　这时，腓骨骨道的导线是通过距下入路引入的。

经前外侧辅助入路在关节内用抓钳抓住引导线并引出前外侧辅助入路。至此，所有引导线都从前外侧辅助入路引出。

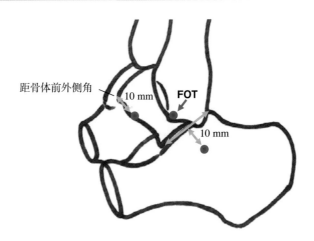

图 4.15　每个骨道的标志点。腓骨骨道的标志点是腓骨无名结节（FOT），它位于 ATFL 和 CFL 足印的交界处。距骨骨道的标志点在距骨体前外侧角和后外侧角的连线上，距骨体前外侧角下方约 40% 处是 ATFL 足印区的中心。跟骨骨道标志点位于跟距后关节面垂直平分线上，关节面下方 10 mm 处，注意避免损伤腓骨肌腱

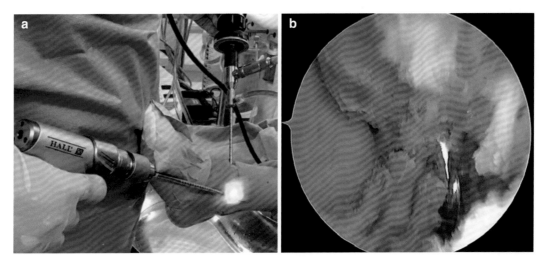

图 4.16　钻取腓骨骨道。（a）内侧中线入路作为观察入路，距下入路作为工作入路。（b）关节镜下可观察到腓骨无名结节（FOT）

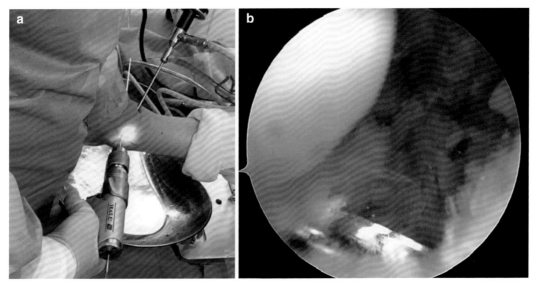

图 4.17　钻取距骨骨道。（a）将内侧中线入路作为观察入路，前外侧辅助入路作为工作入路。（b）关节镜下观察到 ATFL 距骨止点处的韧带残端纤维

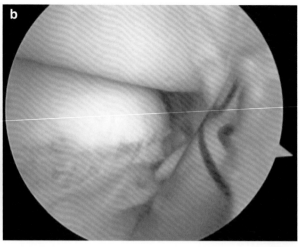

图 4.18 钻取跟骨骨道。(a) 将距下入路作为观察入路，前外侧辅助入路作为工作入路。(b) 关节镜下观察到跟距后关节面，找到骨道中心点

4.3.1.4 将 Y 形移植物引入骨道并用挤压螺钉固定

将 Y 形移植物分别引入骨道并用挤压螺钉固定，首先是腓骨，其次是距骨，最后是跟骨。在引入移植物之前，将挤压螺钉的导针插入骨道是很重要的。可以防止导针穿透移植物从而使挤压螺钉损伤到移植物。

经内侧中线入路观察腓骨骨道，采用 inside-out 技术，用引导线将 Y 形移植物的腓骨端引入到腓骨骨道中，将移植物牵拉到离转折点 15 mm 的缝线标记的位置（图 4.19a, b）。用直径为 6 mm、长度为 15 mm 或 20 mm 的挤压螺钉将移植物固定在骨道中（图 14.19c, d）。

经内侧中线入路观察距骨骨道，Y 形移植物的距骨端被引入到距骨骨道中，使用引导线和 inside-out 技术将移植物引入到离转折点 15 mm 缝线标记的位置。将踝关节维持在中立位，拉紧引导线使移植肌腱与骨道贴附，用直径为 6 mm、长度为 15 mm 或

20 mm 的挤压螺钉将移植物固定在骨道中（图 4.19e）。

经距下入路观察跟骨骨道，将 Y 形移植物的跟骨端引入到跟骨骨道中，采用 inside-out 技术，通过引导线将移植物牵拉到离转折点 15mm 缝线标记的位置。将踝关节维持在中立位，拉紧引导线使肌腱移植物与骨道充分贴附，用直径为 6 mm、长度为 15 mm 或 20 mm 的挤压螺钉将移植肌腱固定在骨道中（图 4.19f）。

所有的引导线可轻松去除：紧贴皮肤切断引导线的一端，手动拉出另一端。

4.3.2 术后管理

术后应用弹力绷带包扎 2 天，术后 1 天可根据疼痛程度尝试完全负重行走。腱骨交界面的生物结合的力量强度逐渐增加，并在术后 4 周基本恢复到正常强度[13]。因此，慢跑和本体感觉训练将从术后 4 周开始，术后 6~8 周可恢复运动而无须额外固定。

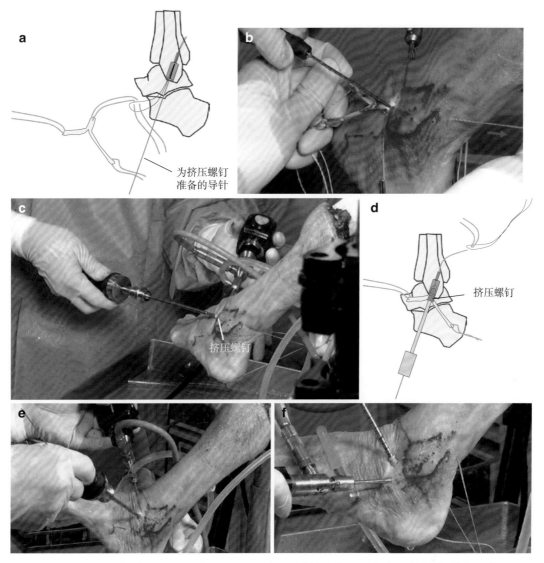

图 4.19 将 Y 形移植物引入骨道并用挤压螺钉固定。(a，b)将 Y 形移植物的腓骨端引入到腓骨骨道中，使用 inside-out 技术将移植物引入到距转折点 15 mm 缝线标记的位置。(c，d)用直径为 6 mm、长度为 15 mm 或 20 mm 的挤压螺钉将移植物固定在骨道中。(e)将移植物固定在距骨骨道中。(f)将移植物固定在跟骨骨道中

（Masato Takao, Mai Katakura, Yasuyuki Jujo 著

魏世隽　郭秦炜 译）

参考文献

扫描书末二维码获取

第**5**章 小切口技术修复外侧副韧带治疗慢性踝关节不稳

5.1 背景和分类

踝关节扭伤是体育运动中最常见的损伤类型之一[1]。它占所有运动创伤的40%[3,4]，在篮球、足球、跑步运动员和芭蕾/舞蹈演员中最为常见[2]。Fong等对70种运动项目进行了系统性回顾研究，在24种运动项目中最常见的损伤部位是踝关节[5]。

3/4的踝关节损伤涉及了踝关节外侧韧带复合体[6,7]（图5.1）。

在踝关节外侧的3根韧带中，距腓前韧带损伤占外侧副韧带损伤的80%，其余20%的损伤同时包括距腓前韧带和跟腓韧带[8]。距腓后韧带损伤比较少见[8]。

在过去的几十年里，有多种关于踝关节扭伤和韧带损伤的分类方法被提出[9,10]。

传统上将踝关节扭伤分为Ⅰ度（轻度）、Ⅱ度（中度）和Ⅲ度（重度）[11-13]。这种分类方法结合了解剖结构的损害和患者的症状[14]。

Ⅰ度损伤的特点是距腓前韧带的拉伤，轻度肿胀或是压痛，不伴有功能受损或是关节不稳[14]。Ⅱ度损伤是距腓前韧带部分结构的微小撕裂，伴或不伴跟腓韧带的损伤；表现为中度的肿胀、疼痛、压痛和关节活动度受限，关节轻度不稳。在Ⅲ度损伤中，韧带完全撕裂，距腓前韧带和跟腓韧带同时受损，关节囊和距腓后韧带也有可能撕裂；伴随有严

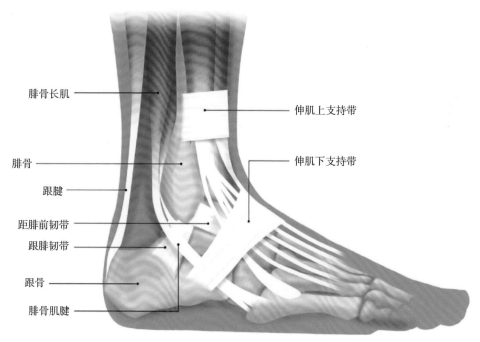

图5.1 踝关节解剖

腓骨长肌

腓骨

跟腱

距腓前韧带

跟腓韧带

跟骨

腓骨肌腱

伸肌上支持带

伸肌下支持带

重的肿胀和压痛，通常也会出现血肿。关节活动度明显受限，关节功能严重受损，出现明显的关节不稳[14]。

慢性踝关节不稳是指关节不稳持续超过 6 个月，急性损伤中有 5%～20% 会发展为慢性踝关节不稳[1]。

5.2　诊断

现场评估并不能准确地诊断损伤的程度；但现场评估能决定运动员是否能继续参赛，能够及时治疗、保护运动员，防止进一步的损伤。对于门诊患者，无论是急性踝关节扭伤还是慢性不稳的患者，详细的病史和体格检查是评估的基础。

急性扭伤的患者通常会描述踝关节内翻扭伤时发生了关节的"滚动"。慢性不稳患者的病史可能会表现为反复的关节打软，同时至少有 2～3 次严重的踝关节扭伤。

体格检查的阳性发现包括压痛、血肿、疼痛、肿胀、不能负重。

要做出准确的诊断需要完整的病史，包括最初的创伤和反复损伤史，以及准确的体格检查[16]。

渥太华准则被用于排除急性踝关节损伤时是否伴有骨折；但多数运动员会接受放射线检查来除外骨折，即使是踝关节骨折的发生率低于 15%[17]。

检查足踝部位是否有错位也很重要，触诊踝关节疼痛和压痛的部位，尤其是外侧沟周围。

有两个试验对于评估踝关节外侧副韧带至关重要，在检查时必须和健侧进行对比。如果出现松弛度增加，试验为阳性。前抽屉试验用于评估距腓前韧带的完整性，而距骨倾斜试验用于评估跟腓韧带[18-21]（图 5.2a，b）。

诊断急性外侧副韧带损伤的金标准是延迟的体格检查（受伤 4～5 天后）。相比于早期检查，由于疼痛和肿胀均有所缓解，在这个时间段进行检查有利于提高敏感度和特异度[19, 20]。对于急性距腓前韧带损伤，前抽屉试验阳性且距腓前韧带处压痛、存在血肿的诊断敏感度是 98%，特异度是 84%[21]。

标准的负重前后位和侧位放射线检查用于评估关节形态、力线以及是否存在关节炎[16]。应力位 X线检查的应用存在争议，一方面是可重复性的问题，另一方面是具体的数值也有争议[18, 22]。

超声和磁共振（MRI）可用于诊断合并损伤，例如骨、软骨或者韧带损伤，对于职业运动员应常规使用。其中磁共振检查有很高的特异度，敏感度相对稍低[18, 19]。

在体格检查时还应该评估腓骨肌的肌力和本体感觉功能。

5.3　保守治疗和手术治疗

对于Ⅰ度和Ⅱ度踝关节扭伤，保守治疗是金标准；而对于Ⅲ度扭伤，则缺乏标准化的治疗方案。

Kerkhoffs 等[23] 对手术治疗和保守治疗的回顾性研究表明，不能证实对于急性踝关节外侧副韧带损伤哪种治疗方案效果更优。手术治疗有可能出现合并症、发生关节僵硬以及更高的费用，因此对大多数患者而言，功能性治疗是最佳选择[23]。还有观点认为后期手术也能够取得和急诊手术一样的效果，这也是不推荐急诊手术治疗的原因之一[24]。

手术治疗似乎只在踝关节客观稳定性方面效果

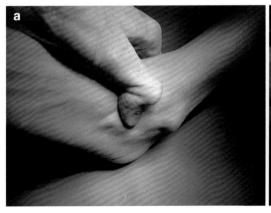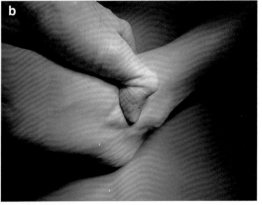

图 5.2　（a，b）距骨倾斜试验阳性

更好，但在关节功能方面无明显差异[23]。

最新的踝关节扭伤保守治疗指南建议：首先应进行 3 ~ 5 天的休息、冰敷、加压包扎、抬高患肢，并可以早期负重；然后进行主动练习，以快速地恢复工作和日常活动能力。绷带和支具可以用来提供保护，可根据患者的喜好进行选择。建议在指导下进行康复锻炼，重点进行本体感觉、力量、协调能力和功能练习[25]。

80% 的急性踝关节扭伤经过保守治疗能够完全恢复，但仍有 20% 的患者存在机械性或者功能性不稳，最终导致慢性踝关节不稳[26]。

对多数普通人来说，保守治疗优于手术治疗，但对于专业运动员的治疗则缺乏共识。运动员的踝关节承受的负荷更大，要求更高，保守治疗容易出现残留症状[2]。

对于高水平的运动队，关键队员因病缺席会导致比赛失败以及经济损失。增加关节客观稳定性有利于防止进一步的扭伤[27]，因此对于专业运动员应考虑急性期手术治疗以恢复关节的稳定性。

在治疗竞技运动员的踝关节外侧副韧带损伤时，要综合考虑赛季时间、运动员的期望值和所处的运动生涯阶段等因素。

在现代的术后康复治疗策略下，运动员术后重返运动的时间与保守治疗相近。

急性损伤通常建议保守治疗，慢性不稳[1, 23, 28]或者出现骨软骨损伤[29]则推荐手术治疗。

保守治疗的目的是恢复关节的机械稳定性，包括神经肌肉的恢复、增强足部外翻力量、肌肉预先激活能力。如果这些治疗无效，则需要考虑手术治疗恢复关节稳定性[30]。

在慢性踝关节不稳治疗中，对跟腓韧带所起的作用的认识在不断发展[31]。跟腓韧带是唯一连接距上关节和距下关节的韧带[32]。跟腓韧带在靠近距腓前韧带的地方可被拉紧，因为二者之间存在纤维连接[33]。

因为跟腓韧带有同时稳定踝关节和距下关节的作用，跟腓韧带损伤会导致踝关节和距下关节同时出现不稳[2]。

因此，要恢复踝关节和距下关节正常力学特性，重建外踝韧带复合体的解剖非常必要，其中包括跟腓韧带的修复[2, 31]。

5.4　手术技术

自 1966 年以来，有超过 60 种手术被用于治疗踝关节不稳[34]，包括使用自体或者合成的移植物[35]以及关节镜技术[16]。

各种用于治疗踝关节外侧不稳的手术技术大体可分为三类：非解剖重建，解剖重建，解剖修复。文献报道的最早的技术就是非解剖重建技术。

- 非解剖重建技术是最早报道用于治疗踝关节外侧不稳的技术，1934 年 Elmslie 使用阔筋膜移植物重建了踝关节外侧副韧带[36]。1952 年，Watson-Jones 将腓骨短肌腱转位，由后向前穿过腓骨，固定在距骨颈部[37]。1953 年 Evans 改良 Watson-Jones 技术，将腓骨短肌腱由腓骨远端前方向近端后方斜行穿过腓骨[38]。在 Chrisman-Snook 重建技术中，腓骨短肌腱被劈开，穿过腓骨后转位到跟骨[39]。
- 解剖重建：Colville 的重建技术使用劈开的腓骨短肌腱作为移植物，加固修复的距腓前韧带和跟腓韧带。腓骨肌腱被固定在韧带的起点和止点。使用该技术的指征是韧带质量较差，或者是翻修手术。
- 解剖修复包括经典的 Broström 技术[8]。Broström 在 1966 年首先介绍了距腓前韧带体部的修复技术。其中 30% 的病例跟腓韧带也同时进行了修复。紧接着，Gould 改良了这种技术，他把伸肌支持带外侧部分松解后缝合到腓骨上，以增加距上关节和距下关节稳定性[41]。1988 年，Karlsson 通过钻孔技术，将距腓前韧带重新固定在其腓骨止点上[42]。

非解剖技术在早期效果良好，但后期会导致持续不稳、动力学异常、关节僵硬、关节运动度减小和外翻力弱[39, 42-46]。这种手术要求切口较大，也增加了伤口感染和腓肠神经损伤的风险[47, 48]。这种手术要求长时间的固定，会导致关节僵硬；而将腓骨肌腱作为移植物会导致继发的肌力不平衡[16, 49]。

Sammarco 的研究表明，相比于非解剖手术，解剖手术合并症更少，关节活动受限较少[50]。

1996 年，Hennrikus[51] 比 较 Chrisman-Snook 手术和 Broström-Gould 手术。二者都可以取得良好的手术效果，但非解剖手术的合并症更多。Wainright 等[52] 最近的报道证实改良 Broström-Gould 手术能改善不稳关节的运动学，减少距骨的前移和内旋。尸体研究也表明，相比 Watson-Jones 和 Chrisman-

Snook 手术，这种手术技术能够获得更好的机械稳定性[53, 54]。

据报道，改良 Broström-Gould 手术可以确保更强的固定效果，并且不会出现非解剖重建术后腓骨肌力弱的现象，它的优点主要是保留了踝关节运动学特性和固有的 ATFL 纤维，这些是本体感觉功能的基础。

Petera 等[55] 的数据证明，在改良 Broström 术后，可立即在保护下完全负重，通过加速康复，可以让运动员早日恢复运动。2016 年发表的另一项研究[56]也证实，对慢性踝关节不稳的运动员采用这种修复方法也取得了良好的长期效果（随访 10 ~ 15 年）。

解剖手术是指直接解剖修复损伤结构，或者是使用自体或异体的移植物进行解剖重建手术[57]。

在残留韧带质量较好的情况下，通常首选进行解剖修复，但在关节松弛症、肥胖、前期治疗失败以及残留韧带质量较差的情况下，建议进行韧带重建[58]。

迄今为止，Broström-Gould 重建技术仍然被认为是治疗慢性踝关节不稳的"金标准"[49, 59, 60]。

大量的文献支持解剖修复的效果[61-64]。

关节镜下治疗关节不稳的技术最早由 Hawkins[65] 和 Ferkel[66] 提出。与切开技术相比，关节镜手术的复杂性高、并发症多、手术时间长、结果有争议，在最初受到质疑。但该技术最近得到了重新评估[16, 67]。其原因是创伤小，恢复运动快，可以同时治疗关节内其他相关问题，如骨软骨损伤或滑膜炎[16]。事实上，已经证实 MRI 显示关节内病变的准确性较差往往与慢性不稳有关[68]。

然而文献中强调了关节镜下进行韧带固定的操作可能会增加神经和肌腱损伤的风险[69]，因此在手术前应该标记出神经和肌腱之间的安全区域[70]。

在应用前述几种技术时，跟腓韧带的治疗不应被低估。它是胫距关节和距下关节的主要稳定结构[57]，尤其是在背伸时[71]。跟腓韧带的强度是距腓前韧带的 4 倍；因此，对距骨倾斜试验阳性而前抽屉试验阴性的慢性踝关节不稳，在治疗中必须修复跟腓韧带[71]，尽管有一些作者不同意这种观点[72, 73]。

5.5　外侧韧带紧缩手术

踝关节外侧不稳合并关节内病变的情况并不罕见；如果术前通过 MRI 发现有关节内病变或是有关节内症状，在修复外侧副韧带之前应该在关节镜下处理关节内损伤。

这一手术用于治疗慢性踝关节不稳。它可以在局麻或是周围神经麻醉下进行，可以使用或是不使用止血带。

患者仰卧位，足跟与手术台边缘平齐，膝关节伸直，止血带绑在大腿近端，并在同侧臀部下方放置一沙袋，使得足踝部没有明显内外旋，方便同时显露踝关节内外侧。

做一纵行切口，跨过外踝远端 3 cm，指向距骨颈部。牵引开腓骨肌腱，暴露关节囊和外侧副韧带。在分离组织时，要避免损伤腓浅神经外侧皮支和小隐静脉的属支。

然后将距腓前韧带和跟腓韧带折叠并缝合到腓骨远端前部侧的骨膜上（图 5.3 ~ 图 5.8）。

使用不可吸收线由内到外缝合关节囊 - 韧带复合体 2 ~ 3 针。在手术中检查关节稳定性，必要时可增加缝合针数。在打结时，让助手将踝关节保持在背伸外翻位。

如果之前的缝合不能完全恢复踝关节的稳定性，则附加 Gould 改良手术，将伸肌下支持带缝合至腓骨骨膜。

应用前抽屉试验和内翻试验检查关节稳定性，如效果满意，使用 0.9% 的生理盐水冲洗伤口，然后缝合腓骨肌腱支持带和皮肤切口。无菌敷料包扎伤口，使用支具固定踝关节在轻度背伸外翻位。

5.6　术后管理和恢复运动

手术重建后的处理应该在对修复组织的初期保护和早期康复之间取得平衡，以防止长期固定带来的并发症。最近的一系列研究表明，在这种手术后，立即负重和早期活动范围练习并没有增加并发症的发生，显示了良好的效果[55]，但过快的康复练习仍然是有风险的。一项关于职业橄榄球运动员足踝部损伤的研究发现[74]，损伤复发后的恢复时间是初次损伤恢复时间的 3.5 倍。解剖修复，例如改良 Broström-Gould 手术，是为了重建骨 - 韧带界面。尽管有很多基础研究表明，负荷不足可能导致分解代谢环境，但过度的负荷可能会损伤修复的止点[75, 76]。

因此，短时间固定，随即逐渐增加活动和负荷

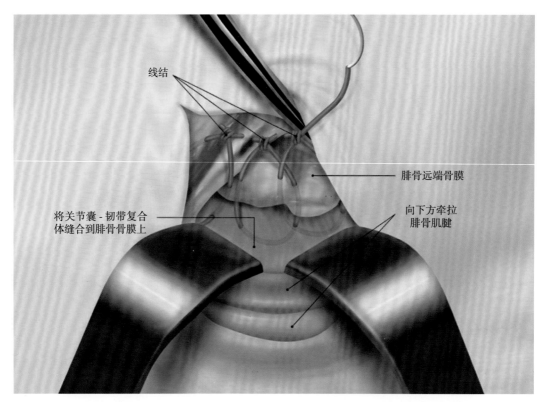

线结

腓骨远端骨膜

将关节囊－韧带复合
体缝合到腓骨骨膜上

向下方牵拉
腓骨肌腱

图 5.3 手术技术：使用多根缝线将外侧关节囊－韧带复合体折叠缝合到腓骨骨膜上

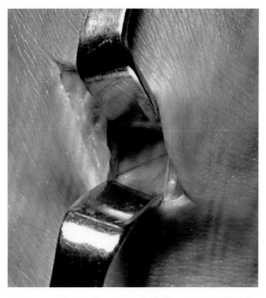

图 5.4　手术入路：切开支持带，暴露腓骨肌腱

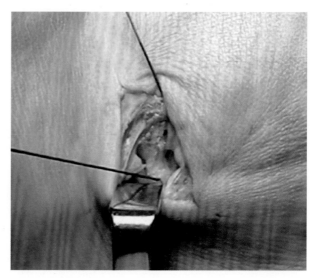

图 5.5　向腓骨后方牵拉腓骨肌腱，暴露外侧关节囊－韧带复合体，将松弛的组织折叠缝合

的康复方法是合理的。ESSKA-AFAS 踝关节不稳学组在文献中建议，患者在固定 10~14 天后可穿行走靴完全负重[77]。这一阶段，在有限的 ROM 范围内、安全条件下允许进行踝关节活动；但在 6 周之前，不允许在无保护的条件下行走。

下一阶段（6 周后）的目标包括增加力量，增加活动范围，尽可能达到日常活动时无疼痛。踝关节和足部力量练习应该包括针对胫骨前肌、胫骨后肌、腓肠肌和足部固有肌的锻炼，但重点必须放在腓骨肌上。从等长练习开始，到等张练习再到抗阻练习。踝关节的力量练习也可以从非负重的姿势发展到负重的姿势，在这个恢复阶段也应该开始本体感觉和

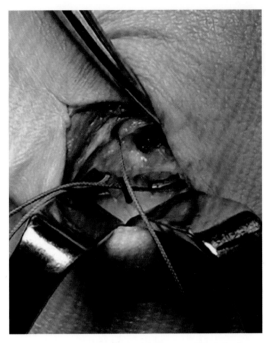

图 5.6　缝合第二针：缝合针穿过跟腓韧带

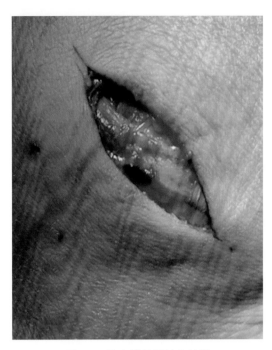

图 5.8　缝合腓骨肌腱支持带

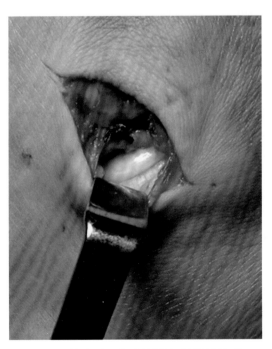

图 5.7　缝合后，将腓骨肌腱重新解剖复位

能测试在确定何时重返专业训练方面特别有指导意义。这些测试包括单腿跳测试、三跳测试、垂直跳、跳高、6 米计时跳测试、星形偏移平衡觉测试和足踝能力测试（FAAM）问卷[77]。

通常在术后 12 周到 4 个月恢复运动。在恢复运动的早期阶段，建议使用绷带或是护踝保护，避免再次受伤。必须强调的是，这些建议只是诊断术后的一般性指导建议，具体的实施还要考虑患者个体对治疗的反应[31]。

5.7　结论

踝关节外侧不稳的微创治疗技术正在快速发展。该技术简单、有效，而且能治疗跟腓韧带功能不全，相比其他切开或者关节镜手术，手术时间更短。

（Gian Luigi Canata、Valentina Casale、Luca Pulici　著
陈临新　译）

参考文献

扫描书末二维码获取

平衡练习。

晚期康复通常是在术后第 8～12 周。要进入这一阶段，患者两侧的步态应该对称，踝关节力量至少达到对侧的 90%，并具备完成所述功能测试的能力。

跑步应该从低速开始，然后逐渐提高速度和距离。敏捷训练也包括在这一阶段。在康复后期，功

第6章 下胫腓联合损伤

6.1 引言

下胫腓联合损伤又称高位踝关节扭伤，约占所有踝关节扭伤的10%[1]。人们在进行体育竞技，尤其是足球运动时很容易遭受这类损伤[1, 2]。影像学研究显示，高达20%的急性踝关节扭伤合并下胫腓联合损伤，故下胫腓联合损伤的发生率可能被低估[3, 4]。与单纯的外侧副韧带扭伤相比，下胫腓联合损伤的患者恢复运动需要2倍的时间，且疼痛及功能障碍的时间显著延长[5-8]。另外，下胫腓联合损伤是导致踝关节创伤发生6个月后关节慢性功能障碍的最常见原因[7]。复发的和未诊断出的踝关节不稳及下胫腓不稳会导致骨性关节炎的早期发生[9]。因此，应当在损伤后及时进行检查以明确是否有下胫腓不稳。旋前和外旋应力作用下的踝关节急速旋转及被动背伸是造成高位踝关节扭伤最常见的原因[10]。潜在的危险因素包括男性、扁平足与高强度对抗运动[9, 11, 12]。当距骨在踝穴中转动时，腓骨也随之外旋，并向后外侧运动，使整个胫腓骨远端发生分离，进而损伤下胫腓前韧带、三角韧带深层（或造成踝关节骨折）、下斜韧带，并最终造成下胫腓后韧带的损伤[10, 13]。下胫腓损伤与三角韧带断裂同时发生会导致距骨的不稳定[14]。

由于距骨前部比后部宽，在少数情况下，足部只需在外力作用下过度背伸，而无须旋转，便可造成下胫腓联合损伤。外力的作用强度和作用时间可作为判断损伤程度的预测因素[9]。从下胫腓前韧带的部分拉伤，到所有韧带的完全断裂伴踝穴增宽，下胫腓联合损伤可被分为3个等级[15]。

应力位X线片和磁共振成像（MRI）可以辅助诊断下胫腓联合损伤，但现在仍没有一种循证医学支持的最佳检查手段能够用于下胫腓联合损伤，特别是Ⅱ度损伤的诊断。而这类损伤又与运动群体息息相关——准确有效的治疗是他们重返赛场的关键[3]。有共识认为，对可疑损伤的病例可使用关节镜评估下胫腓联合的稳定性，但现在仍缺乏经验证（专家意见除外）的关节镜下评估下胫腓联合稳定性的方案[16]。

6.2 解剖学

韧带联合是指由强韧的纤维膜或韧带连接的两块相邻的骨所构成的纤维关节[17, 18]，下胫腓关节是胫骨与腓骨之间的韧带联合关节，它由4条韧带连接：下胫腓前韧带（anterior inferior tibiofibular ligament, AITFL）、骨间膜韧带（interosseous ligament, IOL）、下胫腓后韧带（posterior inferior tibiofibular ligament, PITFL）以及下横韧带（inferior transverse ligament, ITL），其骨性结构和韧带结构共同参与维持关节的稳定性（图6.1）。

下胫腓的骨性结构为下胫腓关节提供了重要的稳定性。腓骨位于胫骨外侧嵴分叉所形成的沟槽中，在胫距关节上方约6~8 cm处，腓骨进入该沟槽，并将胫骨外侧嵴分成了前缘和后缘两部分[17, 19]。前缘终止于胫骨关节面前外侧，称为前结节，或Chaput结节。

后缘终止于胫骨关节面后外侧，称为后结节，又称Volkmann结节。胫骨远端外侧为一凹陷，即为胫骨切迹，与腓骨远端内侧的凸起相匹配。胫骨切迹深度的变异程度大，浅者仅为1.0 mm的浅痕，深者可为7.5 mm深的凹陷[17, 22, 23]。人群中胫骨切迹较

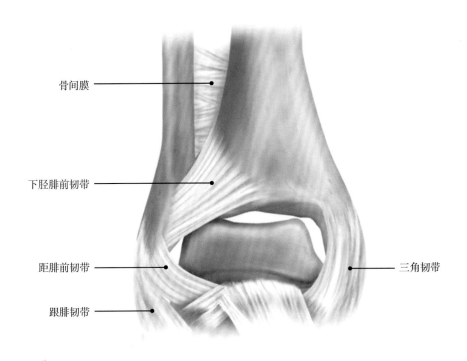

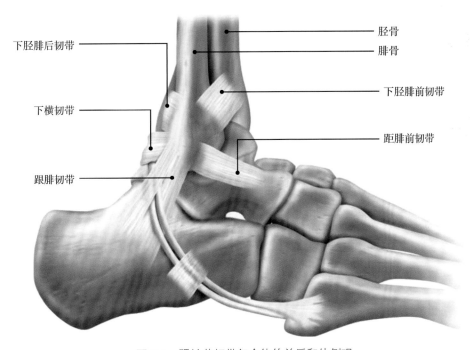

图 6.1 踝关节韧带复合体的前后和外侧观

浅者占 25% ~ 40%，较深者占 60 ~ 75%[17, 20, 21]，且女性胫骨切迹的平均深度要浅于男性[17, 24]。

较浅的胫骨切迹易导致复发性踝关节扭伤或伴有骨折脱位的下胫腓联合损伤[18]，而腓骨的骨性结构同样具有类似的特性。

腓骨远端的内侧形成一个凸起，与胫骨远端外侧相对应，也具有前缘、后缘和将前后缘分开的嵴，并与胫骨切迹匹配。

下胫腓前韧带（AITFL）起于胫骨前结节，向外下方斜向走行，止于腓骨远端前内侧（图6.1、图6.2），该韧带宽约18mm，长20～30 mm，厚2～4 mm。它是下胫腓联合损伤中最常被损伤的韧带，其损伤总是伴随着下胫腓关节间隙的增宽和明显的分离征象[17, 18]。AITFL通常是多束的，其最下束被人为定义为一个单独的结构，称下胫腓前韧带斜束（又称Bassett韧带，巴氏韧带）。巴氏韧带的纤维束可在关节镜下被观察到，它被认为是导致踝关节撞击征的原因之一[17, 25]。

下胫腓后韧带（PITFL）起自腓骨后端，沿水平方向走行并终止于Volkmann结节，该韧带宽约18 mm，厚约6 mm，是下胫腓联合韧带中最强韧的组成部分。由于其止点面积大，且韧带弹性良好，PITFL能够承受比AITFL更大的应力，且在足背伸时达到最大张力[17, 19, 26]。

下横韧带在PITFL的深部下方，延伸至内踝后侧。通常情况下，由于下横韧带与PITFL在同一平面走行，二者很难相互分辨。

下横韧带是下胫腓联合韧带中最远端的结构（图6.2），该韧带的一部分位于胫骨后缘以下，形成唇样结构，可以限制距骨的后移，并增加踝穴的深度，从而提高了踝穴的稳定性。

骨间膜韧带（IOL）横跨胫骨外侧和腓骨内侧之间的间隙，与近端的胫腓骨间膜融合。它是胫骨与腓骨之间的距骨向近端移动的主要限制结构[9, 17]（图6.2）。

6.3　流行病学

据报道，下胫腓联合损伤出现在1%～18%的踝关节扭伤患者中，又称高位踝关节扭伤[27, 28]。然而，这个数据可能低于实际数据，因为在急性踝关节损伤的运动员中，20%患者的MRI具有明确的下胫腓联合损伤的证据[28]。

这种差异可以解释为一些运动本身包含下胫腓联合损伤的危险因素。例如，滑雪和冰球运动员会穿着运动靴进行运动，脚踝被靴子固定后，足部易发生大扭矩的外旋损伤[28-31]；美式橄榄球运动通常在人造草坪上进行，而非天然草地[28, 32-35]。另外一种较合理的解释是下胫腓联合损伤经常被误诊为普通的踝关节扭伤[28]。

最近，一项对精英橄榄球运动员中单纯性下胫腓联合损伤的流行病学研究表明，在平均超过5周的恢复时间才能重返赛场的伤病中，下胫腓联合损伤的发生率明显上升。此外，在连续的15个橄榄球赛季中，伤病负荷（injury burden，被定义为每1000人-小时的伤病缺席天数）并没有变化。这主要与比赛中更加激烈的对抗风格有关[28]。

对于运动员来说，男性、精英级别的表现和扁平足是下胫腓联合损伤的3个危险因素[36, 37]。下胫腓联合损伤可仅由踝关节扭伤引起，也可由骨折导致，或二者同时发生。事实上，有文献认为23%的踝关节骨折都合并了下胫腓联合损伤[36, 37]。

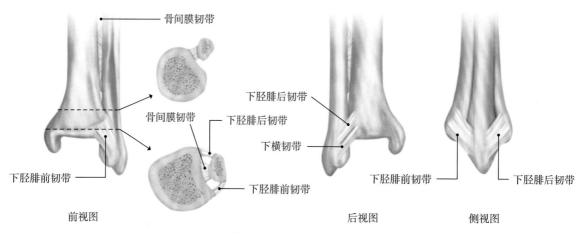

图6.2　踝关节下胫腓联合韧带的前、后和侧视图

与下胫腓联合损伤相关的骨折通常发生在腓骨或内踝与后踝。当出现腓骨近端骨折（Maisonneuve 骨折，图 6.3）、长期的疼痛、功能障碍或长期无法恢复运动时，应特别考虑是否合并下胫腓联合损伤[27, 37]。

6.4 损伤机制

最常见的引起下胫腓联合损伤的机制是在踝关节背伸和足部旋前时，足踝部在外力作用下发生外旋[27, 28]。当距骨在踝穴中转动时，腓骨也随之外旋，并向侧后移位，导致胫骨和腓骨分离。这将依次导致下胫腓前韧带（AITFL）损伤、三角韧带深层损伤或踝关节骨折。随后进一步导致骨间膜韧带（IOL）和下胫腓后韧带（PITFL）的撕裂[17, 38, 39]。

从部分 AITFL 的撕裂到所有韧带完全断裂伴踝穴增宽，下胫腓联合损伤的严重程度各不相同。研究表明，三角韧带和下胫腓韧带同时损伤时，距骨的稳定性将会受到严重破坏[17, 27]。暴力的作用强度和作用时间将决定下胫腓和骨间连接结构损伤的范围和程度[9]，这些损伤可能最终导致 Maisonneuve 骨折（图 6.3）。

另一种引起下胫腓联合损伤的踝关节扭伤的机制是过度背伸。踝关节的剧烈背伸使得较宽的距骨前部插入踝穴，可导致下胫腓韧带损伤[27]。

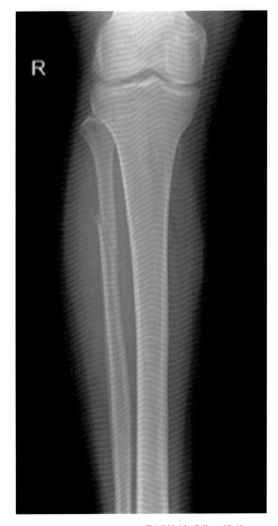

图 6.3 Maisonneuve 骨折的前后位 X 线片

6.5 临床特点

患者经常出现的症状包括踝关节难以负重、胫腓骨远端前外侧疼痛、内踝疼痛、踝关节积液以及行走过程中前足蹬地时疼痛[40, 41]。然而，下胫腓前外侧的疼痛缺乏特异性，因为高达 40% 的 ATFL 损伤患者同样描述了 AITFL 处的疼痛。临床上认为，患者踝关节外侧疼痛的部位越偏近端，越有可能是下胫腓联合损伤[40, 41]。

几种临床检查可用于下胫腓联合损伤的评估。外旋试验和挤压试验是最常用的试验，而 Cotton 试验、腓骨移位试验、足跟叩击试验、背伸加压试验和交叉腿试验在临床上也有一定应用价值[15, 27]。当 ATFL 局部压痛、腓骨移位试验阳性以及 Cotton 试验阳性同时出现时，下胫腓联合损伤的风险较高[16, 27]。

虽然挤压试验已被证明具有高度的敏感性，但临床上仍无明确诊断下胫腓不稳的"金标准"[27, 42]。如果临床上怀疑患者出现了下胫腓联合损伤，还应进一步行必要的影像学检查（例如：MRI）。

研究表明，这种压痛向小腿近端的放射距离与损伤的严重程度以及恢复运动所需的时间存在着显著的相关性[27, 37]。

高位踝关节扭伤的患者可能主诉踝关节无法负重、关节肿胀、行走过程中前足蹬地时疼痛、胫腓骨远端前方或踝关节后内侧疼痛[15, 27]。往往会出现踝关节活动受限，过度背伸时疼痛症状加重[27, 42]。许多特殊的体格检查都被用来检测下胫腓联合损伤。然而，近期一篇对 8 种不同体格检查进行调查的系统综述认为，这些检查的准确性较低[43]。其中挤压试验是唯一具有重要临床意义的检查[43]。

诊断运动员是否存在下胫腓联合损伤仍然有一定困难。

下胫腓联合损伤引发的疼痛通常是弥散性的，很难与踝关节外侧扭伤区分。此外，下胫腓联合损伤与其他损伤的损伤机制可存在重叠，进一步增加了诊断难度，并可能导致误诊。

然而，详尽的病史询问有助于发现损伤机制，可能会引起医生对下胫腓联合损伤的怀疑。一次全面的体格检查应包括观察关节有无肿胀，触诊发现压痛，并且评估压痛向小腿近端延伸的程度。压痛向近端延伸的程度，称为"下胫腓压痛长度"（syndesmosis tenderness length，从腓骨尖到最近端的压痛部位），已被证明与恢复运动所需的时间有关[40,44]。压痛的典型位置是在前外侧和（或）后内侧关节线。

目前，在踝关节明显疼痛或肿胀的情况下，所有的临床诊断试验都被证明对下胫腓联合损伤的诊断价值很低，这是一种很难解释的现象[45]。尽管近期的文献认为挤压试验最具临床意义[15,27,43]，但外旋试验已被证明是所有试验中敏感度最高的，同时，假阳性率也最低[40,46]。此试验的检查方法是：被测试者的踝关节处于中立或轻微背伸位，足跟处于中立或内翻位置时，测试者使其足部相对于胫骨进行外旋，直至出现对抗或明显疼痛即为阳性表现。

另外，应力位 X 线片也可用于评估内踝间隙（medial clear space，MCS）或胫距间隙增宽[40,47]。

6.6　影像学

当考虑可能出现下胫腓联合损伤时，应当拍摄 X 线片进行进一步的检查。胫腓骨间隙（tibiofibular clear space，TFCS）被定义为腓骨内侧缘与胫骨后外侧缘之间的距离，是评价下胫腓损伤的最可靠的指标之一[41]。胫腓骨间隙应当在胫骨关节面上方 1 cm 处测量，正常情况在踝关节前后位和踝穴位都应不大于 6 mm[41]。

当疑似存在下胫腓损伤时，必须仔细查看 X 线片。下胫腓损伤的表现包括胫骨前外侧结节（Tillaux-Chaput 骨折，图 6.4a～d）、腓骨前部（Wagstaffe le Fort 骨折）和后踝（Volkmann 骨折）的撕脱骨折。

应当在 X 线片上评估胫腓骨间隙（TFCS，正常值在踝关节前后位为 4.4 mm ± 0.8 mm，踝穴位为 3.9 mm ± 0.9 mm），胫腓骨重叠（TFO，踝关节前后位正常值为 8.8 mm ± 2.4 mm，踝穴位为 4.6 mm ±

2.1 mm），以及是否有 MCS 增宽（正常值＜5 mm）[48]。然而，也有研究显示胫腓骨重叠和胫腓骨间隙与 MRI 上可见的下胫腓联合损伤无相关性[49]。此外，即使是经验丰富的医生，测量 MCS 的准确度和精确度也很低。在近期的一项尸体研究中，对 3 个已知 MCS 宽度的标本进行了测量（MCS 分别为 6 mm、4 mm 和 1.7 mm）。对于 MCS 宽度为 6 mm 的标本，测量误差从内旋 5° 时的 16% 到外旋 15° 时的 36% 不等。对于 MCS 为 1.7 mm 的完好标本，测量的误差更大，从中立位时的 3% 到外旋 5° 时的 100%[40]。尽管有文献显示，通过 MRI 诊断下胫腓联合损伤的灵敏度和特异度可高达 100%，但在确定损伤的严重程度及是否需要进行手术方面并不那么简单明了，通常只有在 X 线片上看到明显的下胫腓分离表现才需要进行手术[41,50-52]。

生物力学研究结果显示，应力位 X 线片较普通平片并无明显优势，因此在评估下胫腓的不稳定时不再常规推荐应力位 X 线检查[53,54]。

如果损伤有可能通过非手术方式进行治疗，应力位 X 线片将有助于评估下胫腓韧带和三角韧带的完整性。尽管如此，目前关于使用的摄片技术和施加应力的大小并无标准化的规范，且患者在应力位时的疼痛会显著地影响测试的质量[40,41]。最近的一项研究发现，重力应力位 X 线片（通过小腿下方的垫子使足部悬空，依靠重力使足部外旋）会出现与手动应力位相同程度的 MCS 增宽[41]。相反，如果合并骨折需要进行手术，那么应力位 X 线检查可以推迟到术中进行。

CT 有助于识别轻微的下胫腓分离和细小的撕脱骨折[55]。尽管其价值有待进一步评估，但新型的双足负重位 CT 能较好地诊断下胫腓联合损伤[56]。MRI 可以识别大多数下胫腓韧带的损伤和合并损伤[53]。MRI 对 AITFL 损伤的敏感度为 100%，特异度为 93%（阳性似然比为 14，图 6.5），对 PITFL 损伤的敏感度和特异度为 100%（阳性似然比为正无穷）[57]，并具有较高的观察者间的可靠性[49]。

超声检查是评估下胫腓稳定性的一种快捷且廉价的方法，而且患者不会有辐射暴露。此外，它还可以对韧带损伤进行动态的评估，这在细微不稳定的情况下很有用。动态超声检查对急性 AITFL 断裂患者（经 MRI 确诊）的诊断表现出 100% 的敏感度和特异度[58]。超声检查的缺点是难以发现合并的其他损伤，并且高度依赖于检查医生的临床经验[41,53]。

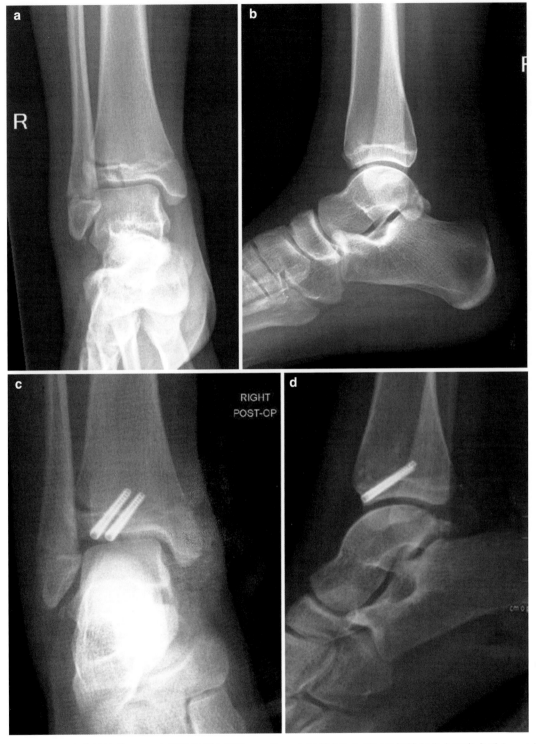

图 6.4　胫骨前外侧结节（a, b）撕脱骨折（Tillaux-Chaput 骨折）及小切口骨折块复位内固定术后（c, d）

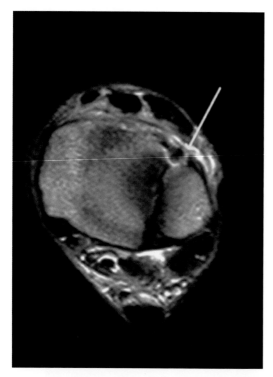

图 6.5 一名优秀的橄榄球运动员 AITFL 断裂的轴位 MRI

6.7 分级和治疗

6.7.1 下胫腓联合损伤的分级

下胫腓联合损伤可分为三度。Ⅰ度损伤表现为 AITFL 扭伤，而无关节不稳表现；Ⅱ度损伤表现为 AITFL 撕裂和 IOL 部分撕裂，伴随轻度的关节不稳；Ⅲ度损伤表现为下胫腓联合 3 条韧带完全断裂，伴随明显的关节不稳 [15, 54]。

下胫腓不稳治疗方法的选择取决于下胫腓联合损伤的严重程度。Ⅰ度损伤可进行保守治疗 [59]，而Ⅱ度损伤的治疗则取决于下胫腓（不）稳定性试验的结果 [16]。稳定的下胫腓联合损伤（Ⅰ型和Ⅱa型）应保守治疗，而不稳定的下胫腓联合损伤（Ⅱb型和Ⅲ型）需要手术固定。一项最近的研究表明，挤压试验阳性以及合并 ATFL 和三角韧带深层损伤是区分Ⅱ度损伤稳定型（Ⅱa型）和不稳定型（Ⅱb型）的关键因素。

目前，当临床和（或）影像学上怀疑Ⅱ度损伤为不稳定型（Ⅱb型）时，在麻醉下查体以及在关节镜下进行探查已经成为一项共识 [16, 60, 61]。在出现 2 mm 或更明显的胫腓骨远端动态分离时，关节镜辅助下的手术固定是必要的 [59]（图 6.6）。

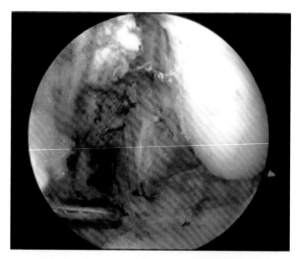

图 6.6 关节镜下显示的Ⅲ度下胫腓联合损伤

Ⅲ度下胫腓联合损伤经常存在合并损伤，且通常导致关节不稳定。通过螺钉或 Suture-Button 进行固定可紧缩踝穴并稳定下胫腓关节 [16, 62]。Hook 试验或 Cotton 试验是可靠的术中评估下胫腓（不）稳定性的应力试验 [63]（图 6.7b）。

尸体研究表明，在施加超过 87 ~ 100 N 的应力时下胫腓联合会变得不稳定（胫腓骨间隙超过 5 mm）[63]。关节镜检查被认为是下胫腓（不）稳定性诊断的"金标准"[64]；而考虑到慢性下胫腓不稳定可能带来的问题，即使在关节镜检查发现可疑损伤时仍建议进行下胫腓的固定 [63]。

6.7.2 下胫腓联合损伤的治疗

6.7.2.1 单纯韧带损伤

对于不存在下胫腓分离的韧带损伤，已有研究证明非手术治疗具有有良好的效果 [65]。但是，对于包括肌贴、行走靴、非负重石膏固定等非手术治疗的方法，目前还未达成共识。其他干预措施例如关节内注射治疗、物理治疗、超声波、非甾体抗炎药等尚在讨论中，也未达成共识。既往文献报道的伤后固定时长从 1 周到 6 周不等 [46, 66]。

下胫腓联合损伤相较于外踝扭伤需要更长的时间才能完全恢复运动功能。可以通过下胫腓压痛长度来估算运动员重返赛场的时间：无法参加体育运动的天数 =5 ±（0.93 × 下胫腓压痛部位厘米长度）± 3.72 天。

恢复期可分为三期进行：Ⅰ期是急性期，这一时期的目标包括保护关节、减轻炎症和控制疼痛。

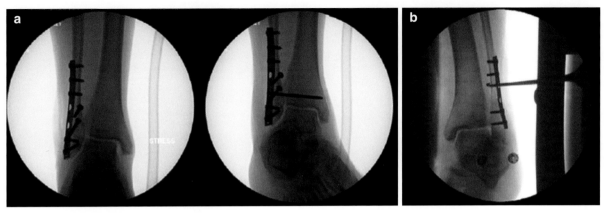

图 6.7 （a）踝关节内固定术中的 X 线透视。左：Weber B 型腓骨骨折合并下胫腓间隙增宽，内固定术后的应力位 X 线透视[40]。右：螺钉固定下胫腓后的 X 线透视。（b）Hook 试验，向外侧牵拉腓骨以评估下胫腓间隙增宽的程度[40]

Ⅱ 期是亚急性期，此时应注重恢复关节的活动度、力量和步态。Ⅲ 期应重点关注力量训练、神经肌肉控制和专项体育训练[68]。

近期一项由 Samra 等进行的队列对照研究显示，10 名 MRI 确诊下胫腓联合损伤（包括 AITFL、IOL 和 PITFL）的橄榄球运动员在未接受手术而仅向 AITFL 注射自体富血小板血浆（PRP）后，重返赛场的时间显著短于历史队列（干预组比对照组短 20.7 天）。继续调查发现，这些患者有更好的敏捷性、垂直弹跳能力和更低水平的恐惧回避信念量表（Fear-Avoidance Beliefs Questionnaire, FABQ）评分[69]。但是，尽管报道的两组有相似的基线特征，但对干预组进行的干预措施未设盲且没有安慰剂对照组，这两者都会导致偏倚。

与之对应，所有存在下胫腓联合显著分离的损伤都需要进行下胫腓联合固定术[70]。Taylor 等针对 6 名 Ⅲ 度下胫腓联合损伤的大学运动员，使用 4.5 mm 不锈钢皮质骨螺钉进行固定，发现所有运动员的恢复结果都是良好和优秀，平均重返赛场时间为 40.7 天[71]。在此队列中，取出内固定螺钉的平均时间是 74 天（范围：52~97 天）[40]。

6.7.2.2　骨折合并下胫腓联合不稳

Carr 等针对 2007 年至 2011 年的踝关节骨折和下胫腓固定术进行了一项大型数据分析，发现各种踝关节骨折类型（外踝、双踝、三踝）的病例数都没有显著的增加[72]。然而，同时期内单纯性下胫腓联合损伤进行手术治疗的病例量却增加了 18%。此外，2011 年在双踝骨折中的下胫腓联合内固定的比例较 2007 年显著增加了近 2 倍。作者还报道，下胫腓联合固定术后内固定物取出的比例显著降低。这表现了单纯性下胫腓联合损伤和非单纯性下胫腓联合损伤在诊断和手术治疗上的增加。尽管高能创伤导致的踝关节骨折（比如涉及双踝的或需要初始外固定的）与延迟愈合存在相关性，但尚无证据表明踝关节骨折内固定术后的延迟愈合与是否需要螺钉固定下胫腓联合有关。

尽管骨性愈合可以通过常规的 X 线检查进行随访，但下胫腓联合的愈合时间却显著延长，非负重行走时间可能延长至术后 12 周[73]。对于内踝和（或）外踝骨折，术中的应力位 X 线检查可以评估下胫腓联合的完整性，并指导是否需要进行下胫腓联合的固定（图 6.7a）。

对于存在内踝前丘撕脱的双踝骨折需要给予特别关注。Tornetta 报道了 27 名双踝骨折患者，在内踝固定后于术中进行外旋应力位 X 线检查，发现其中 7 人（26%）仍存在 MCS 增宽。这代表了三角韧带的损伤，即较坚韧的三角韧带深层已经断裂，而与前丘相连的较薄弱的三角韧带浅层却保持完好。如果这与下胫腓联合损伤同时发生，它就有可能导致后期下胫腓增宽和显著的不稳定[74]。

6.7.2.3　下胫腓的固定

下胫腓螺钉

使用下胫腓螺钉长期被视为进行下胫腓联合损伤固定的金标准（图 6.7a）。大多数作者偏好 3.5 mm 或者 4.5 mm 的皮质骨螺钉，而两者有着等效的生物力学特性[75]。

尽管尸体研究表明，使用更大直径的螺钉时对于外力负荷，特别是剪切应力，会有更强的抵抗力[55]，但这尚未在临床研究中得到验证[66,75]。在欧洲，大多数外科医生在关节线上方 2.1～4 cm 处，使用单个 3.5 mm 的三皮质螺钉来固定 Weber B 或 C 型骨折[46]。但是一项尸体研究显示，相较于单个螺钉，两个螺钉会提供更好的生物力学结构[76]。

螺钉的放置位置常有争议。McBryde 等报道相较于关节上方 3 cm，2 cm 处放置螺钉会减少术后下胫腓增宽[77]。但是其他一些研究认为，在关节线上方 2、3、5 cm 置入螺钉，其术后效果没有差异[77]。

在 2012 年的一项尸体标本研究中，比较了三皮质螺钉（3.5 mm）与四皮质拉力螺钉（3.5 mm 和 4.5 mm）的压缩应力。在下胫腓复位钳移开后，四皮质螺钉维持的压缩应力显著高于三皮质螺钉。

此外，在分别对标本使用两种内固定后，对胫骨远端施加反复向内侧和外侧的 100 N 应力，在进行 100 个周期的应力后，四皮质螺钉维持的压缩应力要显著超过三皮质螺钉。而在 3.5 mm 和 4.5 mm 螺钉之间未见差异[78]。

最后，尽管尸体研究显示四皮质螺钉能提供更坚强的固定，三皮质螺钉却能更好地保持胫距关节的生物力学特性[66]（图 6.7a）另外，三皮质螺钉断裂的风险更低，但螺钉松动的概率较高[57,75,79]。目前还没有证据表明这两种螺钉固定方式存在临床疗效上的差别[76]。

螺钉的取出也一直存在争议。虽然一些人建议取出四皮质螺钉以防止螺钉断裂[79,80]，但目前就何时取出尚未达成共识，且有研究发现取出螺钉后下胫腓联合再次发生分离[46]。另外有研究显示，保留螺钉能达到相似或者更好的疗效[81]，所以越来越多的共识认为只需取出有症状的螺钉（如螺钉局部突出且有压痛）[66,82-84]。最近 Dingemans 等的一篇系统综述认为，尽管目前还没有完全充足的证据对常规的螺钉取出下决定性结论，但考虑到螺钉取出给患者带来的额外费用和风险，应避免常规的螺钉取出[85]。

Suture-Button 固定

尽管目前螺钉固定仍被视为金标准，Suture-Button 固定却有一系列理论上的优势（图 6.8）。

Suture-Button 固定理论上在维持固定的同时允许下胫腓关节的生理性微动。此外，Suture-Button 固定出现异物反应的风险较小，因此不需要取出。

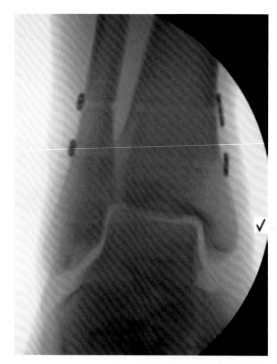

图 6.8 双 Suture-Button 固定的术中前后位 X 线透视

有研究显示 Suture-Button 固定可在维持下胫腓联合复位的同时，安全地进行术后早期关节活动度练习，而不必担心内固定失败（如螺钉断裂）和下胫腓联合分离的复发[46]。

随着越来越多不支持常规螺钉取出的证据的出现，Suture-Button 固定不需要常规取出的优势受到了削弱。但与下胫腓螺钉相比，Suture-Button 固定允许更早期的负重。这是因为，研究显示早期负重产生的应力可能导致下胫腓螺钉在韧带愈合前发生断裂。

与之对应，例如像 TightRope（Arthrex, Naples, FL）等弹性固定设计被认为可以提供足够的固定强度，可以耐受踝关节负重和正常关节活动产生的生理性负荷[86]。

Teramoto 等进行了一项尸体研究，他们通过 6 个踝关节，对比了单 Suture-Button 固定、双 Suture-Button 固定、解剖 Suture-Button 固定（从腓骨后侧向胫骨远端前外侧置入内固定）和螺钉固定。作者评估了在多种应力下，包括前侧牵拉、内侧牵拉和外旋应力下导致的下胫腓联合分离的程度。结果发现，单 Suture-Button 固定在各种应力下均发生了显著的下胫腓联合分离，而双 Suture-Button 固定仅在内侧牵拉和关节外旋应力下出现显著的下胫腓联合分离。他们发现解剖 Suture-Button 固定后，在各种应力作用下，下胫腓联合分离的程度与正常关节没有显著差异。螺钉固定被证明是最坚强的固定方法，与 Suture-Button 固定组相比，螺钉组下胫腓分离的程度明显降低[87]。

但是，这一程度的分离其临床含义还不确定。Naqvi 等回顾性地报道了 49 名使用 Suture-Button 固定下胫腓联合的患者，踝关节骨折合并下胫腓联合损伤的患者进行单 Suture-Button 固定，而对合并 Maisonneuve 损伤的患者进行双 Suture-Button 固定。结果在术后平均 7.7±1.1 周（5～10 周）患者恢复了完全负重，并在平均 11.2±8 周恢复了正常活动。相比于他们在腓骨后侧造出一个骨膜下凹陷来容纳线结的改进技术，常规在腓骨纽扣外侧打结的原始技术会导致更高比例的伤口并发症。此研究在术后 2 年获得了满意的疗效[86]。

一项最近的前瞻性随机试验比较了使用单个 3.5 mm 螺钉（n=22）和使用 Suture-Button（n=22）固定下胫腓联合，在术后影像上显示出两组在复位的质量和复位的维持方面没有差异。另外，两组术后 2 年的骨关节炎发生率也没有差异[88]。

在 2013 年，Ebramzadeh 等在一个尸体模型上比较了两种 Suture-Button（Biomet 公司的 ZipTight 和 Arthrex 公司的 TightRope）以及 3.5mm 的四皮质螺钉固定。他们测试以上 3 种不同的下胫腓固定方法可以承受的最大扭转应力。在总计 20 个样本中，12 个最终发生了内固定失效，同时合并腓骨骨折。他们发现，螺钉结构能提供比 Ziptight 更高的抗扭转应力（30.1 N·m vs. 22.2 N·m），但螺钉和 TightRope 间的差异不显著。而这两种 Suture-Button 固定之间没有显著性差异。最后，考虑到在平整地面行走时下胫腓联合受到的扭转应力低于 2 N·m，而其他各类活动时的扭力也小于 20 N·m[89]，因此他们认为以上三种结构的固定强度都高于在下胫腓联合愈合期间可能受到的生理性负荷。

使用 Suture-Button 固定带来的一个问题是在对下胫腓进行有效固定时，如何确定在内固定物上施加的应力大小。另外，对于在进行最后打结固定时踝关节应处于何种角度也尚有争论。最近一项尸体标本研究表明，使用 Suture-Button 固定下胫腓联合时，往往会施加过大的压缩应力，导致显著的下胫腓间隙减小与腓骨的内移[50]。然而这类压缩压力过大的问题并不是 Suture-Button 固定独有的，在钳夹复位和螺钉固定中也有相关报道[90]。

目前还不知道下胫腓联合受到的压缩应力过大会导致怎样的临床结果。已有研究证明这种应力并不影响踝关节的背伸和跖屈动作，而同样已经证明术中进行弹性固定时，踝关节所处的角度（即跖屈、中立和背伸）对术后踝关节的运动没有影响[90-92]。

最近的另一项尸体标本研究比较了单螺钉固定与单 Suture-Button 固定或交叉双 Suture-Button 固定（在腓骨侧共用同一个纽扣钢板，而在胫骨侧分别使用前后两个纽扣钢板）[93]，发现尽管各种固定技术都提供了显著的抗扭转稳定性，但没有哪种技术可以提供和正常下胫腓联合一样的旋转稳定性与正常的解剖关系。此外，螺钉在限制腓骨的前后移位上最为明显，而单 Suture-Button 固定后腓骨前后移动的幅度最大[94]。

虽然多个研究都提到了生物力学稳定性，Laflamme 等对患者随机进行 3.5mm 四皮质螺钉固定（n=36）或单 TightRope 弹性动态固定（n=34），在研究中除了影像学评估之外，还进行了功能评分。弹性动态固定组在 3、6、12 个月时得到了更高的 Olerud-Molander 功能评分（尤其是 12 个月时），而 AOFAS 评分仅在 3 个月时显著优于螺钉固定组。螺钉组有 4 例出现下胫腓分离复发，相比之下弹性动态固定组未出现复发病例。

下胫腓韧带的解剖修复

近期出现多篇研究支持对下胫腓联合进行解剖修复。

Schottel 等在 2016 年进行了一个尸体模型研究，应用带线锚钉修复 PITFL 和三角韧带，在外旋稳定性方面与螺钉固定无显著差异[95]。

Zhan 等比较了加强解剖修复 AITFL 与螺钉固定治疗外旋型骨折合并下胫腓不稳的临床疗效，他们在胫骨前外侧植入 5.0 mm 带线锚钉，并将线引出固定于腓骨钢板。他们发现相较于螺钉固定的患者，锚钉修复组有更好的关节功能和更短的恢复工作时间。此外，锚钉修复组复位不良的比例明显更低（19.2% vs. 7.4%），并在术后具有更大的关节活动度，尽管其跖屈活动度比螺钉固定组小[68]。

最近一篇文章讨论了后踝固定和其在下胫腓联合重建及稳定中的作用。在三踝骨折中，即使较小的后踝骨片也代表完全的 PITFL 撕脱骨折。因此，后踝骨折占关节面不足 20% 时不需要固定的观点开始受到质疑。

后踝固定已经被发现能进一步稳定下胫腓并降低创伤性关节炎发生的风险[53]。

由 Gardener 等进行的一项尸体研究发现，存在下胫腓不稳的标本中，对后踝骨折进行固定，可以恢复损伤前 70% 的稳定性，而螺钉固定仅可恢复 40%[96]。

一项 31 名下胫腓联合损伤患者（9 名进行后踝固定，14 名进行螺钉固定）的前瞻性临床研究显示，通过后踝固定术修复 PITFL 能得到至少与下胫腓联合螺钉固定术同等的稳定性和临床疗效[97]。这一术式常在俯卧位经后外入路进行[98]。

下胫腓联合损伤在竞技运动员和娱乐运动员两个群体中都变得越来越常见。虽然已经证明与近期开始应用的 Suture-Button 固定相比，螺钉固定能够提供更强的稳定性，但是前者允许早期的关节活动，目前尚未完全了解其所带来的益处。虽然两种技术都可能对下胫腓联合产生过大压缩应力，但其对于创伤修复和踝关节运动的影响还不清楚。此外，下胫腓韧带的解剖修复在关节的解剖复位和固定强度方面展现出不错的效果。目前，仍需更多的研究来了解新治疗手段的长期效果和更积极的康复方案的作用。

6.8　新想法："Syndhoo"[41]

下胫腓损伤的诊断和处理仍无相关标准，最佳治疗方案仍存在很大的不确定性。我们希望在未来不需要通过有创的关节镜检查，即可识别出下胫腓的不稳定程度，特别是轻微（Ⅱb 型）的不稳定[41]。

Ⅱ度单纯性下胫腓联合损伤是指在 MRI 上显示的伴有三角韧带损伤的下胫腓前韧带和骨间韧带的损伤。

一项研究在 2015 年 1 月 1 日到 2017 年 5 月 1 日间测试了 15 名 18 ~ 36 岁 MRI 确诊Ⅱ度单纯性下胫腓联合损伤的注册运动员。所有 15 名运动员都由一位经验丰富的体疗师采用开发的"Syndhoo"设备进行了独立测试。他们被诊断为Ⅱ度单纯性下胫腓联合损伤，并且在临床和影像学上都存在潜在的不稳定的表现，因此都需要进行关节镜检查[37]。

在 2017 年 1 月至 2017 年 9 月期间，每一名经过 Syndhoo 测试的运动员由同一名经验丰富的踝关节医生进行关节镜检查。在关节镜检查中，如果 4.5 mm 的刨刀可以在距离胫距关节面 1 cm 处插入下胫腓间隙，则该下胫腓联合被认为是不稳定的（计为阳性）。体疗师和外科医生互相不知道对方的检查结果。所有患者在最初受伤后 1 ~ 4 周内接受了检查和治疗。Syndhoo 装置的原理是动态地评估踝关节外旋过程中下胫腓的稳定性，以此作为现有临床诊断试验的补充和延伸。尸体研究表明，下胫腓联合在施加 87 ~ 100N 的外力时是不稳定的。测试脚被定位并固定在可旋转足跟部的 Syndhoo 板上（图 6.9a, b）。

该平板可置于中立、20° 跖屈或 20° 背伸位置（图 6.9c, d）。

患者在坐位接受测试，通过髌骨上的弹力带固定膝关节（图 6.9b）。将足跟固定，利用测力计让测试脚进行被动外旋（图 6.9e, f）。

当患者在受到小于 87 N 的力感到恐惧时，"Syndhoo"测试结果为阳性。

当这种恐惧发生在 87 ~ 100 N 的范围时，"Syndhoo"测试结果为不明确。

当在大于 100 N 的力时出现恐惧，或没有恐惧发生，"Syndhoo"测试结果为阴性。

统计学上，通过 Kappa（κ）法来确定通过关节镜探查（作为参考）和三种"Syndhoo"方法（背伸位、中立位、跖屈位）检查结果的评价者之间的一致性。

根据 Altman 提出，并由 Landis 和 Koch、Cohen 改良的 Kappa（κ）法得出的 Kappa 系数如果小于 0.20 时说明二者存在极低的一致性，如果在 0.20 ~ 0.40 说明存在较低的一致性，如果在 0.40 ~ 0.60 说明存在中等的一致性，如果在 0.60 ~ 0.80 说明存在高度的一致性，如果在 0.80 ~ 1.00 则说明存在很高的一致性。

6.8.1　"Syndhoo"测试结果

背伸位"Syndhoo"：当手动旋转测力机外旋时（旋转板背伸 20°），如果运动员在受到小于 87 N 的力时感到恐惧，则该测试结果为阳性。

中立位"Syndhoo"：当手动旋转测力机外旋时（旋转板于中立位置），如果运动员在受到小于 87 N 的力时感到恐惧，则该测试结果为阳性。

跖屈位"Syndhoo"：当手动旋转测力机外旋时（旋转板跖屈 20° 时），如果运动员在受到小于 87 N 的力时感到恐惧，则该测试结果为阳性。

图 6.9 （a）"Syndhoo" 设备（前面观）。（b）从侧面看，测试足处于旋转板的中立位置时的 "Syndhoo" 装置。（c）从侧面看，测试足处于旋转板的跖屈 20° 位置时的 "Syndhoo" 装置。（d）从侧面看，测试足处于旋转板的背伸 20° 位置时的 "Syndhoo" 装置。（e）放置在旋转板足内侧的测力计。（f）与转盘相连的测力计

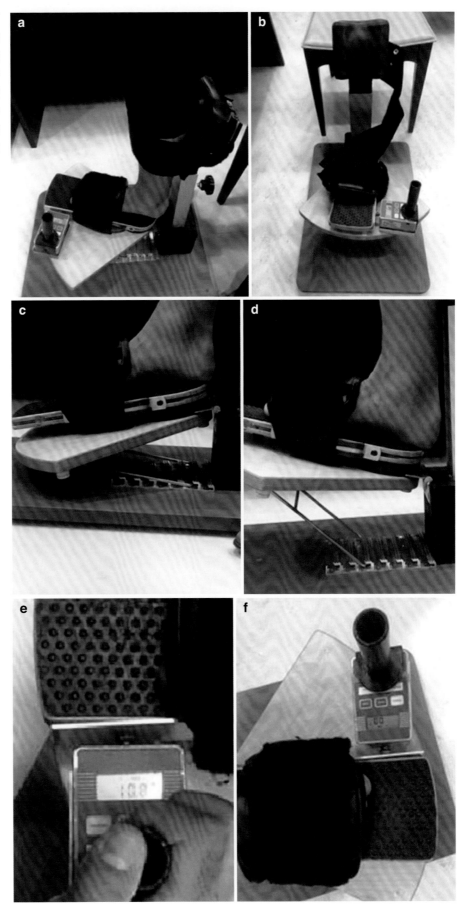

关节镜诊断与背伸位"Syndhoo"诊断有很好的一致性（$\kappa=1$，$p<0.001$），而与中立位"Syndhoo"和跖屈位"Syndhoo"的诊断之间无显著一致性（$p=0.053$ 和 $p=0.99$）。

传统上，临床和（或）影像学怀疑存在下胫腓不稳定的患者，需要基于麻醉下查体结果和（或）诊断性关节镜检查以明确诊断和进一步治疗。然而，这种有创检查过程存在潜在风险。本章所描述的无创性的"Syndhoo"设备可作为评估单纯性下胫腓联合不稳的有效工具。

这种无创性检查与临床查体、影像学和关节镜检查结果的相关性有待进一步研究。我们机构正在致力于建立"Syndhoo"设备检查和 MR 定量检查结果之间的一致性，我们希望这将更好地确定阳性结果的临界点。

鉴于"Syndhoo"设备作为一种无创性检查手段，在诊断下胫腓联合不稳上提供了巨大的帮助，因此将其纳入了新技术部分[41]。

6.9 恢复运动

合并下胫腓联合损伤的踝扭伤运动员通常会比那些踝关节外侧韧带损伤的运动员经历更长的恢复期[9]。下胫腓联合 I 度损伤的重返运动（return to play, RTP）时间通常在伤后 6~8 周，但实际的重返运动时间不尽一致。经报道，稳定的单纯性下胫腓联合 II 度损伤的职业运动员重返运动时间平均为 45 天，而那些不稳定的 II 度损伤则为 64 天[99]。此外，同时损伤 AITFL 和三角韧带的运动员比仅有 AITFL 损伤的运动员重返运动的时间更长，MRI 上显示的

IOL 和 PITFL 损伤都与运动员重返运动时间的延长相关[99]。

在手术治疗的 III 度损伤中，尽管有病例报道了最快 6 周的重返运动时间[101]，但普遍预期的重返运动时间为 10~14 周[9, 100]。如果能够在没有明显疼痛的情况下单足跳跃 30 秒，则允许下胫腓联合损伤的运动员重返运动[5]。

目前还没有针对防止下胫腓联合再损伤的专门研究。虽然有猜测认为神经肌肉方面的锻炼、护具或肌贴可能是有益的，但由于各种损伤的机制不同，需要进一步的研究来提高对下胫腓联合损伤的认识和理解，并对这一不容忽视的损伤的治疗和预防措施进行改进[9, 28, 40]。

6.10 结论

在竞技性和娱乐性运动中，下胫腓联合损伤日益常见。在诊断和治疗方面的最新进展可以早期发现并治疗这些损伤，以避免其进展为慢性病变。

尽管目前对下胫腓联合损伤的发病机制有了较深的认识，但仍需要更多的研究来了解新治疗方式和更积极康复方案的长期效果。

（Pieter d'Hooghe 著　江　东 译）

参考文献

扫描书末二维码获取

第**7**章　距下关节不稳

7.1　解剖

距下关节又称"距跟关节"，由距骨和跟骨构成，是后足的一个重要而又复杂的关节。它包括距骨下表面和跟骨背侧面之间形成的 3 个关节面（图 7.1）。距下关节由两部分关节组成：距跟前关节和距跟后关节[1]。

距跟前关节由跟骨前 1/3 的前、中关节面与距骨头及舟骨近侧关节面组成。关节由纤维关节囊、距舟韧带（连接距骨颈和舟骨背侧面的纤维束）、跟舟跖侧韧带（连接跟骨载距突前缘和舟骨跖侧面的宽厚纤维束，又称为"弹簧韧带"或"跳跃韧带"）和分歧韧带（又称 Y 形韧带，为一粗大纤维束，起自跟骨前部表面，向前分出位于水平面的跟骰部分、止于骰骨背侧；以及位于垂直平面的跟舟部分、止于舟骨外侧面的跟舟部分）相连结[2]。

距跟后关节由距骨下表面的跟骨后关节面和跟骨上表面的后关节面组成，是跟骨和距骨之间最大的关节。附着于关节面边缘的纤维关节囊和滑膜组织包绕着此关节。然而，骨科医生认为距跟关节和距舟关节属于一个功能单位[2]。

距下关节本质上是一单轴关节，跟骨自背外侧向跖内侧旋转，其运动轴线从后、跖、外侧向前、背、内侧斜行走行，活动度大约为内翻 / 旋后 25°～30°、外翻 / 旋前 5°～10°[3-5]。然而，距下关节的活动和踝关节以及中跗关节的活动相关联。距下关节韧带可分为内部韧带（距跟骨间韧带、项韧带、距跟外侧韧带、距跟后韧带和距跟内侧韧带）以及外部韧带（跟腓韧带和三角韧带的胫跟韧带部分）两部分。

距跟骨间韧带（interosseous talocalcaneal ligament,

ITCL）为致密、宽大而扁平的双束状结构，自距骨沟向下向外斜向走行，经过跗骨窦区域，达跟骨切迹。后束位于前束的后方。它起自跗骨窦内跟骨后关节面前方，止于跗骨窦内距骨后关节面前方[2]。距跟骨间韧带是距下关节主要的限制结构，根据外形可分为束形、扇形和混合性[6]。它具有类似膝关节交叉韧带的稳定和本体感觉功能[7]。

项韧带（cervical ligament, CL）位于距下关节前外侧，是连接距骨和跟骨最强大的韧带[8]。它起自跟骨上表面，向内上行，止于距骨颈外下方的隆突[2]。项韧带的主要功能是限制距下关节过度旋后，不同于距跟骨间韧带是在旋前时保持紧张。

距跟外侧韧带起自距骨外侧突，斜向后下走行，止于跟骨外侧面[2]。

距跟后韧带起自距骨外侧突，止于跟骨近端内侧部分[2]。

距跟内侧韧带连接距骨内侧突和跟骨后内侧面[2]。

跟腓韧带是一窄而圆的条状结构，起自腓骨外踝尖，向后下走行，止于跟骨外侧壁的隆突，其作用为限制距下关节过度内翻。

三角韧带的胫跟韧带部分起自内踝，向下几乎为垂直方向走行，止于跟骨载距突。

伸肌支持带对维持踝关节和距下关节稳定性起着重要作用。Weindel 等的尸体生物力学研究证实切断伸肌下支持带会导致内外翻角度的显著增加[9]。

7.2　病理生理

距下关节不稳是距跟关节的慢性功能性不稳，以跟骨前移、内移和内翻为特点[10]。它会引起重度

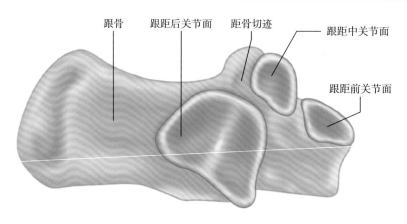

跟骨　跟距后关节面　距骨切迹　跟距中关节面　跟距前关节面

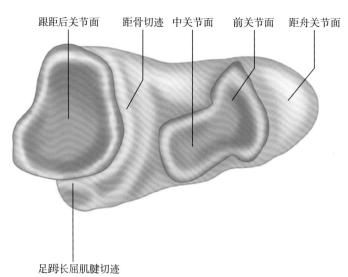

跟距后关节面　距骨切迹　中关节面　前关节面　距舟关节面

足踇长屈肌腱切迹

图 7.1　跟骨背侧面和距骨下表面

平足，行走和跑步时疼痛进行性加重，易疲劳，进而引发踝、膝、髋、下腰部等部位的许多骨科问题，从而导致胫前肌腱病、胫后肌腱病、跖腱膜炎和前足疼痛等病症的临床表现[11]。

距下关节不稳可以是急性距下关节损伤或脱位的结果，但文献报道称距跟骨间韧带、颈韧带和跟腓韧带的慢性撕裂或功能不全是距下关节不稳最常见的病因[12]。距下关节急性损伤常见于篮球和排球运动员做急停动作时[13]。急性距下关节脱位相对不太常见，往往发生在 30 岁左右男性的机动车事故中[14, 15]。该损伤通常为闭合性，但 10%～40% 的病例为高能量损伤，可以导致开放性距下关节脱位。内侧脱位最常见，其次为外侧脱位和后脱位。

急性距下关节脱位发生于踝关节背伸或中立位受到内翻暴力时，跟腓韧带首先受损，其次为距跟外侧韧带、颈韧带，最后是距跟骨间韧带。距下关节脱位常合并第五跖骨基底骨折、距骨骨折或内外踝骨折。但单纯距下关节脱位则常见于踝关节韧带或跟骨关节面发育不良、双踝发育不良、踝关节反复扭伤、创伤后韧带功能不全以及腓骨肌萎缩的患者中[16]。Broca 根据其余部分相对于距骨向内、外和后脱位方向将距下关节脱位分为三型：①内侧脱位；②外侧脱位；③后脱位[17]。Malaigne 和 Burger 描述了另一种类型，即前脱位[17]。急性脱位后的保守治疗包括全麻下闭合复位、踝关节夹板固定 3～6 周，之后可采用物理治疗。如果出现屈肌支持带断裂引起胫后肌腱或伸肌支持带的嵌入，导致无法复位，则需手术治疗[4]。

韧带慢性撕裂或功能不全可能是踝关节反复扭伤的结果[18]。距下关节不稳常合并踝关节不稳，而外侧踝关节不稳患者中可有高达 25% 合并距下关节疾患[10]。

7.3　诊断

距下关节不稳和踝关节不稳的临床症状非常相似，因而正确诊断并不容易。常见的表现是在不平的地面行走时有不确定感（不稳）。其他症状包括距下关节有反复肿胀、疼痛、僵硬感，以及后足、跗骨窦部位的弥漫性疼痛。

急性期可见外侧淤青、肿胀和跗骨窦区压痛。与慢性踝关节不稳相比，距下关节不稳的女性患者可能更喜欢穿高帮鞋[18]。

距下关节不稳可通过内翻应力试验的手法检查来评估，即后足给予内翻应力会显示内翻角度增加。然而，急性损伤会因疼痛引起活动受限，即使以健侧作为对照，也很难辨别跟骨内翻程度[19]。

距下关节不稳的放射线检查包含 Broden 应力位摄片[20]。Broden 应力位的投照方式为检查者将患者足部内旋，照射中心位于距舟关节，球管与头端呈 30° 角。此位置可让外科医生观察到距下关节后关节面不同部分。跟骨后关节面相对于距骨分离超过 7 mm 提示距下关节不稳[20]。

CT 对诊断有一定帮助。一些研究者因应力位 X 线片的准确性不佳而推荐该检查[21, 22]。CT 可用于准确分析任何骨性畸形或骨性关节炎。

磁共振成像（MRI）在诊断韧带损伤方面具有重要作用[22]，且有助于评估关节面或骨软骨缺损、腓骨肌腱损伤。MRI 可以诊断距下关节稳定性相关韧带的部分或完全撕裂，T2 加权序列还有助于诊断急性损伤所致的距下关节骨髓水肿。

踝关节和距下关节造影也可用于评价韧带断裂和其他合并损伤。Sugimoto 等发现关节造影在复发性踝关节不稳患者中诊断跟腓韧带损伤的敏感性为 92%，特异性为 87%[23]。

7.4　治疗

急性距下关节损伤的治疗包括穿戴鞋内踝 - 足矫形器 5 ~ 6 周[24]。慢性损伤通常采用非手术治疗，包括针对关节周围软组织的物理治疗，以及动力稳定器、黏膏支持带、本体感觉训练、跟腱拉伸、外侧增高 0.5 mm 的楔形鞋或鞋垫，共 12 ~ 16 周[18]。如果保守治疗失败，可选择手术治疗来恢复关节的

稳定性和功能。然而，正常距下关节的动力学无法通过肌腱固定的韧带重建方式来恢复[25, 26]。手术重建技术一般分为解剖性和非解剖性重建，例如肌腱转位术式。

Broström 首先提出了一种直接对距腓前韧带和跟腓韧带断裂进行解剖修复的方式，具有良好的长期效果和功能恢复（图 7.2）[27]。Gould 改良的 Broström 术式，使用伸肌支持带加强修复外侧韧带（图 7.3）[27]。Broström Evans 术式在 Broström 修复的基础上使用前 1/3 腓骨短肌腱转位提供额外的静力

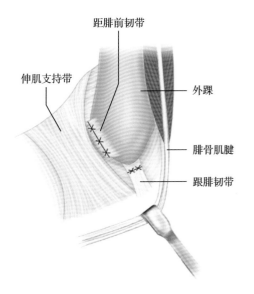

图 7.2　Broström 术式

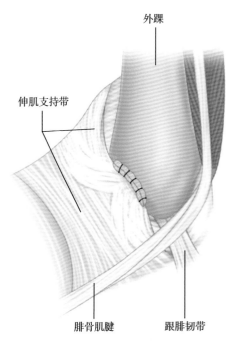

图 7.3　Gould 改良的 Broström 术式

稳定结构[28]，但术后关节僵硬明显，长期的患者满意率不佳[29]。而且，Evans 式被认为对距下关节不稳无效[30]。然而，肌腱固定术使后足活动度减小，特别是针对距下关节不稳，被认为可能具有一定的优势。因此，Chrisman-Snook 肌腱固定术成为治疗单纯距下关节不稳的手术选择[24]。Chrisman-Snook 肌腱固定术使用切断的腓骨短肌腱，将肌腱的近端部分由前向后穿过腓骨，最终固定于跟腓韧带跟骨止点附近。文献提到的其他术式包括距跟骨间韧带重建、使用整个腓骨短肌腱重建距腓前韧带和跟腓韧带，以及用三韧带重建术式来重建距腓前韧带、跟腓韧带、距跟骨间韧带和项韧带[31]。Kato 利用部分跟腱作为移植物进行距跟骨间韧带重建获得了良好的功能效果，术后并发症很少[32]。Pisani 使用腓骨短肌腱的前 1/2 切开重建了距跟骨间韧带[33]。Liu 描述了一种采用同侧股薄肌腱作为移植物的关节镜下重建方法，结果有一定争议[34]。

对于距下关节不稳患者手术可能是一种成功的解决方案，但后足力线异常造成的距下关节不稳和功能障碍，可能成为手术失败的一个原因[35]。

7.5 Broström-Gould 手术技术

进行 Broström 手术时患者取侧卧位，确认外踝腓骨边界以及距腓前韧带和跟腓韧带的位置。自外踝后方、腓骨尖下方向前跨过距腓前韧带和跟腓韧带做皮肤切口。仔细解剖，避免损伤背侧皮神经和腓肠神经。辨认关节囊内的距腓前韧带后切开韧带，切除中部，并向腓骨远侧分离。切开腓骨肌腱腱鞘，牵开腓骨肌腱，显露跟腓韧带。切除韧带松弛部分，用不可吸收缝线缝合剩余部分。足背伸和外翻位缝合距腓前韧带。最后显露伸肌支持带，将其外侧边缘牵拉至缝合的距腓前韧带浅层，并与腓骨骨膜缝合。缝合皮下组织和表皮。患足用非负重支具固定。约 1 个月后踝关节在气垫夹板保护下负重行走，并开始活动度练习[36,37]。

7.6 Chrisman-Snook 术式的手术技术

患者侧卧位，自小腿中部外侧沿腓骨肌腱走行、经外踝下方向第五跖骨基底做"曲棍球棍样"切口。也有些作者喜欢做三切口入路切口：第一个切口位于腓骨远端后方腓骨肌腱表层；第二个切口位于跗骨窦区；第三个切口位于跟骨后结节外侧。显露腓骨短肌腱后将其劈开，近端切断一半肌腱，断端远端部分由前方切口拉出，肌腱移植物通过皮下自第五跖骨基底到达跗骨窦区上方，然后使用过腱器将肌腱穿过腓骨远端。足置于踝关节中立位、距下关节外翻位，将腓骨短肌腱缝合于腓骨前缘骨膜。第二个皮下通道起自外踝，达跟骨外侧壁，将肌腱用锚钉装置固定于跟骨[37]。

7.7 结论

距下关节疼痛和不稳是一个常见问题，未诊断的慢性距下关节不稳病例的数量估计远高于真正明确诊断的病例数。正确的诊断依赖于首先要高度怀疑此病，进而采用包括 Broden 位在内的负重 X 线片、CT 扫描、MRI 和关节造影辅助诊断。急性损伤保守治疗可达到较好的效果。尽管肌腱固定术显示出良好的临床效果，但手术治疗的问题仍不明确。对于距下关节病变，最终需要进行前瞻性和对照性研究来给出一个更可靠的答案。

（Vincenzo Candela, Umile Giuseppe Longo, Giuseppe Salvatore, Alessandra Berton, Nicola Maffulli, Vincenzo Denaro 著 焦 晨 译）

参考文献

扫描书末二维码获取

第8章 Lisfranc 复合体损伤

8.1 引言

Lisfranc 复合体或跖跗（tarsometatarsal, TMT）关节复合体损伤指一个或多个稳定中足横弓的骨性结构或韧带的损伤[1, 2]。跖跗关节复合体包括第 1~5 跖骨的基底及其与 3 块楔骨和骰骨形成的关节[3]。Lisfranc 关节由背侧、骨间和足底韧带固定，这些韧带将内侧楔骨的外侧缘与第 2 跖骨基底部的内侧缘相连接并固定。这三条韧带统称为"Lisfranc 韧带"[3, 4]。

Lisfranc 复合体或跖跗关节复合体的损伤并不常见，有 20% 的损伤在初诊进行影像学检查后仍被遗漏或误诊[3, 5, 6]。Lisfranc 损伤通常是由于足部跖屈时轴向应力过大引起的，可能涉及跖跗关节复合体中的任何关节[3, 7]。损伤发生的机制包括高能量和低能量损伤[3, 8]。相当大数量的运动员 Lisfranc 损伤是由低能量损伤造成的。Lisfranc 损伤可能会导致运动员职业生涯的结束，因为损伤通常会导致严重的长期病痛，如创伤后骨关节炎、解剖畸形和功能障碍[1, 3, 8, 9]。因此，Lisfranc 损伤的早期诊断和适当处理至关重要[2]。而对于稳定的损伤，可以选择非手术治疗；对于不稳定的损伤，通常建议手术治疗[8, 9]。

本章的目的是讨论目前临床中应用的 Lisfranc 损伤治疗方案。然而，需要更多有关 Lisfranc 损伤手术治疗的高质量的随机对照研究，才能对最佳手术方案提出明确的建议。

8.2 临床评估

在开始治疗之前，外科医生应该获得详细的病史，特别要多关注损伤机制[10]。Lisfranc 损伤由高能量或者低能量的急性创伤导致。运动员的 Lisfranc 损伤通常是低能量损伤导致的，仅有一些细微的病变表现[8]。受伤时足部的位置和受力的方向是病史中应该关注的重要部分。典型的损伤发生在足部处于极度跖屈的位置，且受到轴向应力的作用[3, 8]。

中足足底内侧淤斑是 Lisfranc 损伤的标志[8, 10]。其他的临床表现包括中足肿胀和局部压痛。被动跖屈跖骨头，同时通过前足进行外展 - 内收可能显示跖跗关节的不稳定。特殊试验如前足旋前 - 外展和跖跗关节横向挤压试验可能会引起中足受伤区域的疼痛[9]。检查应包括彻底的神经血管评估，因为第 2 跖骨脱位会压迫足背动脉导致血流不通畅。此外，弥漫性肿胀可能导致筋膜室综合征[3, 8, 10]。

8.3 放射学评估

除了足的标准非负重正位、斜位和侧位 X 线片，还应进行患侧和健侧足的负重位 X 线检查[5, 10]。建议拍摄 X 线片时要包括踝关节，因为踝关节的合并损伤可能会被遗漏[11]。

在 Lisfranc 损伤的 X 线片上，可能会出现跖跗关节、楔骨间关节和（或）舟楔关节的关节内脱位，与健侧对比会发现明显不同[10]（图 8.1）。在任何一个位置的 X 线片上跖跗关节超过 2 mm 的移位都应考虑 Lisfranc 损伤的可能[8]。"斑点征"表明第 2 跖骨基底部撕脱骨折块进入第 1 和第 2 跖骨之间的间隙。这个影像学征象是 Lisfranc 损伤的病理特征[3, 9, 10]（图 8.2）。此外，侧位片可能显示受累关节向背侧或跖侧移位，以及内侧柱整体变得扁平[3]。

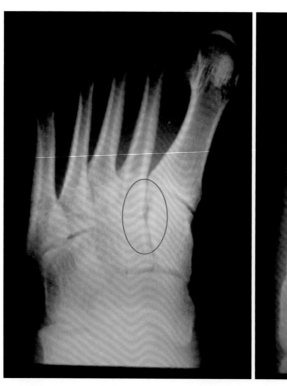
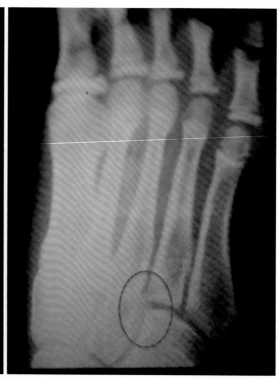

图 8.1　Lisfranc 关节的正常 X 线表现。（a）正位：第 2 跖骨内侧缘与中楔骨的内侧缘对齐。（b）斜位：第 4 跖骨内侧缘与骰骨内侧缘对齐

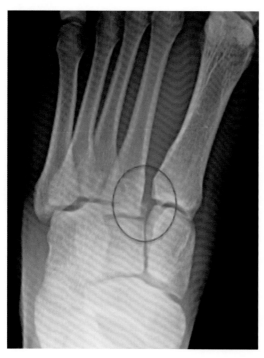

图 8.2　斑点征

对于负重位 X 线仍不能确定损伤的患者，可能需要进行应力 X 线检查。当 X 线平片无法确诊，或者患者无法进行负重位 X 线检查，而又高度

怀疑 Lisfranc 损伤时，应进行更进一步的影像学检查[5, 12, 13]。CT 扫描可以识别隐匿性骨折，评估骨折线累及关节面的程度，发现关节的轻微半脱位[13]。MRI 可能有助于评估单纯的 Lisfranc 韧带损伤及相关的软组织损伤程度[12]。对于严重的粉碎性骨折，进一步的影像学检查可以为术前计划提供更多信息[8]。

8.4　Lisfranc 损伤的分型

Lisfranc 损伤有多种分型体系，至今仍没有一种方法在确定最佳治疗方案或判断预后方面有显著的优势。

1909 年，Quenu 和 Kuss 首次使用标准化分型来描述 Lisfranc 损伤，分型是基于损伤机制和跖骨脱位的方向[3, 12]。Hardcastle 等后来在 1982 年对该分型进行了改进，他们发现关节移位的程度似乎比损伤机制对预后的影响更大[3, 5, 11, 14]。1986 年，Myerson 等在早期分型的基础上，提出了一种基于足部柱状结构的体系。内侧柱由第 1 跖楔关节和内侧舟楔关节组成。中间柱包括第 2 和第 3 跖楔关节，以及中间和外侧楔骨与舟骨之间的关节。外侧柱包括第 4

和第 5 跖骨与骰骨之间的关节[3, 10, 14]。Myerson 分型强调了中足稳定性对预后的影响，是目前最常用的分型[3]。然而目前的分型系统通常只描述高能量 Lisfranc 损伤或创伤的类型[7]。因此，最近在 2002 年，Nunley 和 Vertullo 提出了一个分型系统，专门描述了运动员低能量 Lisfranc 损伤[3, 7, 8, 15]（表 8.1）。

虽然分型体系有效地规范了术语，并提供了一种对损伤类型进行沟通的方法，但仍然有许多外科医生根据不稳的临床表现代替分型系统来指导他们的医疗决策。临床上，Lisfranc 损伤可根据稳定性进行分类：不稳定损伤表现为轻度到显著移位（＞2 mm），通常需要手术；而无移位或轻微移位（＜2 mm）的稳定损伤，适合非手术治疗[8]。

8.5 非手术治疗

所有急性 Lisfranc 损伤应按照标准的 PRICE-M 方法进行处理：固定保护、休息及限制负重、冰敷、加压包扎、抬高患肢和药物镇痛。

若通过应力 X 线片、CT 扫描或 MRI 确认是稳定的 Lisfranc 损伤，无论是骨性损伤还是韧带损伤，都可以采取非手术治疗的方案[8-10]。Lisfranc 损伤非手术治疗的其他适应证和禁忌证见表 8.2。如果有轻度移位，应通过轴向牵引和直接按压跖骨基底以达到闭合复位。单纯 Lisfranc 损伤复位后可用经皮克氏针（K-wire）进行固定[5]。克氏针应斜穿过跖骨基底

表 8.1　Lisfranc 损伤分型

Quenu and Kuss（1909）		Hardcastle（1982）		Myerson（1986）		Nunley and Vertullo（2002）*	
同向型	所有跖跗关节向同一方向脱位	A	所有跖跗关节完全脱位	A	全部不匹配	Ⅰ型	放射线检查未见异常，骨扫描局部摄入增加
单独型	只有 1 个或 2 个跖跗关节脱位	B	1 个或 2 个跖跗关节脱位	B	部分不匹配 B1：内侧 B2：外侧	Ⅱ型	在第 1、2 跖跗关节之间有 1~5 mm 的间隙，中足足弓的高度没有丢失
发散型	跖跗关节向不同方向脱位	C	跖跗关节不同方向脱位	C	发散的 C1：部分 C2：全部	Ⅲ型	分离大于 5mm，中足足弓塌陷

*分型标准基于与健侧足的比较

表 8.2　Lisfranc 损伤治疗的适应证和禁忌证

	适应证	禁忌证
非手术治疗	稳定的韧带损伤　无静态或动态移位　稳定的骨性损伤　无移位或轻度移位　非运动员的隐匿性不稳　高弓足畸形	不稳定的 Lisfranc 损伤　跖跗关节力线异常　第 1、2 跖骨分离＞2 mm　运动员的隐匿性不稳
手术治疗	急性损伤[a]　开放性骨折脱位　血管损伤　急性神经损伤　骨筋膜室综合征　不稳定的韧带损伤[b]　不稳定的骨性损伤　不可复性骨折脱位[a]　静态力线不良　隐匿性力线不良　楔骨间移位＞2 mm　内侧楔骨与第 2 跖骨间移位＞2mm　运动员的隐匿性不稳定性　粉碎性骨折[b]　运动员　平足畸形[b]	不适合外科手术的患者　伤口愈合不良　严重软组织损伤　血管功能不全　其他合并症　社会经济因素　精神性疾病　不能走动的患者

a: 绝对适应证；b: 相对适应证

部，进入邻近的跗骨。斜穿克氏针可以更好地避免矫正的失效和跖骨头移位[16]。

　　非手术治疗计划的时间表应针对每位患者的情况进行个性化调整（表 8.3）。一旦软组织肿胀明显减轻，就需要进行支具固定[15]。患者应每 2 周进行一次负重位 X 线检查，以评估 Lisfranc 关节的力线和稳定性。在伤后 6～8 周，患者可以更换为控制踝关节活动度（controlled ankle motion, CAM）的靴子或短腿石膏。此阶段可取出克氏针。患侧继续非负重或仅后足负重，直到第 8 周或第 10 周。第 10 周或 12 周后，患者可将 CAM 靴或短腿石膏更换为一个具有良好足弓支持的硬底鞋。在 2 周内，患者可以过渡到部分负重[8]。患者可以每 2 周为单位增加负重强度。伤后 12 周内不建议完全负重。物理治疗可以用来协助肌肉力量训练和步态训练[3]。治疗期间任何时候出现疼痛或按压痛，应及时调整康复治疗，并进行影像学评估[12]。Lisfranc 损伤的恢复可能需要 4 个月的时间。建议终身使用半刚性足弓支撑垫[3]。

8.6　非手术治疗并发症

　　非手术治疗的并发症是由于难以充分的复位，以及非手术方法对跖楔关节固定相对不稳定。闭合复位常被骨折或脱位结构之间的骨碎片和软组织阻挡[16]。当关节囊和韧带结构的完整性受到损害时，石膏固定 Lisfranc 关节的效果不佳[1]。由于维持复位失败，以及随后由于受累关节活动增加而引起的刺激，非手术治疗会引起有症状的退行性变和反射性交感神经营养不良综合征。克氏针固定导致的复位失效与跖骨向近端移位有关，沿针道的骨溶解和感染也可能发生[5, 16]。

8.7　非手术治疗效果

　　Lisfranc 损伤非手术治疗后的效果因损伤的严重程度而异。轻度跖跗关节移位的损伤往往有较好的结果。然而，对运动员来说并非如此。Curtis 等报告了对轻微 Lisfranc 不稳定的运动员进行非手术治疗失败及效果不佳[9]。在大多数中重度病例中，闭合复位和石膏固定确实不成功[1, 4, 11, 17]。此外，由于受伤

表 8.3　Lisfranc 损伤治疗时间表

时间	非手术治疗 [a]	手术治疗
急性期	PRICE-M[b] 免负重 制动 　CAM 靴 　短腿石膏 　直到水肿减轻后	PRICE-M 免负重 制动 　CAM 靴 　短腿石膏 延迟 1～2 周至水肿减轻后再手术[c]
0～2 周	负重位 X 线检查 如果稳定 　免负重 　制动 　　短腿石膏 如果不稳定 　骨科医师评估	进行手术治疗 术后即刻 　免负重 　石膏夹板固定
2～6 周	负重位 X 线检查 免负重 制动 　短腿石膏	拆除缝线 免负重 制动 　短腿石膏 　CAM 靴
6～8 周	负重位 X 线检查 非负重或后足负重 制动 　短腿石膏 　CAM 靴	后足负重[d] 制动 　短腿石膏 　CAM 靴
8～10 周		拆除外侧柱克氏针[1] 部分负重 制动 　短腿石膏 　CAM 靴
10～12 周	负重位 X 线检查 部分负重 　硬底鞋 　半刚性足弓支撑	负重位 X 线检查 可耐受下逐渐增加负重 　CAM 靴 　半刚性足弓支撑
12～16 周	负重位 X 线检查 完全负重 　硬底鞋 　半刚性足弓支撑 　逐步开始恢复运动	负重位 X 线检查 运动员＜200 磅 　完全负重 　硬底鞋 　半刚性足弓支撑 运动员＞200 磅 　渐进式负重 　CAM 靴 　半刚性足弓支持
24 周	全面恢复运动 半刚性足弓支撑	运动员＜200 磅 　全面恢复运动 　半刚性足弓支持 运动员＞200 磅 　完全负重 　硬底鞋 　CAM 靴

a: 出现疼痛或按压痛，应立即调整康复治疗，并进行进一步影像学评估

b：PRICE-M 代表保护（制动）、休息（负重限制）、冰敷、抬高患肢、药物（镇痛）

c: 非急诊的 Lisfranc 损伤

d: 取决于患者体重和固定方式

时关节受损，许多患者出现中足骨性关节炎并伴有疼痛，可能需要跗跖关节融合术[4, 13]。

尽管是最具侵入性的非手术治疗方法，闭合复位经皮克氏针固定也被认为对不稳定的Lisfranc损伤疗效不佳，因为治疗失败率很高[18, 19]。与皮质骨螺钉固定Lisfranc关节获得坚强固定相比，克氏针固定的稳定性相对较差[2]。

8.8　手术治疗

手术治疗跗跖关节复合体损伤的绝对适应证包括开放性损伤、急性血管损伤、神经损伤、骨筋膜室综合征和不稳定性骨折脱位[8]。Lisfranc损伤外科治疗的其他适应证和禁忌证见表8.2。

移位小的急性、不稳定的Lisfranc损伤，可选择不住院手术治疗[8]。手术通常应延迟至少2周，以便消除肿胀以及等待周边软组织的愈合[3, 10, 19]。急性不稳定Lisfranc损伤伴中重度移位，临床上应尽快手术治疗。如果急性损伤的伤口为开放性、伴有血管神经损伤或筋膜室综合征，应立即进行外固定治疗或ORIF手术[19]。慢性不稳定或严重粉碎性Lisfranc损伤可能需要跗跖关节融合术。

手术治疗的主要目的是恢复中足的稳定性和生物力学功能。因此，术中应优先恢复骨和软组织结构的解剖关系，维持跗跖关节复合体的稳定，以获

得最佳术后效果。

8.8.1　术前计划

患者仰卧在放平的手术台上，同侧髋部下方用软垫垫高。同侧髋部抬高可内旋下肢，从而使足部在整个手术过程中保持中立位。所有体表的骨性突起都用软垫垫好，将对侧肢体固定在手术台上。同侧下肢全长应该消毒铺巾使之处于无菌区中，以便手术操作。

手术中经常使用下肢止血带。可在大腿或小腿上放置止血带袖带，必要时可在术中充气或放气。作者首选是在踝上安置无菌止血带，并用4英寸的非乳胶绷带固定。足部可以放在无菌的可透X线的三角形垫或垫块上，以便术中进一步操作。

我们倾向于在同侧踝下使用无菌垫块。全身麻醉或椎管内、腘窝或踝区域麻醉均可以采用。作者更喜欢全身麻醉联合踝部阻滞。局部麻醉剂（1%利多卡因和0.25%马卡因）可在术前或术后注入手术切口，以提供额外的镇痛。

用术中透视检查Lisfranc关节是否不稳，确认跗跖关节骨折脱位的复位，引导置入内固定物，评估固定是否牢靠。

各种类型和不同组合的内固定可用于固定不稳定的Lisfranc损伤（表8.4）。作者更喜欢使用克氏针、标准AO螺钉和背侧关节外钢板。然而，所用内固

表 8.4　Lisfranc 损伤手术的内固定

内固定	适应证	优势	缺点
克氏针	第4、5跗跖关节	保留外侧柱正常的活动度	单独使用失败率高
标准 AO 螺钉	Lisfranc 关节 楔骨间 内侧柱 中间柱	坚强固定	医源性软骨损伤 内固定失效 需要取出内固定
生物可吸收螺钉	Lisfranc 关节 楔骨间 内侧柱 中间柱	坚强固定 不需取出内固定	医源性软骨损伤 内固定失效
关节外背侧钢板	切开复位内固定 　关节软骨损伤 　多个不稳定跗跖关节 　螺钉固定的补充 一期关节融合术 　严重粉碎性骨折 　关节软骨严重损坏	坚强固定 修复软骨损伤	跖侧间隙 内固定物刺激 手术时间较长 不愈合 畸形愈合
外固定	开放性损伤 明显的水肿	坚强固定 暂时性稳定	感染 需要后续治疗

定的类型和组合因损伤模式以及患者特定的人群因素而异。

8.8.2   手术技术

切开复位内固定（open reduction and internal fixation, ORIF）和一期关节融合术是 Lisfranc 损伤手术治疗中应用最广泛的技术[17]。ORIF 和一期关节融合术可靠地恢复了 Lisfranc 关节的稳定性。然而，哪种手术技术能最大程度恢复中足的解剖功能仍存在争议[2]。ORIF 与关节融合术的适应证和禁忌证详见表 8.5。

ORIF 是目前公认的治疗有移位的、不稳定的 Lisfranc 损伤的手术技术。通常用于治疗低能量损伤的运动员，以及普通人任何程度的损伤[1, 20]。一般认为跖跗关节融合术是 ORIF 失败后的一种补救措施[18, 20]。然而，由于各种原因，将关节融合术作为一期固定手术有增加的趋势[1]。

关节融合术可分为完全性或部分性。完全性关节融合术包括融合所有跖跗关节[18]。然而，一些学者认为，中足内侧柱、中间柱和外侧柱融合后的活动度丧失会导致生物力学缺陷[1]。一项中足生物力学的体外研究表明，中足的三柱因各自每个关节的内在活动不同而各不相同。平均而言，外侧柱在旋后旋前运动时的活动度约为 11.1°，而内侧柱和中柱分别仅为 1.5° 和 2.6°[21]。因此，部分关节融合术是一种混合的固定融合方法，试图解决中足三柱之间特定的生物力学差异[2, 18]。部分关节融合术可定义为内侧柱和中间柱融合，而外侧柱则进行临时固定或旷置处理[18]。

8.8.2.1   切开复位内固定

手术入路

Lisfranc 手术切口的选择取决于损伤类型和所需的显露范围（表 8.6）。作者更喜欢双切口入路，因为更便于探查内侧柱、中间柱和外侧柱[14, 18]。

中足的背内侧入路，用 15 号刀片在足背内侧的第 1、2 跖跗关节之间做一个 4~5 cm 的纵行切口[1, 19]。在分离过程中，用皮肤拉钩轻柔拉开切口。切口最远端应特别小心，以避免损伤足背内侧皮神经的内侧支。切口显露后，切开下伸肌支持带。在拇长伸肌（EHL）和拇短伸肌（EHB）之间继续显露深方组织。将 EHL 腱鞘背侧切开，将 EHL 肌腱向外侧牵拉，然后切开显露出的 EHL 腱鞘底层。把这个切口延伸到第 1 跖跗关节的内侧缘并形成一个内侧全厚组织瓣。在第 2 跖跗关节外侧缘的骨膜下剥离形成外侧全厚组织瓣。在整个手术过程中，外侧全厚组织瓣可用来保护邻近的神经血管束。

表 8.5   Lisfranc 损伤的手术技术

方法	固定物	适应证	禁忌证
闭合复位，经皮内固定	克氏针	稳定的闭合损伤 低能量损伤	不稳定损伤 开放性损伤
闭合复位，外固定	外固定架	稳定的闭合损伤 高能量损伤 明显水肿	不稳定损伤 开放性损伤
切开复位，外固定	外固定架	开放性损伤 高能量损伤 骨筋膜室综合征	稳定性损伤
切开复位，内固定	克氏针 标准 AO 螺钉 背侧关节外钢板 生物可吸收聚乳酸螺钉 以上内固定组合	不稳定损伤 中度至重度移位（>2 mm） 中度至重度成角（>15°） 运动员 低能量损伤 闭合复位及经皮内固定失败	稳定性损伤 夹板固定可复位 明显水肿
一期关节融合术	克氏针 背侧关节外钢板 标准 AO 螺钉 以上内固定组合	内侧柱损伤 >50% 关节软骨损伤 严重粉碎性骨折 高能量损伤 不稳定的单纯韧带损伤 切开复位内固定失败	外侧柱损伤

表 8.6　Lisfranc 损伤的手术入路

切口	解剖标志	入路	显露	危险
足背内侧 [a]	第 2 跖骨 第 1 跖骨间隙	姆长伸肌腱内侧	第 1 跖跗关节	背内侧皮神经 （腓浅神经分支）
		姆长伸肌和姆短伸肌之间	第 1 跖跗关节 第 2 跖跗关节 Lisfranc 韧带	-
		姆短伸肌和第 2 趾短伸肌腱间 足背动脉与腓浅神经浅层	第 2 跖跗关节 第 3 跖跗关节 Lisfranc 韧带	足背动脉 腓深神经
足背外侧	第 4 跖骨 第 3 跖骨间隙	趾长伸肌和趾短伸肌间	第 3 跖跗关节 第 4 跖跗关节 第 5 跖跗关节	腓浅神经分支
内侧	第 1 跖跗关节内侧缘	胫前肌建止点	第 1 跖跗关节 NCJ 关节 Lisfranc 螺钉 楔骨间螺钉 第 1 跖跗关节内侧	足背内侧皮神经（腓浅神经分支） 胫前肌腱

NCJ：舟楔关节，DPN：腓深神经

a：可向近侧延伸以进入舟楔关节

如有必要，可进行背外侧切口，以进入第 3、4 和第 5 跖跗关节 [1]。对于 Lisfranc 损伤导致的外侧柱不稳定，作者使用了一个平行于第 4 跖骨的背外侧切口。在切开皮肤和分离过程中，保持背内侧切口和背外侧切口之间较宽皮桥的完整性是很重要的，以避免切口间的皮肤坏死 [18]。钝性分离后，切开伸肌下支持带显露伸趾总肌腱（EDC）和趾短伸肌（EBC）内侧缘。EDC 和 EDB 肌腱向旁边拉开，露出第 3 跖跗关节囊。全厚骨膜下组织瓣的切开方式与背内侧切口相似：切口向内侧延伸至第 1 跖跗关节外侧，向外侧延伸至第 4 跖跗关节内侧。

最后，可以做一个内侧切口，以帮助复位和螺钉穿过 Lisfranc 关节。如有必要，也可通过该切口固定楔骨间关节、第 1 跖跗关节和舟楔关节。用 15 号刀片，在第 1 跖骨基底的内侧缘做一个 3 cm 长的纵行切口。沿着胫骨前肌腱进行分离，一直到止点的位置。

术中评估

一旦获得适当的显露，将骨折脱位处的血肿清除并冲洗切口，以便进一步评估关节损伤并确保解剖复位。如果超过 50% 的内侧和中间柱关节显示软骨损伤，可以行关节融合术代替 ORIF。考虑到外侧柱本身具有的活动度，关于外侧柱的一期关节融合存在着重大的争论。

复位

根据跖跗关节复合体的具体损伤情况，可以采用几种复位技术。第 1 跖跗关节通常通过旋后 - 外旋（相对于足部近端而言）手法复位。第 1 跖骨和内侧楔骨背侧的突起应尽可能对齐。这些足背侧标志物的对线可以指导关节的精确复位。

将一根克氏针穿过第 1 跖骨和内侧楔骨，或穿过第 2 跖骨和内侧楔骨，以提供临时固定，并可作为螺钉或关节外钢板的导针。经术中透视证实跖跗关节复位 [1]。

固定

一旦达到解剖复位，就有多种选择来固定 Lisfranc 损伤。对于运动员和进行剧烈运动的患者，作者倾向于使用传统的技术包括经关节螺钉或保留关节软骨的背侧关节外钢板。

最终的固定是从内侧向外侧 [1, 2, 19]。经关节螺钉或背侧关节外钢板可使第 1 跖跗关节获得可靠的稳定 [1, 9, 19]。第 1 枚经关节螺钉为逆行固定，从第 1 跖骨干骺端的背侧嵴开始，从足底方向对准内侧舟楔关节。逆行螺钉应埋头，以避免破坏骨皮质和突出于皮肤表面。然后以顺行方式放置第 2 枚经关节螺钉。从内侧楔骨的背缘沿 Chopart 关节开始，顺行螺钉对准第 1 跖骨干的跖侧。如果使用关节外钢板，其定位和固定方式与经关节螺钉相同 [1]。

然后进行 Lisfranc 关节的固定。使用尖头复位钳跨越关节进行临时固定，一侧尖端放在内侧楔骨的内侧，另一尖端放在第 2 跖骨的外侧[1]。应特别注意确保没有背侧或足底的畸形复位。据观察，跖侧移位大于 2 mm 可能导致转移性跖痛症。下一步，解剖复位并通过透视证实。沿着预期的固定路径，从内侧楔骨的内侧皮质开始，穿过第 2 跖骨的近端干骺端进行固定。一个常见的错误是在执行这一步时，瞄准过于偏向足底。第 2 跖骨是中足"拱形"结构的"基石"，因此，克氏针瞄准的方向应该稍微偏背侧一些[2]。沿克氏针临时固定的位置置入螺钉或关节外钢板。第 2 跖跗关节用克氏针暂时复位和固定。使用经关节螺钉或关节外钢板对第 2 跗跖关节进行最终固定[19]。如有必要，使用与第 2 跖跗关节类似的方式固定第 3 跖跗关节。如果损伤涉及楔骨间关节，这些关节也应复位并固定，以确保 Lisfranc 关节完全稳定。一个经关节螺钉穿过楔骨，并与 Chopart 关节平行[1, 9]。由于第 3、4 和第 5 跖骨之间的跖间韧带通常完好无损，因此可以间接复位，从而允许对这些关节进行经皮内固定[19]。在手术结束前，要拍摄最后的 X 线片。X 线片应显示关节面达到解剖复位并且内固定的位置合适（图 8.3 和图 8.4）。

伤口闭合

对伤口进行充分冲洗，并吸干，仔细探查术野。先闭合背内侧切口。采用 2-0 可吸收缝线或 3-0 vicryl 修复 EHL 腱鞘底部及骨膜下组织瓣。背外侧切口，用同样可吸收缝线（2-0 或 3-0 vicryl）修复骨膜下组织瓣和伸肌下支持带。然后闭合两个切口的浅表组织。皮下组织用 2-0 或 3-0 可吸收 vicryl 缝线缝合。皮肤表面用 3-0 monocryl 缝合，通过垂直褥式或简单的间断缝合。如果楔骨间螺钉经内侧切口置入，用 3-0 monocryl 或 3-0 尼龙线简单缝合内侧切口即可。

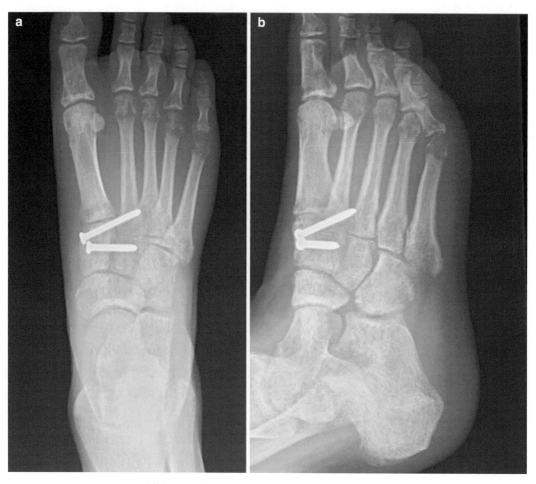

图 8.3　经关节螺钉固定 Lisfranc 关节术后的正位（a）和斜位（b）平片

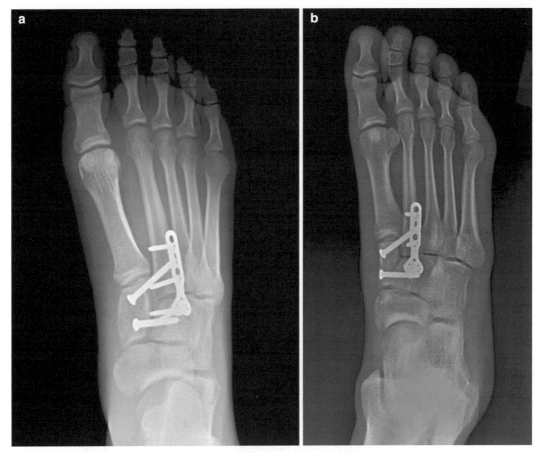

图 8.4　经关节螺钉和背侧关节外钢板联合技术切开复位内固定 Lisfranc 关节，术后的正位（a）和斜位（b）平片

8.8.2.2 一期关节融合术
手术入路

按照损伤类型和所需要处理的部位设计一期关节融合术的手术入路。双切口入路也常用于关节融合术，以便处理中足的内侧柱、中间柱和外侧柱。中足的背内侧、背外侧和内侧入路与上述 ORIF 技术相同[1]。

术中评估

完成显露后，对骨折及脱位部位进行清理和冲洗，以便进一步评估关节损伤。使用小型拉钩可以更好地显露所涉及的关节。如果超过 50% 的关节面显示有软骨损伤，则需要进行中足关节融合术。用咬骨钳、骨刀或弯头刮匙把软骨从受损关节中移除[1]。必须特别小心，以确保软骨下骨板不被破坏。暴露的软骨下骨可以进点状穿刺，以造成松质骨出血，这样可以促进融合。来自跟骨的植骨也可用于提高融合的成功率[6,18]。

复位

根据损伤类型和涉及的关节数量，可以使用几种复位技术。首次融合可采用与 ORIF 相同的复位技术。术中应使用 X 线透视进行确认[6]。克氏针应沿着螺钉的预期方向打入，并提供临时固定。

固定

一旦达到解剖复位，就有多种选择来固定 Lisfranc 损伤。通常是用跨越多个中足关节的螺钉结构来实现固定。然而，背侧关节外钢板也可用于融合。建议第一步固定内侧柱以恢复稳定，因为它为后续其他跖骨的固定提供了基础。传统上，内侧柱是用经关节螺钉从内侧楔骨到第 1 跖骨进行固定，或用以相同方式放置的背侧关节外钢板来实现的。

接下来进行第 2 跖骨的固定。尖头复位钳确保第 2 跖骨解剖复位。在 ORIF 中，应特别注意确保没有背侧或跖侧对线不良。解剖复位应经透视证实。应从内侧楔骨到第 2 跖骨跖侧，用一个经关节螺钉或关节外钢板进行固定[1]。

如果需要完全的关节融合术，可以在跖跗关节的其余部分用额外的关节外螺钉或关节外钢板进行固定。如果需要部分关节融合术，可使用克氏针经皮固定外侧柱。然而，根据损伤类型的不同，如果第3、4和第4、5跖间韧带完好无损，将内侧柱和中间柱固定后，外侧结构可能会间接复位。在这种情况下，外侧柱可以旷置不进行固定[18]（图8.5）。在手术结束前，要拍摄最后的X线片。X线片应显示关节面达到解剖复位且内固定位置合适。

伤口闭合

伤口大量盐水冲洗并吸干，以便在缝合前进一步观察手术区域。背内侧、背外侧和内侧切口用2-0 vicryl进行深部缝合，3-0尼龙线进行浅层缝合，缝合方式与上述ORIF相同。

8.8.3 术后处理

术后针对每位患者制定进行个体化康复时间表（见表8.3）。通常情况下，在手术室会使用无菌敷料和填充好的后侧短腿夹板进行固定[19]。术后2周拆除缝线和夹板，然后换成CAM靴或短腿石膏。如果使用克氏针，则在术后6周左右将其取出[18, 19]。6周后逐渐负重。直到术后10~12周才允许完全负重，此时可以进行负重位X线检查。在适当的时候，可以利用负重位图像确认复位和骨愈合的情况[1, 3]。术后何时拆除内固定是有争议的。目前，对于内固定移除的时间、必要性和内固定取出对疗效的影响尚无共识[1]。一些医生认为，固定内侧柱的皮质骨螺钉不应被取出[19]。也有医生主张在术后18周至6个月内常规移除所有内固定物[13, 18-20]。取出内固定可能恢复中足原有的活动度，有人认为运动员可能会因内固定取出而受益，而非运动员可能不会受益[1, 8]。

此外，运动员的内固定取出时间可能会受到个人体重的影响。体重＞200磅的运动员应在24周后取出内固定，而体重＜200磅的运动员可在12~16周取出[7, 8]。

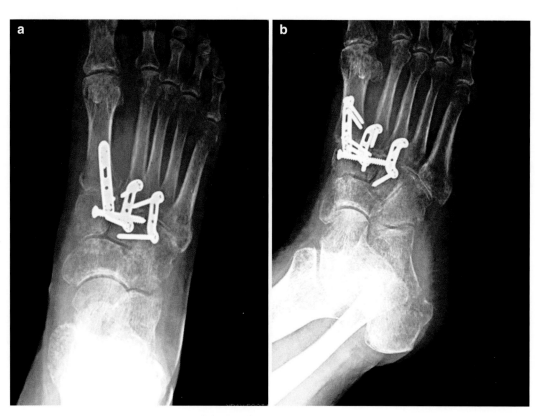

图8.5　Lisfranc关节部分融合后的前后位（a）和斜位（b）X线片

8.9　术后并发症

无论使用何种手术技术，手术治疗 Lisfranc 损伤后最常见的并发症是创伤后关节炎[17]。在一项前瞻性随机研究中，Mulier 等报道，94% 的患者在平均随访 30.1 个月时出现了退行性变。然而，外科医生争论的是医源性关节面损伤是否会加重受伤时已经存在的软骨损伤[3]。Lisfranc 固定术导致软骨损伤的程度，以及是否会导致严重骨关节炎需要进一步的研究来评估[4,18,19]。

骨性关节炎与固定时未能解剖复位显著相关[5,16,17]。Adib 等发现，解剖复位患者中只有 35% 出现骨性关节炎，而非解剖复位患者中 80% 发生退行性改变[17]。然而，尽管实现了解剖复位，与骨-韧带复合性损伤（18%）相比，单纯 Lisfranc 韧带损伤的患者表现出更高的骨关节炎发生率（40%）[19]。

与关节融合术相比，ORIF 还与内固定失败、漏诊伴发损伤、深静脉血栓形成和浅表伤口感染有关[17]。持续性疼痛、中足畸形和内固定引起的症状也经常被报道[20,22]。与 ORIF 相比，初次关节融合术后假关节形成、骨延迟愈合和不愈合的发生率更高[1,17,18]。Ly 等报道了延迟愈合和不愈合的病例，分别需要进行骨刺激和植骨翻修关节融合术[20]。

8.10　术后结果

Lisfranc 损伤后的结果受到多种因素的影响，如损伤类型、患者特定的人口学因素、诊断准确性和适当的治疗方法。与低能量和孤立性损伤相比，高能量创伤以及合并损伤的结果更差[13]。诊断和治疗的延误可能会导致持续疼痛、功能障碍、进行性创伤后骨关节炎，以及需要进行挽救性关节融合术[6]。

术后效果也与所采用的手术技术不同而不尽相同。ORIF 术后，Lisfranc 关节是否解剖复位是影响长期预后的重要因素[19]。在严重的 Lisfranc 损伤患者中，ORIF 术后第 1、2 跖骨基底之间的间隙增宽与预后不佳相关[18]。因此，无论损伤的严重程度如何，保持准确的复位都非常重要[2,11]。幸运的是，Lisfranc 关节进行解剖复位并牢固固定后经长期随访预后良好。Henning 等报道，在术后 2 年随访时，Lisfranc ORIF 治疗的患者 100% 保持解剖复位[1]。当

中足的损伤解剖复位且得到保持，患侧足部可能会恢复正常步态[22]。

研究证实 ORIF 术后中足功能可以得到充分恢复。在一项针对经影像学证实的解剖复位的研究中，术后平均 42.6 个月的随访，美国骨科足踝评分（AOFAS）平均为 78.3 分[13]。同样，Kuo 等也报道了良好的术后结果，平均随访 52 个月，中足 AOFAS 平均为 77 分，肌肉骨骼功能评估（MFA）平均为 19 分[19]。Lisfranc 损伤 ORIF 后患者的主观评分也显示了积极的结果。Arntz 等的文献表明，使用标准 AO 技术对 Lisfranc 关节进行 ORIF 治疗，超过 90% 的患者获得了优良或满意的结果[3,17]。

尽管 ORIF 治疗 Lisfranc 损伤通常具有良好的效果，但无论是由于患者的要求还是外科医生的偏好，该技术通常需要二次手术取出内固定物。Kuo 等报道，由于创伤后关节炎相关的持续性疼痛，50% 的患者在首次 ORIF 术后平均 12 个月内进行了后续关节融合术[19]。Ly 等报道，30% 的 Lisfranc 损伤患者在 ORIF 术后平均 6.75 个月进行了二次手术，以取出突出或导致疼痛的内固定物[20]。在系统回顾中，Sheibani-Rad 等报道 ORIF 术后患者的再手术率（75%～79%）高于关节融合术（17%～20%）。然而，综述中的许多研究描述了在特定的时间按计划取出内固定物，因此导致了手术次数的增加，而这仅仅是因为研究设计的需要[17]。需要进一步的研究，以提供基于循证医学的证据，阐明 ORIF 后取出内固定物对疗效的影响。

与 ORIF 一样，关节融合术也显示出良好的效果。在 Henning 等进行的一项研究中，94% 接受 Lisfranc 关节一期融合术的患者在 2 年的随访中保持了解剖复位并完全融合[1]。由于高成功率和技术本身的特性，关节融合术很少需要额外的手术来取出内固定物或进行翻修手术[1,20]。

对于单纯 Lisfranc 韧带损伤的手术治疗，一期关节融合术后功能恢复非常优秀。Ly 等报道，与接受 ORIF 的患者相比，接受一期关节融合术的单纯 Lisfranc 韧带损伤患者在术后 2 年随访时的平均 AOFAS 中足评分更高，分别为 68.6 分和 88 分[20]。单纯 Lisfranc 韧带损伤在初次关节融合术后也显示出良好的手术效果。单纯韧带损伤的患者在初次关节融合术后 2 年恢复到伤前运动水平的 92%。在术后 2 年时，患者的平均视觉模拟疼痛评分（VAPS）为 1.2，而切开复位患者的 VAPS 平均为 4.2[20]。

对于年轻运动员的 Lisfranc 损伤，一期关节融合术也被认为是一种合理的选择。MacMahon 等报道了年轻患者 Lisfranc 损伤一期部分关节融合术后平均 5.2 年的随访结果。术前有 47.1% 的运动员从事高能量运动，术后有 44.8% 的运动员仍可以进行高能量运动。65% 的年轻运动员能够恢复到术前运动水平。97% 的运动员对术后运动水平恢复表示满意。此外，在疼痛程度、日常活动（ADL）、运动水平和生活质量（QOL）四个方面，足踝疗效评分（FAOS）分别为 91.4、95.9、85.8 和 75.5 分 [23]。

ORIF 和关节融合术都是治疗 Lisfranc 损伤的合理的外科手段，而且似乎无论采用何种手术技术，大多数患者都可以获得良好的结果 [17]。Mulier 等证实，在接受 ORIF，或者第 1 至第 3 跖跗关节固定而第 4、5 跖跗关节未进行固定的部分关节融合术的患者中，在疼痛、足部功能和足部外观方面没有显著性差异 [18]。在最近的一项研究中，Henning 等同样发现，在平均随访 53 个月的情况下，ORIF 和关节融合术患者的短期肌肉骨骼功能评估（SMFA）评分、SF-36 评分和满意率无统计学差异 [1]。

Reinhardt 等还报道了单纯韧带损伤和累及骨 - 韧带的 Lisfranc 损伤行部分关节融合术后，在患者满意度、术后疼痛、中足功能以及恢复到伤前运动水平方面均取得良好效果。84% 的患者在术后最后一次随访时表示"比较满意"或"非常满意"，单纯韧带损伤和骨 - 韧带复合损伤的患者之间无差异。术后随访时各组的平均 VAS 评分为 1.8，Lisfranc 损伤不同类型之间的平均疼痛评分无显著性差异。此外，AOFAS 中足评分和 SF-36 心理和生理量表的评估结果显示，单纯韧带损伤和复合骨 - 韧带损伤之间没有统计学差异。在最后的随访中，AOFAS 中足评分平均为 81 分，患者恢复到 85% 的伤前运动水平 [24]。

8.11　结论

Lisfranc 关节损伤并不常见，常被漏诊或误诊。

这些损伤可能对中足造成严重损害，甚至会导致残疾。因此，及时诊断与适当治疗是非常重要的。轻微移位的稳定性 Lisfranc 损伤可以尝试非手术治疗。然而，对竞技运动员进行非手术治疗需要慎重，因为治疗失败的可能性很高。对于运动员和非运动员来说，中重度移位的不稳定损伤都需要及时的外科治疗。虽然 ORIF 已被公认是手术治疗的标准，但一期关节融合术越来越受外科医生的青睐。关节融合术似乎有一个独特适应证，因为研究表明，与 ORIF 相比，单纯韧带性 Lisfranc 损伤进行关节融合术疗效更好。然而，这两种手术技术均有值得商榷和考量的地方。ORIF 需要取出内固定物导致很高的二次手术率，而一期关节融合术会丧失中足的生物力学功能。虽然解剖复位是公认的可以提高手术效果的必要因素，但目前对于治疗 Lisfranc 损伤的理想的手术方法还没有达成共识。

8.12　作者声明

综上所述，作者倾向于在运动人群中使用关节外固定，并有计划地取出内固定，以恢复 Lisfranc 复合体的稳定性，同时保持中足的生物力学功能。

（Samuel O. Ewalefo, Stephanie M. Jones, Lorraine Boakye, Arthur R. McDowell, Scott Nimmons, Jorge L. Rocha, Humza Shaik, MaCalus V. Hogan 著　谢　兴　郭秦炜 译）

参考文献

扫描书末二维码获取

第二篇

软骨损伤

第 **9** 章　距骨骨软骨损伤的软骨修复技术

9.1　引言

距骨骨软骨损伤（osteochondral lesions of the talus, OLT）是一种常见的踝关节病变，有证据显示有超过 65% 的慢性踝关节不稳和 75% 的踝关节骨折会出现此类损伤 [1, 2]。OLT 可能是导致疼痛和功能障碍的重要原因，并可能发展为骨关节炎。保守治疗，包括物理治疗、药物注射和一段时间的不负重，可在短期内缓解症状，但往往由于病灶未充分愈合而复发，从而需要手术治疗。

距骨骨软骨损伤的手术治疗方法很大程度上取决于病变的大小、是否存在囊肿以及患者是否经历过失败的手术。手术大体可分为修复性手术和替代性手术 [3]。修复性手术包括骨髓刺激术（bone marrow stimulation, BMS），如微骨折技术 [4]。替代手术包括自体骨软骨移植（autologous osteochondral transplantation, AOT）和同种异体骨软骨移植 [5]。近年来，自体软骨细胞移植（autologous chondrocyte implantation, ACI）、基质诱导的自体软骨细胞移植（matrix-induced autologous chondrocyte implantation, MACI）、自体基质诱导的软骨生成（autologous matrix-induced chondrogenesis, AMIC）以及支架作为手术辅助手段已经流行起来，但还需要进一步研究来支持其广泛应用 [6]。可靠的证据表明，在手术中使用生物辅助材料，包括富血小板血浆（platelet-rich plasma, PRP）和浓缩骨髓抽吸液（concentrated bone marrow aspirate, CBMA）可提高愈合能力 [7]。

尽管在过去的几年里 OLT 的治疗取得了进展，但是并不存在金标准的治疗方法，应该针对患者进行个体化手术治疗，以取得最佳的疗效 [8]。

9.2　微骨折术

9.2.1　适应证

微骨折术是一种修复技术，在软骨缺损处用微骨折锥在软骨下骨上打孔，释放骨髓中的间充质干细胞和生长因子，导致纤维软骨修复组织形成。微骨折术通常适用于面积小于 150 mm² 或直径小于 15 mm 的小面积损伤 [9, 10]。然而，Ramponi 等最近的系统综述表明，微骨折术可能更适合于面积小于 107.4 mm² 和（或）直径小于 10.2 mm 的病变 [11]。踝关节稳定性、关节力线、病灶大小、有无囊肿、既往软骨修复手术以及非包涵性病变都是影响微骨折术预后的因素 [9, 10]。微骨折术有几个缺点，包括纤维软骨的质量不如天然透明软骨，软骨下骨的永久性损伤，以及纤维软骨随时间出现退变 [12]。

9.2.2　方法

微骨折术通常在关节镜下采用前内侧和前外侧入路进行。在探查踝关节后，行微骨折术之前要清除或刮除所有不稳定的软骨，直至正常关节软骨形成稳定的边缘。软骨下骨表面的钙化软骨层应去除，但是应注意不要过度破坏软骨下骨。

一旦缺损部位准备好，使用尖端直径小于 1 mm 的锥子穿透软骨下骨。最好选用直径较小的锥子，因为这样对软骨下骨的损伤也较小。此外，锥孔之间的距离应为 3 ~ 4 mm，以减少对软骨下骨的损伤（图 9.1）。在孔道形成后，应放松止血带，以评估是否有出血和脂肪滴逸出。可添加 PRP 或 CBMA 等生物辅助材料，改善纤维软骨的修复效果。

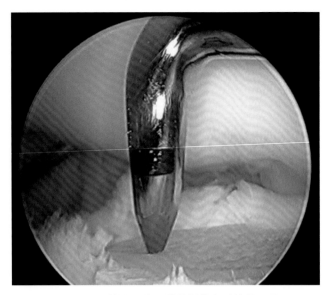

图 9.1 关节镜下使用微骨折锥穿透软骨下骨

9.2.3 结果

在一些系统综述中，微骨折术已经被证明有良好的短期疗效，85% 以上的患者疗效优良[8,13]。关于微骨折术后恢复运动的问题，Hurley 等在系统综述中发现，86.8% 的患者恢复到了伤前的运动水平，平均恢复时间为 4.5 个月[14]。

尽管取得了成功的短期和中期结果，但人们担心纤维软骨修复组织会随着时间的推移而退变，这可能会潜在地影响长期的临床疗效[12,15,16]。Ferkel 等发现，在 BMS 术后 5 年内，高达 35% 的患者临床评分逐渐变差[12]。Lee 等发现，在接受 BMS 的患者中，只有 30% 在术后 12 个月的第二次关节镜检查中显示病损愈合[17]。此外，van Bergen 等报道，平均随访 141 个月，1/3 的患者在 X 线平片上显示踝关节骨关节炎进展了一个等级[18]。

最近的研究更多地聚焦于承担主要关节负荷的软骨下骨[15,19]。Seow 等在系统综述中发现，在临床前研究中，BMS 术后软骨下骨存在永久性改变[15]。这种软骨下骨的改变将减弱其机械支撑，并可能导致纤维软骨退变。因此，尽量减少软骨下骨损伤的技术对软骨寿命至关重要。在一个转化动物模型中，Orth 等发现在组织学检查中，与大直径尖锥相比，使用小直径尖锥能提供更好的关节软骨修复[20]。Gianakos 等在尸体距骨模型中评估了不同尺寸的微骨折尖锥，发现较小的尖锥可能有助于减少软骨下

骨微结构的紊乱[21]。此外，生物制剂可能在减少纤维软骨的退变方面发挥作用，但是这方面的长期证据仍然很有限。

9.2.4 青少年软骨颗粒同种异体移植物（PCA）

软骨颗粒同种异体移植物（particulated cartilage allograft，PCA）是一种包含幼年软骨细胞和幼年软骨颗粒的支架，通常从 3 岁以下的捐赠者处获取。PCA 作为微骨折术的一种辅助手段，在理论上具有优势。因为其高代谢活性水平和差异性基因表达，可能比成年人软骨细胞再生透明软骨的潜力更强（图 9.2）。

虽然 PCA 的支持证据有限，但是几项体外研究发现，PCA 具有优于成人软骨的成软骨潜能[19]。这些研究显示在组织学、生化和生物力学分析方面有改善，但在基因表达方面没有改善[19]。Karnovsky 等的一项回顾性比较研究，对微骨折联合 PCA 治疗组与单纯微骨折治疗组的患者进行了平均 30 个月的随访[22]。作者发现两组均有纤维软骨样修复，但在 MRI 上都不是正常关节软骨，且两组之间的功能性评分没有差异。PCA 的作用目前尚不清楚，需要进一步的长期、高水平的研究。

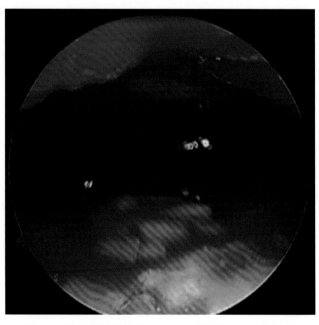

图 9.2 骨软骨损伤处使用 PCA，联合使用 CBMA 或 PRP

9.2.5 微粒化软骨同种异体移植（MCA）

微粒化软骨同种异体移植（micronized cartilage allograft, MCA）含有同种异体细胞外基质，包括Ⅱ型胶原蛋白、蛋白多糖和软骨性生长因子。MCA在理论上具有辅助微骨折的益处，它可以诱导干细胞向软骨缺陷部位迁移；在此过程中MCAs作为组织网络促进细胞间的相互作用，从而促进软骨的形成（图9.3）。

尽管早期文献的结果似乎很有应用前景，但支持MCA的证据仍然有限。Fortier等发现，在马的模型研究中，与单纯微骨折相比，MCA联合PRP可改善软骨修复组织的质量[23]。Desai等报道了9例微骨折术联合MCA治疗平均随访12个月的结果[24]，7例疗效为优，2例为良；但没有定量的结果评估。由于目前仍没有将MCA联合微骨折术与单纯微骨折术进行比较的研究报道，因此有必要进行长期的高水平研究来评判该方法的使用[19]。

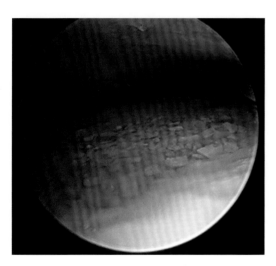

图9.3 骨软骨损伤处使用MCA，联合使用CBMA或PRP

9.3 自体骨软骨移植（AOT）

9.3.1 适应证

AOT是一种软骨替代技术，从患者体内获取移植物，并移植到距骨骨软骨缺损区。由于AOT取代了原软骨下骨，有利于局部生物微环境的恢复，从而改善修复组织的功能和存活；效果优于BMS。它通常适用于原发性囊性病变、直径大于10 mm或面积大于100 mm²的病变以及初次手术失败后的翻修

手术[11, 25-27]。Ramponi等最近的一项系统综述发现，AOT适用于面积大于107.4 mm²和（或）直径大于10.2 mm的病灶[25]。当进行AOT时，包涵性病变、使用2个以上移植物、之前进行过BMS手术以及BMI都是影响预后的因素[25, 28-30]。AOT有几个缺点，包括供区损伤，可能需要通过截骨处理病灶，以及供区和受区的软骨在生物学与力学上的差异。

9.3.2 手术技术

根据病变位置的不同，可以通过内侧或外侧截骨处理OLT病灶。对于内侧OLT，可以采用内踝截骨术来充分显露病灶（图9.4）。首选的是Chevron截骨术，因为它更容易解剖复位、截骨块的稳定性好、截骨面面积大有助于愈合以及更充分的显露[5]。然而，前内侧病变可能只需要标准的关节切开术来显露。前外侧病变可通过标准的踝关节切开术暴露，但如果病变位于外侧中部或后部，则可能需要进行胫骨前外侧截骨术。病变显露出来后，使用环钻清除受区损伤的软骨和软骨下骨。环钻在病变部位钻孔的最佳深度为12～15 mm。

有多个供区部位可用于获取移植物；我们首选的是从同侧股骨髁的非负重区获取。选择这个部位是因为技术上较容易显露，并且股骨髁形态结构与距骨穹窿高度契合。股骨髁非负重区也有较大的面积，允许获取至少3个移植物而不损害髌股关节。此外，股骨外侧髁的最上部分承受的压力比其他部

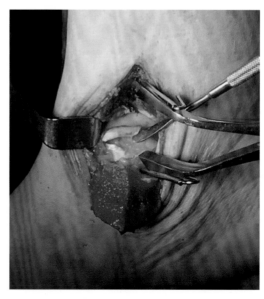

图9.4 采用内踝截骨术来充分显露病变

位的关节面要小。供区损伤并发症的发生率较低，在大量病例研究中通常低于5%[5, 31-33]。较大的病变可能需要两个骨软骨移植物，移植物之间应该"嵌套"在一起，以减少纤维软骨的形成以及关节液流入移植物之间的风险[5, 34]。

在移植物植入前，添加包括 PRP 或 CBMA 在内的生物辅助制剂，可能会促进移植物与周围正常软骨之间的融合（图9.5）。然后将移植物植入到准备好的受区部位。移植物的匹配性是至关重要的，因为最终移植物的表面应尽可能与周围软骨齐平，并且在手术中应注意使其表面与天然的距骨穹窿尽可能接近（图9.6）[35]。

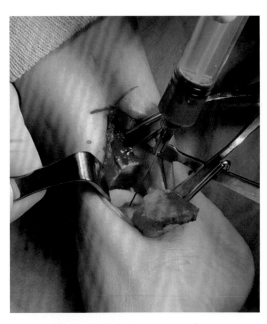

图9.5 损伤部位使用 CBMA 或 PRP

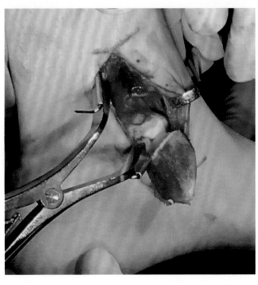

图9.6 骨软骨移植中，将移植物植入受区

9.3.3 结果

多项研究显示，AOT 的临床结果令人满意。Shimozono 等最近的一项系统综述发现 87% 的患者在中期随访时疗效优良[33]。Fraser 等发现在运动员中，90% 的职业运动员和 87% 的业余运动员能够在平均 24 个月的随访中完全恢复到伤前运动水平[36]。然而，Paul 等的研究显示，患者参与高强度和接触性运动时需要调整部分运动方式和降低参与水平[29]。此外，几项研究显示 AOT 术后放射学结果改善，关节间隙狭窄的发生率较低[33]。目前仍缺乏关于 AOT 治疗 OLT 的长期疗效的研究。

并发症仍然是 AOT 需要关注的问题；Shimozono 等在一项系统综述中发现，10.6% 的患者有并发症，最常见的是供区损伤[33]。Yoon 等发现，虽然 9% 的患者有早期供区损伤并发症，但在 48 个月的随访中全部消失。Fraser 等发现早期供区损伤的发生率为 12.5%，但在平均 41 个月的随访中降至 5%[27, 37]。Shimozono 等发现，总体再手术率为 6.2%；然而，只有 1% 的患者在中期随访时被认为是治疗失败[33]。截骨可能会引起一些外科医生的担忧；然而研究发现，采用截骨术处理距骨穹窿病变时损伤最小[17, 38]。Lamb 等发现，在 62 例患者中，内踝 Chevron 截骨在 T2 磁共振成像上愈合满意，只有 4 例患者术后有疼痛[39]。此外，多达 65% 的患者 AOT 术后有囊肿形成，但是其临床意义尚不清楚。Savage-Elliott 等发现术后囊肿形成对短期疗效无显著影响[40]。最后，移植物的匹配性对于恢复踝关节局部的接触力至关重要[35]。Fansa 等发现，当植入的骨软骨移植物与周围软骨面匹配良好时，可恢复距骨内侧区域的受力、平均压力和峰值压力至正常水平[35]。

9.4 同种异体骨软骨移植

9.4.1 适应证

同种异体骨软骨移植是一种软骨替代技术，类似于 AOT，只是从尸体上获取移植物。同种异体骨软骨移植物有两种类型：大块型和圆柱型。当既往手术失败时，大块同种异体移植一般被认为是一种挽救性手术。另外，对于过大的病灶，采用其他术式预计无法获得满意疗效时，该方法也可以作为一线手术进行。圆柱型的同种异体骨软骨移植与 AOT 的适应证相似，但通常在膝关节骨关节炎、膝关节感染史以及患者担心膝关节供区损伤并发症时，选择异体骨软骨移植。在决定是自体移植还是同种异体移植时，与患者的沟通很重要，必须与患者讨论利弊。同种异体移植有几个缺点，包括潜在的更高的失败率，增加的成本，疾病传播，以及宿主和尸体组织之间的免疫/软骨生物学差异[41,42]。

9.4.2 方法

同种异体骨软骨移植的受区可以通过类似于 AOT 的方式进行显露和准备。然而，大块同种异体移植物在大多数情况下可能需要前方入路。此外，大块同种异体移植可能需要更大量的术前成像，利用 3D-CT 准确判定所需移植物的大小。

AOT 可以从尸体的膝关节或踝关节处获得，对于哪个部位是最佳位置还没有定论。由于软骨生物学、组织力学和组织形态可能更接近受区，尸体距骨可能是更好的选择。28 天以内的新鲜未冷冻同种异体移植物能够更好地维持软骨细胞存活率，因为疗效不佳与软骨细胞存活率低于 70% 相关，而同种异体移植物在 28 天时约 30% 的软骨会丧失活力[43,44]。在移植之前可以使用生物辅助制剂，包括 PRP 或 CBMA，正如 Oladeji 等发现，在同种异体移植中使用 CBMA 可以改善影像学上的组织融合[45]。为了保证局部生物力学接近正常，与 AOT 的植入一样，同种异体骨软骨移植应尽可能与周围软骨匹配。此外，大块同种异体移植物需要螺钉固定，在这种情况下一般采用无头螺钉。

9.4.3 结果

研究发现，同种异体骨软骨移植治疗 OLT 的临床效果不一。大块型还是圆柱型的同种异体骨软骨移植，结果都是不同的。而大块同种异体骨移植由于治疗的病变较大，临床效果可能较差一些。VanTienderen 等在对 91 例大块同种异体移植治疗 OLT 的病例进行系统回顾后发现，在平均 45 个月的随访中，平均 AOFAS 评分从 48 提高到 80，平均 VAS 评分从 7.1 降低到 2.7[42]。Raikin 等发现，接受大块同种异体移植的 15 例患者，在平均 54 个月的随访时，平均 VAS 评分从 8.5 降低到 3.3，平均 AOFAS 评分从 38 提高到 83，其中 11 例效果优良[46]。

然而，有 2 例患者仍需要进行关节融合术[46]。X 线平片显示，67% 的患者存在移植物塌陷或吸收的情况[46]。El-Rashidy 等表明，在平均 3 年的随访时间内，使用圆柱型的同种异体移植物治疗 OLT 显著改善了临床效果，尽管在这段时间内的失败率为 10.4%[47]。对圆柱型同种异体移植和自体移植治疗 OLT 的患者随访 35.2 个月，Ahmad 等发现了相似的结果[48]。然而，也有 18.8% 的同种异体移植的患者由于移植物/受区融合不良而需要翻修手术。

同种异体骨软骨移植的并发症包括失败和再手术，这仍然是一个值得关注的问题。VanTienderen 等在系统综述中发现，13.2% 的患者治疗失败，25% 的患者需要再次手术[42]。早期失败的原因可能是移植物/受区融合不良导致的软骨磨损、软骨破裂和移植物软骨下骨囊肿形成。此外，移植物/受区之间的细胞生物学差异和软骨细胞存活率可能也是导致较高失败率的原因。新生血管也可能在同种异体移植失败中起作用，如 Neri 等发现 15 个同种异体骨软骨移植中只有 10 个显示与受体基因表达匹配，表明移植/受区交界面之间存在血供不足问题[41]。

9.5 自体软骨细胞移植（ACI）

9.5.1 适应证

ACI 是一种两步法软骨修复技术。从非负重区域获取自体软骨细胞并在体外扩增培养，然后将软骨细胞放置在清理好的距骨软骨缺损处，并用自体骨膜覆盖。该手术的目的是获得透明软骨样组织再生以修复受损软骨。ACI 适用于较大的病灶或初次手术失败后的翻修手术。ACI 有几个缺点，包括需要两次手术、费用较高以及潜在的失败率较高。

9.5.2 方法

ACI 分为两步。第一步是从踝关节、骨软骨碎片本身或同侧膝关节处获取软骨细胞[49]。然后将这些细胞在体外扩增培养 2~3 周。一旦软骨细胞准备好，进行第二步，即在关节镜下或通过切开手术植入软骨细胞。首先准备 OLT 受区，将损伤软骨清除至软骨下骨，清除任何存在的囊肿。对于较大的软骨下囊性缺损，可以使用"三明治"技术。囊肿清除后，将自体松质骨移植物植入缺损区，使缺损缩小，然后表面覆盖骨膜片。骨膜片从胫骨远端或近端取下，比软骨缺损处大 1~2 mm，因为后期会收缩变小。然后用缝合线和纤维蛋白胶将骨膜片固定在缺损处，生发层朝下。

9.5.3 结果

ACI 已被证明具有良好的临床效果，Niemeyer 等最近的一项系统综述发现，在平均随访 32 个月时，213 例患者的临床成功率为 89.9%[6]。Giannini 等报道了 10 例 ACI 治疗 OLT 患者随访 10 年的临床疗效和 MRI 结果[50]。作者表明，平均病灶大小为 3.1 cm² 的 ACI 治疗的患者，平均随访 119 个月，AOFAS 评分从术前的 37.9 提高到术后的 92.7，在 MRI 上关节表面塑形恢复良好。此外，Giannini 等在 46 例患者平均随访 87.2 个月的研究中，只发现了 3 例失败[51]。Battaglia 等对 20 例 ACI 术后患者进行了平均 5 年的随访，发现在 MRI 评估中，所有患者的 T2 Mapping 数值与正常透明软骨一致[52]。

ACI 手术并发症发生率较低，大部分并发症与踝关节镜或截骨术相关，尤其是骨不连、瘢痕组织形成和神经损伤，因为这是一个两阶段手术。然而，由于修复组织过度生长导致骨膜肥厚增生，可能需要行清理术。

9.6 支架

9.6.1 基质诱导的自体软骨细胞移植（MACI）

基质诱导自体软骨细胞移植（MACI）是一种嵌有软骨细胞的可生物降解的聚合物支架。MACI 是第三代 ACI，需要两阶段手术。然而，它的优势在于是一种自黏性支架，并且避免了与获取移植物相关的并发症。

Aurich 等报道了 19 例接受 MACI 治疗的患者资料，并在最终 24 个月随访时 AOFAS 评分从 58.6 提高到 80.4[53]。此外，他们发现 81% 的 OLT 患者在 MACI 治疗后恢复了运动，其中 56% 恢复到了伤前运动水平。同样，Magnan 等发现 36 例患者的平均 AOFAS 评分从 36.9 提高到 83.9，其中 18 例在 2 个月内恢复了运动。

9.6.2 自体基质诱导软骨形成（AMIC）

自体基质诱导软骨形成（AMIC）是在软骨缺损部位行微骨折术处理后使用猪 I/III 型胶原基质覆盖表面，手术一期完成。支持的理论是这种猪的胶原基质促进微骨折后软骨的生长。

目前关于 AMIC 的文献仅局限于几个小的病例系列报道，但其结果似乎很有前途。Valderrabano 等报道，与周围正常软骨相比，26 例患者中 84% 的 MRI 显示修复组织为正常 / 接近正常的信号强度[55]。然而，Wiewiorski 等观察到，AMIC 修复组织与周围软骨之间在 T1 相的弛豫时间有显著差异，提示修复组织中糖氨多糖含量较低[56]。

9.6.3 骨髓来源细胞移植（BMDCT）

骨髓来源细胞移植（bone marrow-derived cell transplantation, BMDCT）是 CBMA 和支架材料的结合，手术一期完成。BMDCT 理论上是有益的，因为 CBMA 中的骨髓间充质干细胞和生长因子可促进支架中的软骨形成，在缺损部位形成透明样软骨。

与 AMIC 类似，支持使用 BMDCT 的临床证据有限，但该技术有应用前景。Vannini 等对 140 名接受 BMDCT 治疗的运动员进行了平均 48 个月的随访，发现平均 AOFAS 评分从 58.7 提高到 90.9[57]。作者还指出，72.8% 的运动员能够恢复到伤前运动水平。Buda 等对 80 例接受 ACI 或 BMDCT 治疗的患者进行了 48 个月随访并进行评估[58]，临床结果无显著性差异。但 BMDCT 组恢复运动的比例略高，尽管差异无统计学意义。这表明 BMDCT 可能是可行的、替代 ACI 的选择，具有一期手术的优势。

9.7 生物制剂

9.7.1 富血小板血浆（PRP）

在 OLT 的治疗中，PRP 被认为是手术治疗的辅助手段，可提高局部愈合的潜力。PRP 是一种含有至少 2 倍于基线值的血小板或血小板浓度 > $1.1 \times 10^6/\mu l$ 的自体血液制品。PRP 含有大量的生长因子和生物活性细胞因子，包括转化生长因子、血管内皮生长因子、纤维母细胞生长因子和血小板源性生长因子[59]。PRP 是通过从外周部位抽取静脉血来获取的，然后将静脉血放入一个制备箱中，在那里离心旋转制备出 PRP。这在实验室或手术室都可以进行。

在软骨修复中使用 PRP 有很强的基础研究证据支持。Smyth 等进行系统回顾后发现，21 篇基础科学文献中有 18 篇（85.7%）报道了 PRP 对软骨修复的积极作用，为这种观念提供了证据[7]。Smyth 等也发现，在兔的 AOT 植入模型中应用 PRP 可以改善骨软骨移植物在软骨交界面的融合，减少移植物的退化[60]。同样，Boayke 等发现在兔模型中，在施行 AOT 时同时使用 PRP，与生理盐水对照组相比，移植物 / 受区交界面的 TGF-β1 表达增加，因此认为 PRP 可能发挥促进软骨形成作用[61]。

一些随机对照试验显示 PRP 在 OLT 和踝关节骨关节炎的治疗中有益处。Guney 发现，在 OLT 治疗中，与安慰剂对照组相比，PRP 组术后 AOFAS 评分和 BMS 疼痛相关评分均有改善[62]。此外，Gormeli 等和 Mei-Dan 等都发现，与透明质酸相比，PRP 在短期内改善了踝关节骨关节炎患者的临床效果和疼痛评分[66, 64]。

9.7.2　浓缩骨髓抽取液（CBMA）

在 OLT 的治疗中，CBMA 可被视为外科治疗的辅助手段，以类似于 PRP 的方式提高局部愈合潜力。CBMA 是一种从长骨（通常是髂嵴或胫骨）采集的自体血液制品。与 PRP 相比，CBMA 包含类似的生长因子和细胞因子，还含有白细胞介素 1 受体拮抗蛋白，这是一种强效的抗炎剂[65]。CBMA 在病房或手术室均可以进行采集。然而，由于 CBMA 的采集过程十分疼痛，在病房采集可能很困难，所以我们通常只在手术室进行。

Fortier 等已经证明，与没有 CBMA 的对照组相比，在马的微骨折模型中，CBMA 改善了软骨缺损修复的组织学和放射学结果[66]。Fortier 等发现缺损填充量增加，修复组织与周围软骨的融合程度提高[66]。此外，Saw 等在山羊模型中发现，与单独使用透明质酸相比，CBMA 与透明质酸（HA）联合使用可以改善 BMS 后的缺损覆盖和修复组织[67]。

Hannon 等发现经 BMS 联合 CBMA 治疗的 OLT 患者中期临床结果优良，与单纯 BMS 相比，MOCART 评分有所提高[68]。虽然使用 CBMA 治疗 OLTs 的临床证据有限，但 Chahla 等的系统综述表明，CBMA 是一种有前景的治疗膝关节骨软骨缺损的方法[69]。

9.8　总结

OLT 的手术治疗仍有争议。根据现有的临床证据，修复和替代性手术在 OLT 的外科治疗中都有作用，并已显示出良好的临床结果。ACI 的下一代技术——MACI，近年来得到越来越多的应用。此外，生物辅剂和支架受到越来越多的关注，并提供了很有前景的临床结果。然而，还需要进一步的高水平研究来制定标准化的治疗 OLT 的临床指南。

（Eoghan T. Hurley, Yoshiharu Shimozono, John G. Kennedy 著
马　骁　郭秦炜 译）

参考文献

扫描书末二维码获取

第 **10** 章　踝关节软骨修复中的组织工程技术

10.1　引言

踝关节软骨是一种高度分化的组织，在生物学和解剖学上都是独一无二的。与膝关节软骨相比，踝关节软骨虽然更薄，但细胞密度更大，代谢活性更强，对慢性炎症的抵抗力也更强[1]。正因为如此，踝关节虽然经常发生运动损伤，但与其他关节相比，不太容易发生骨关节炎，而且许多骨软骨病变无临床症状。但是距骨较大的骨软骨病变或者剥脱性骨软骨炎可产生不稳定的关节碎片、形成囊肿和软骨下骨的退变，进而导致距骨变形和塌陷。无论是急性扭伤还是重复性创伤造成的残留性疼痛的患者绝大多数都是活跃的年轻人，因此选择长期有效的治疗方法至关重要。虽然距骨骨软骨损伤（osteochondral lesions, OCLs）的治疗方法有许多，但是尚无"金标准"。Verhagen 等在系统综述中指出，距骨 OLCs 的非手术治疗似乎仅在 45% 的病例中取得成功，因此不建议采用这种治疗方法[3]。微骨折术一直被认为可以治疗大多数病变，但是研究发现即使短期的结果令人满意，长期随访却显示效果不佳的比例为 47.7% ~ 54%[4, 5]。不仅如此，在比较微骨折术、软骨成形术和自体骨软骨移植疗效的随机研究中，一例微骨折后 12 个月的 MRI 显示损伤还没有完全愈合[6]。Ferkel 等报道，有 35% 微骨折术后结果优良的患者在 5 年后情况恶化[7]。长期预后不良的主要原因可能是微骨折术后形成的是富含 I 型胶原蛋白的纤维软骨，其生物力学和生物学特性不尽如人意。自体软骨细胞移植（autologous chondrocyte implantation, ACI）治疗骨软骨病变显示出良好的临床结果[8-10]，但是手术技术要求高并且需

要两阶段手术。组织工程学和生物材料科学的发展使得软骨修复可以利用多种支架。首先，依然需要获取软骨细胞并进行体外细胞培养，然后将其植入支架基质中。因此，在"生物学方法解决生物学问题"的思路下，采用浓缩骨髓抽取液（bone marrow aspirate concentrate, BMAC）和透明质酸（hyaluronic acid, HA）为基础的支架一次性完成手术将成为最佳的手段[11]。

10.2　组织工程学支架

支架用于存放软骨再生的细胞，并具有支撑作用。构建支架基质的材料可以是天然的（如透明质酸、胶原蛋白、壳聚糖），也可以是合成的（如聚苯乙烯、聚乳酸）[12]。其物理结构和宏观、微观结构也各不相同：液体支架包裹细胞，而多层纤维或网状支架给予植入细胞以支撑并使其黏附[13, 14]。优良的支架有几个关键标准[14]。首先，材料必须是生物相容的，支架本身及其降解物不能引发免疫反应。其次，材料需要有足够的孔隙率从而允许细胞植入生长。最后，可以有效对抗作用于关节内的剪切力，支架的稳定性也至关重要。在已被研究的天然与合成材料中，只有少数可以用于踝关节损伤。

透明质酸支架完全由透明质酸的苄型酯构成。这是一种天然的糖胺多糖，广泛分布于结缔组织中。由于其分子结构和多功能性，它已被证明是一种理想的组织工程材料。15 ~ 20 μm 厚的纤维网络形成支架，为种子细胞提供良好的支撑，使其相互接触从而形成细胞群落和细胞外基质沉积。使用基质诱导自体软骨细胞移植联合使用透明质酸为支架的两阶

段手术[15-17]，以及使用透明质酸为支架结合 BMAC（透明质酸，Anika Therapeutics Inc，马萨诸塞州，美国）[11] 的一期手术均取得了良好的临床效果。另一种治疗距骨 OCL 的支架由 I 型和 III 型胶原蛋白构成，是一种双层基质，已被用于第一代 ACI 联合微骨折术的组合治疗，取得了良好的结果[18, 19]。胶原蛋白或透明质酸支架，均可用于治疗 OCL。由于构建成分不同，结构存在差异，但均模仿骨软骨的三层结构。表层由 I 型胶原蛋白构成，而下层主要由富含镁的羟基磷灰石构成。虽然支架的应用在治疗距骨 OCL 方面取得了临床进展，但组织再生能力却相对有限[20, 21]。

10.3 骨髓在软骨修复中的应用

使用 BMAC 进行软骨再生是一种有价值的技术：它既可以避免进行两次手术，又无须进行昂贵的软骨细胞培养。BMAC 已被证明是一种细胞治疗的良好材料，在软骨再生过程中有分化成骨细胞和软骨细胞的潜力[22-24]。不仅如此，许多研究和文献显示即使是严重的关节软骨损伤，BMAC 依然有重建健康的功能性组织的能力[11, 25-27]。骨髓抽吸物（BMA）通常在手术前从同侧髂嵴处采集：用一个带有抽吸针的穿刺套管（trocar）插入两层皮质骨之间的松质骨中，大约 3~5 cm 深。使用标准注射器采集大约 60 ml 总量的骨髓。常见的离心设备包括：

"RegenKit Extracell BMC"（Regen Lab, Le Mont-sur-Lausanne, Switzerland）、"Arthrex Angel®"（Arthrex, Naples, United States）、"Harvest Technologies system"（Plymouth, MA）及 "Cobe 2991 Cell Processor"（Terumo BCT, Paris, France）[28]。

然后将骨髓抽吸物通过离心获得浓缩产物。其原理是增加间充质干 / 祖细胞（MSCs）在 BMA 中的比例（占有核细胞的 0.001% ~ 0.01%）[29]。离心过程不仅增高 MSCs 的比例，而且提高了血小板和细胞碎片的浓度，从而增加了游离生长因子的浓度，而后者可能在软骨再生过程中起到至关重要的作用。这一操作过程大约需要 15 分钟。一种新型的骨髓采集系统（Marrow Cellution®）可能会减少操作时间和成本，并且避免由离心引起的细胞操作监管问题。这一系统通过侧面的孔洞平缓抽吸骨髓可减少外周血细胞的混入，从而无须离心就可以获取更多的成纤维细胞样集落形成单位（CFU-f）。

10.4 支架与干细胞手术的技巧

距骨 OCL 外科治疗的首要且最关键的决策是：是否可以通过前入路进行修复，还是需要行内踝截骨术以处理内侧距骨穹窿 OCL。外侧损伤通常在跖屈位时更易触及，只有极少数病例需要采用技术要求很高的腓骨截骨术。图 10.1 显示了显露距骨软骨损伤的基本手术步骤[30]。第二个决策是除了软

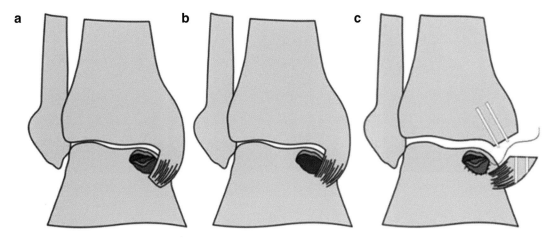

图 10.1 距骨骨软骨损伤的手术步骤（a）剥脱软骨（b）清理病灶（c）内踝截骨与缝合

骨修复以外是否需要修复骨性缺损。如果需要，松质骨可以用环钻从胫骨或髂嵴处获取，修复软骨下骨[31]。在新发表的专家共识中，松质骨填充的指征是深度超过 5 mm 的缺损[32]。对于没有骨性损伤的软骨损伤，该共识还推荐使用生物材料来填充缺损以提供支撑促进软骨修复，特别是对直径大于 10 mm 的缺损。治疗方案是应用透明质酸支架生物材料，填充浓缩骨髓抽取液（BMAC），最好不进行微骨折术。从髂嵴抽取的骨髓可以在不影响软骨下骨的情况下为缺损处提供有再生潜能的细胞源。不过为了确保手术成功必须进行彻底清理，清除任何不稳定的骨或软骨碎片。手术步骤包括骨髓抽取与浓缩，支架接种细胞以及体内植入移植物。针对 > 1.5 cm² 的Ⅱ型慢性距骨软骨损伤，采用 BMAC 结合支架进行治疗的临床研究正是采用这种方法[22, 33]。

首先，抽吸骨髓并离心获得浓缩物（图 10.2a）。我们建议使用巴曲酶（Plateltex Act, Plateltex SRO, Bratislava, Slovakia）来激活 BMAC 并产生黏性凝结块（图 10.2b），从而便于接下来填充缺损处。继而进行标准的踝关节镜手术，可见病变部位（图 10.3a），清理病变至健康的软骨下骨（图 10.3 b），可见清晰的软骨边缘并测量其大小。根据测量结果，剪切支架至合适大小以覆盖创面。对于一个 2 cm × 2 cm 的透明质酸支架，大约需要 2 ~ 3 ml 的 BMAC 进行接种（图 10.2c）。然后将接种后的支架基质放

置到清理后或用骨质填充后的缺损处（图 10.3c）。建议使用套管或半导管式器械以便安全地将支架放入关节内。这个手术步骤有时相当困难，需要稍微扩大关节镜入路，不过可以使用一些特殊的设备帮助完成这一关键步骤。支架放置完成后，局部可加入富血小板血浆或纤维蛋白胶（图 10.3d）。

当缺损过大或者关节镜技术不熟练时，可以采用切开手术放入支架。最后在直视下活动踝关节，以确保植入的支架处于正确位置并保持稳定。在内踝截骨术中，将截骨块复位并用螺钉固定；在截骨前应预先钻孔以实现解剖复位。

10.5 结论

对于距骨骨软骨损伤的治疗，研究显示使用以 BMAC 为主的生物材料进行治疗值得推荐。Giannini 等在术后 24 个月的随访研究中发现 AOFAS 评分明显提高；组织学及免疫组化结果有显著改善[33]；在后续研究中，AOFAS 评分在术后 36 个月和 48 个月有所下降，72 个月时趋于平稳[22]。Vannini 等的研究结果显示约 97% 的患者可以恢复运动，而 73% 的患者可以恢复到伤前运动水平[34]。目前研究结果显示使用生物材料和生物增强 BMAC 可以有效治疗距骨骨软骨病变。当然需要更长期的研究来证实。

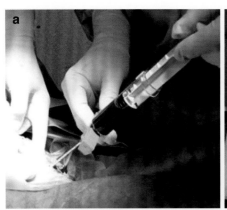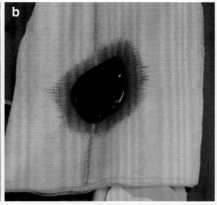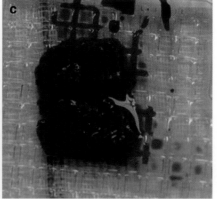

图 10.2　HA-BMAC 的制备。（a）用尖锐的穿刺套管从同侧髂嵴处吸取骨髓；（b）浓缩骨髓抽取液（BMAC）经巴曲酶激活后形成黏稠的凝块；（c）接种 BMAC 凝块的透明质酸（HA）支架，准备植入

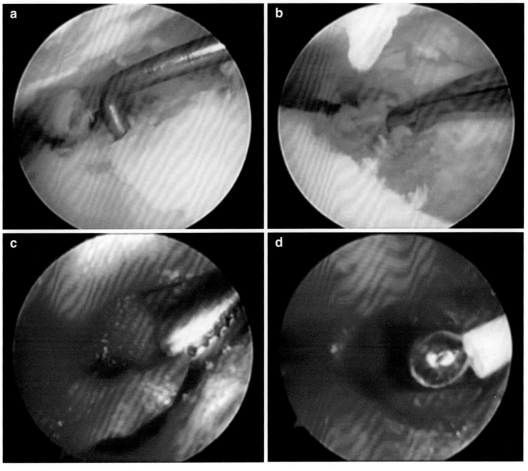

图 10.3　关节镜手术结合 HA–BMAC 治疗距骨骨软骨损伤。(a) 距骨穹窿病变的确认；(b) 用刮匙清理病变；(c) 将 HA–BMAC 植入病灶内；(d) 加入纤维蛋白胶以固定支架

（Eoghan T. Hurley, Yoshiharu Shimozono, John G. Kennedy 著

　　杨　帅　郭秦炜 译）

参考文献

扫描书末二维码获取

第11章 软骨修复新技术：基质诱导自体软骨细胞移植（MACI）

自体软骨细胞移植（autologous chondrocyte implantation, ACI）最初是在 Smith 教授体外培养软骨细胞的工作基础上发展而来的[1]。Grande 教授等用扩增的软骨细胞修复全层软骨缺损，组织学上显示出透明软骨样组织修复和具有活性的软骨细胞[2]。ACI 最初成功用于治疗膝关节骨软骨缺损（osteochondral defects, OCD）[3]，后来逐渐被用于治疗距骨骨软骨损伤（osteochondral lesions of the talus, OLT）。

ACI 需要两阶段手术过程。第一阶段：用关节镜从非功能区域获取正常软骨细胞，例如：松动的骨软骨片、OLT 边缘的软骨或同侧膝关节髁间窝软骨。作者建议采用同侧膝关节髁间窝软骨，因为松动的骨软骨碎片会降低软骨形成能力[4]，从距骨上获取软骨可能会形成新的 OLT[5]。获取的软骨细胞被送往商业实验室，培养并扩增到数以百万计。第二阶段：分离后扩增的软骨细胞被植入到缺损区域，表面覆盖骨膜，然后用 6-0 缝线和生物蛋白胶密封固定在 OLT 处。

目前，大家对早期技术进行了改良，试图减少相关的技术缺陷。基质诱导自体软骨细胞移植（matrix-induced autologous chondrocyte implantation, MACI）技术无须获取骨膜，通过使用生物可降解支架搭载软骨细胞，理论上可以减少细胞的丢失[6]，也可以避免骨膜供区并发症和术后骨膜片的增生肥厚。将培养的软骨细胞散布在 I / III 型猪胶原支架上，然后将支架植入骨软骨缺损区。这个过程将在本章进一步详细阐述。

目前，MACI 已经被美国食品药物监督管理局（FDA）批准用于膝关节疾病的治疗。其禁忌证包括：对氨基糖苷类抗生素或猪组织来源的材料过敏、会增加移植物压力的力线异常、晚期骨关节炎、炎症性骨关节炎病史和未纠正的凝血功能障碍。

目前 MACI 治疗 OLTs 还没有大规模的盲法对照研究，文献的证据等级仅限于 IV 级病例系列研究。

11.1 病例选择

各种非手术治疗失败的 OLTs 患者应该考虑软骨移植，非手术治疗包括：物理治疗、佩戴支架、石膏固定和非甾体抗炎药物治疗。对于面积在 1.07 ~ 4 cm² 之间的 OLT，应考虑 MACI。MACI 也适用于骨髓刺激术失败的患者。此外，如果病变深度超过 6 mm，则应考虑植骨[7]。当病变深度超过 7 mm 时，有研究显示预后较差，因此，这部分患者做 MACI 治疗时，需要告知患者预后可能不佳[8]。仅涉及单处距骨病变是较好的适应证。

11.2 影像学

术前影像应包括标准负重前后位、踝穴位和侧位平片。如果怀疑韧带损伤，应使用 Telos 设备进行应力位 X 线检查。

应常规进行磁共振成像（MRI）检查。用于关节软骨、软骨下骨以及关节周围软组织的评估。

计算机断层扫描（CT）与三维重建有助于定位和准确测量病变的大小，尤其是伴有囊变的病例。CT 图像可以显示病灶的真实大小，而不是 MRI 上常见的模糊的骨髓水肿影像（图 11.1a, b）。

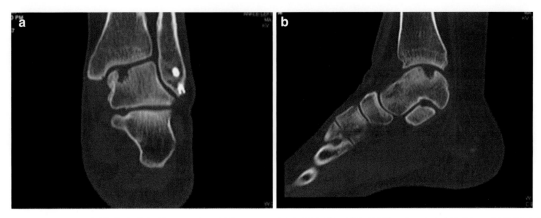

图 11.1 术前 CT 显示左踝囊性骨软骨损伤。（a）冠状面显示距骨内侧囊性骨软骨损伤。（b）矢状面显示骨软骨囊性病变大约位于距骨内侧的中部

11.3 设备

在第一阶段手术，患者仰卧位在无创牵引下，采用直径 2.7 mm 30° 和 70° 关节镜，通过踝关节前内侧、前外侧和后外侧入路进行检查[9]。直径 1.9 mm 30° 的关节镜可用于关节间隙非常狭窄的病例。从膝关节获取软骨移植物时，可以使用环状刮匙和关节镜抓钳，也可以使用软骨移植的器械。

11.4 体位

在第一阶段，踝关节镜检查是在仰卧位下进行。去除手术床患侧腿部衬垫，以便患侧踝关节与床面之间有间隙，非手术侧应该单独衬垫垫起。膝关节和髋关节屈曲 45° 左右，可用 Ferkel 大腿支架（Smith & Nephew 公司）来固定体位。用无菌软组织牵引装置牵引踝关节（Guhl 无创踝关节牵引装置，Smith & Nephew 公司）。

在第二阶段，进行切开手术时，根据病灶的位置选择手术入路，并放置踝关节于合适的体位。

11.5 手术操作

第一阶段手术包括诊断性踝关节镜检查，使用先前描述的技术来评估病变，并确认适合 MACI 治疗。然后可以对踝关节的其他损伤部位进行清理，

但距骨骨软骨损伤应保留到第二阶段处理。与此同时，从同侧膝关节髁间窝取出软骨。采用标准的膝关节镜探查入路，用锐利的环形刮匙从髁间窝外侧壁获取软骨（需要 200 ~ 300 mg）。注意避免软骨完全脱落，从而游离在膝关节内不易取出。然后使用组织抓钳以柔和的扭转方式取下软骨片。为防止取出过程中软骨片卡在前方软组织，可使用套管。然后按照其说明将软骨组织保存在由 Vericel 公司提供的包装中进行保存。

手术的第二阶段是植入过程。首先需要在体外培养软骨细胞，并置于支架膜上，至少需要 6 ~ 12 周。在大多数情况下，植入手术可在活检取出后的 5 年内进行。植入过程可以进行切开手术，也可以在关节镜下进行。病变的大小和位置往往决定了哪种入路是最佳的。到目前为止，关节镜下治疗过程值得期待，已经有多项研究显示了良好的短期和中期结果[6,10,11]。

11.5.1 传统的切开手术

使用止血带以确保手术视野无出血。病变的位置决定了患者的体位。病变位于内侧，患者呈仰卧位，对侧髋关节下方放置髂枕。采用内踝截骨显露病变位置。首先，在内踝预钻 2 个 4.0 mm 松质骨拉力螺钉孔道或使用内踝钩型钢板（图 11.2）。然后，为精确截骨平面，可以在透视下，植入导针引导摆锯截骨的方向（图 11.3）。透视可以帮助确认摆锯截骨线位于病灶外侧，以便能够暴露整个病灶区域。

如果病变位于外侧，在腓骨预先钻孔，然后进

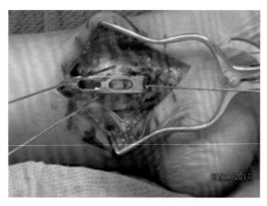

图 11.2 内踝预钻孔以便内踝截骨后的固定，在植入 MACI 后可以使用钩型钢板固定截骨块

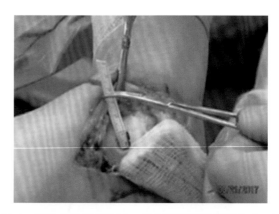

图 11.4 切除骨软骨损伤后，用尺子测量缺损面大小，以得到 MACI 移植物的准确尺寸

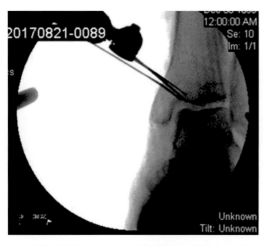

图 11.3 X 线透视显示在正确的平面置入导针。然后将摆锯尖端置于导针上进行截骨，以保证截骨方向准确

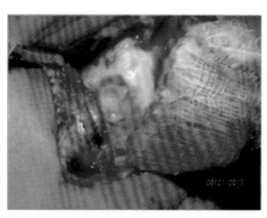

图 11.5 MACI 移植物可以自行贴附，但有时使用缝线将其进一步固定在骨软骨损伤区域。图为使用纤维蛋白胶之前将移植物缝合固定在左踝关节内侧距骨穹窿

行腓骨斜行截骨。切断距腓前韧带和前方关节囊使得腓骨可以向后旋转。在腓骨侧保留少量韧带组织，以便最后用 Bröstrom 方式修补外侧副韧带。

充分显露后，清理距骨软骨损伤区域，直到垂直面边缘都是稳定的软骨。15 号刀片可以用来获得垂直锐利的软骨边缘。软骨下骨必须保持完整，以防止骨性出血。放松止血带后，用含有凝血酶的纱块使病灶处保持干燥。测量病灶，以确定缺损的确切大小（图 11.4）。然后将无菌铝箔片压入缺损处以制作模板。再将 MACI 膜匹配模板进行切割。用凝血酶进一步干燥缺损区后，将膜置于病灶区，轻轻按压，并确保细胞侧向下，朝向病灶（图 11.5）。然后将纤维蛋白胶涂在薄膜上，将其密封。5~7 分钟后，屈伸活动踝关节，以确保 MACI 移植物是稳定的。也可以用 6-0 Vicryl 缝合线缝合膜的边缘，但基

本上不需要，因为膜具有自行贴附性。

然后将截骨块复位和固定。对于内踝斜形截骨，可在内踝近端增加 1 枚横向螺钉用于加强固定。如果使用钩型钢板，需确保内踝截骨处加压固定（图 11.6a、b）。外踝截骨则是在置入拉力螺钉后，使用 1/3 管状钢板进行固定。最后先用 3-0 Vicryl 缝线，再用 4-0 尼龙线垂直褥式缝合切口。患肢用有衬垫保护的短腿石膏进行固定。

11.5.2 关节镜技术

由于 MACI 手术技术要求较低，可以采用全关节镜下手术技术，从而避免截骨手术相关的并发症。全关节镜第二阶段手术与第一阶段手术使用相同的设备和相同的入路。清理剥脱的软骨碎片和炎性滑

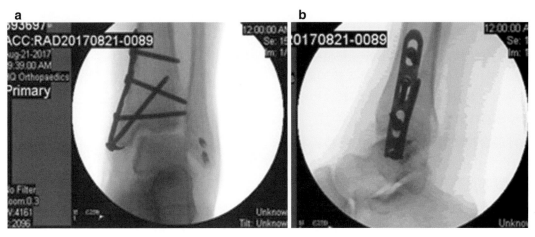

图 11.6　内踝截骨复位。（a）前后位 X 线透视显示内踝截骨处用钩型钢板和螺钉复位并加压固定。（b）侧位片显示钢板位于胫骨远端和内踝

膜，然后使用不同角度的刮匙进行损伤病灶的清理，以获得稳定的垂直的软骨边缘。然后精确测量病变大小，并将 MACI 移植物剪切成对应的尺寸。接下来，停止关节镜内液体注入，将所有液体从踝关节吸出。从离病灶最近的入路置入含有凝血酶的纱布，擦干损伤区域。

用关节镜抓钳或专门的套管输送系统将膜片送入踝关节[12]。然后，使用探勾或剥离子将 MACI 膜平铺在病灶上，并将其与缺损精确地匹配。再将纤维蛋白胶涂在膜的表面。5 ~ 7 分钟后，屈伸活动踝关节确保膜的稳定。最后，撤下所有器械，用 4-0 尼龙缝线垂直褥式缝合切口。

11.6　术后康复

全面的术后护理和康复的重要性不言而喻。医生、患者和物理治疗师必须作为一个团队进行工作，在治疗过程中密切联系。目的是促进手术部位和软骨移植物的愈合，使患者的关节功能恢复到较高水平。文献中缺乏很好的客观依据，所以很多信息是基于动物模型以及公认的关于软骨生理学的认知[13]。从膝部的 ACI/MACI 的研究中进行推断也是合理的。大多数学者认为，在一个熟练的物理治疗师的监督下进行康复是必要的，康复过程应该遵循以下基本原则[14]。

康复过程可分为四个阶段[15]：

1. 第一阶段是"愈合期"，从手术到术后第 6 周。

2. 第二阶段是"过渡期"，术后第 6 ~ 12 周。

3. 第三阶段是"重塑阶段"，术后第 12 ~ 32 周。

4. 第四阶段是"成熟期"，术后第 32 ~ 52 周。

以下介绍第一代 ACI 的康复过程，但对于新的技术，术后康复可以适当加快，因为后期不再使用骨膜瓣作为移植物。

第一阶段：从手术到术后第 6 周。

在术后 2 周拆除石膏和缝线。可以使用弹力绷带加压包扎，穿戴可调节的行走靴（controlled ankle motion, CAM）。允许从 30 磅的力量开始部分负重。活动范围训练从第 2 周开始，尤其要关注矢状面的活动范围。在第 4 周可以骑不加阻力的健身车。在第 6 周时，穿 CAM 行走靴逐渐过渡到完全负重，但必须检查截骨处愈合情况。当截骨处愈合后，可以过渡到绑"8"字绷带、穿有支撑的运动鞋。然后开始正规的物理治疗。第一阶段旨在恢复全范围的活动度，同时保护移植物愈合。健康的软骨细胞需要进行关节活动和轻微的压力[16]。

第二阶段：术后第 6 ~ 12 周。

在物理治疗师的密切指导下，加强踝关节周围的肌肉力量。骑健身车时可以施加阻力，并开始进行本体感觉练习。从等长收缩过渡到离心力量练习。增加抗阻练习的基础是因为此阶段植入的软骨细胞逐渐成熟，可以承受增加的压力负荷。为了后期更高需求的运动，增强力量和本体感觉训练是必要的。

第三阶段：术后第 12 ~ 32 周。

患者现在可以提高活动水平和肌肉力量。在疼痛和肿胀允许的情况下，步行的速度和时间都可以增

加。但禁止慢跑或快跑。可以开始负重的力量训练。这个阶段需要增加力量和耐力，同时保持关节活动度训练，这些都是体育专项训练所需要的。移植物在此阶段仍在成熟过程中，但为了能顺利进入第四阶段，需要进行 30 分钟无疼痛和肿胀的负重练习。

第四阶段：术后第 32~52 周。

开始进行混合性训练和重返运动的活动。术后 8 个月时移植物能够耐受高强度的活动。在治疗师监督下，增加活动强度和持续时间，需要根据疼痛和肿胀等症状调整康复进度。如果前几个阶段关节固定时间过长或康复进展缓慢，患者通常可能会出现运动状态不佳的情况，每次康复之间应该有充足的休息时间。不受限制的活动可以在手术后第 12 个月开始，但需要记住，移植物成熟和重塑的过程会长达 2 年以上[17]。

11.7　结果

之前，我们报道了距骨 ACI 的研究结果[11, 18]。在美国之外，Schneider 和 Karaikudi 对 20 名患者进行了 MACI 治疗，平均随访 21 个月。损伤的平均面积为 233 mm^2。AOFAS 评分从 60 提高到 87，但有 2 例失败，6 例患者疼痛并无改善[6]。Magnan 等用 MACI 技术治疗了 30 例患者，OLT 平均面积为 236 mm^2。经过 45 个月的随访，AOFAS 评分从 37 提高到 84。然而，只有 50% 的患者恢复了以前的运动水平[19]。最近，Kreulen 等报道了对 9 名患者进行了 7 年的随访，这些患者此前因距骨骨软骨损伤而接受关节镜治疗，但是均失败。OLT 平均面积为 129 mm^2。与术前相比，AOFAS 评分从 62 上升到 78，SF-36 评分显示在身体功能、身体疼痛和社交功能方面有显著改善[20]。Brittberg 等在一项前瞻性

随机临床研究中比较了膝关节 MACI 与微骨折手术疗效，并于 2014 年和 2018 年发表了同一组的治疗结果。平均随访 5 年发现，面积 3cm^2 或以上的膝关节软骨缺损患者，MACI 的治疗效果明显优于微骨折术[21, 22]。

11.8　并发症

感染、出血、伤口破裂、神经血管损伤以及持续症状在任何足踝手术中都是可能的。移植物和骨膜片过度增生肥厚是 ACI 特有的并发症，但在第二代和第三代 ACI 技术，如 MACI 中，此并发症明显减少[23]。如果实施截骨术，骨不愈合与内固定物相关疼痛是可能出现的并发症。

注意事项：

1. 如果实施截骨术，应确保能够直接垂直进入整个病灶区域。内侧 OLT 远端胫骨平台截骨位置应位于病灶外侧，而外侧 OLT 远端胫骨平台截骨位置应位于病灶内侧。
2. 必须彻底清理所有病变组织，并应获得稳定、垂直的侧壁。
3. 伴随的踝关节力线不正或不稳定必须被纠正。
4. 如果不适合进行关节镜下的 MACI 手术，可进行包括或不包括截骨的切开手术。

（Jonathan J. Berkowitz，Richard D. Ferkel 著　李　皓 译）

参考文献

扫描书末二维码获取

第 **12** 章　距骨骨软骨损伤的诊治及关节镜技术

12.1　引言

踝关节内病变是导致踝关节功能受损的一个相对常见的原因，其中，距骨的骨软骨损伤（osteochondral lesions，OCL）最为常见[1]。以往用来描述 OCL 的专业术语很多，其中包括剥脱性骨软骨炎、经软骨距骨骨折和距骨骨软骨骨折。

OCL 包括软骨下骨及其表面覆盖的软骨的病理学改变。急性踝关节外侧韧带断裂患者 OCL 的发生率在 5% ~ 7%。通常，距骨 OCL 会导致肿胀、疼痛、功能损害以及残疾。虽然大多数创伤性软骨损伤预后良好，患者最终无临床症状，但创伤性骨软骨损伤预后却较差。

尽管有症状性 OCL 的治疗方法尚在不断完善，但如何选择最合适的治疗方法仍然是一个挑战。为了优化治疗方案，充分了解 OCL 的临床表现以及对 OCL 准确的诊断是至关重要的。本章将概述距骨 OCL 的病理生理学特点和分类、病史、临床检查和诊断。此外，还将讲述踝关节镜前侧入路治疗的基本方法。

12.2　距骨骨软骨损伤的分类

文献中描述了 OCL 的几种分型，第一种分型来自 Berndt 和 Harty[5]。数年后，Ferkel 和 Sgaglione 提出了基于 CT 表现的分型方法[6]。Anderson 描述了基于 MRI 的分型，Cheng 和 Ferkel 提出了基于关节镜发现的分型。最近的 ISAKOS 专家共识认为这些分型系统的必要性有限，并提出了基于治疗的分类：

1. 无症状或症状较轻：保守治疗。

2. 有症状的、直径未达 15 mm 的损伤：清理和钻孔 / 微骨折 / 骨髓刺激。

3. 直径大于 15 mm 的有症状的损伤：固定。

4. 胫骨穹隆囊性病变或巨大的距骨囊性病变：逆向钻孔和骨移植。

5. 初次手术治疗失败者：骨软骨移植，HemiCAP 或跟骨截骨术。

在 4、5 类 OCL 患者也可考虑病灶清理和骨髓刺激术[9-11]。

12.3　距骨骨软骨损伤相关疼痛的病理生理学

距骨 OCL 包括创伤性和非创伤性。在外侧病变中，98% 与外伤有关；在内侧病变中外伤因素只占 70%[12]。非创伤性病因涉及特发性 OCL，与缺血、坏死和遗传因素相关。已经在同卵双胞胎的兄弟姐妹中发现了距骨 OCL[13-15]。在 10% ~ 25% 的患者中，发现病灶是双侧的，大多数 OCL 无症状[16, 17]。但是，在发生创伤后，可能会出现相关症状。

反复应力负荷作用于损伤的关节软骨表面，可引起外伤性病变，胶原纤维超微结构破坏，软骨下骨增厚，进而导致局部细胞变性或死亡[18]。在动物实验中，van der Vis 等发现，振荡的流体压力可导致骨溶解[19]。流体压力引起的骨吸收是一种强有力的骨吸收刺激。在骨质流失的情况下，骨吸收邻近区域有持续的骨形成[20]。静水压力引起的骨吸收导致软骨下囊肿被新形成的钙化区包围[21]。

许多理论被用来解释 OCL 疼痛的原因，包括滑膜疼痛、关节压力升高、骨内（静脉）压力升高和骨痛：

- 滑膜的疼痛，在触诊到炎症和增厚的滑膜时有压痛。在查体时，在前内侧和前外侧关节线上相对容易检查到滑膜压痛。如果有症状的 OCL 患者在触诊滑膜时没有压痛，提示滑膜并不是这些患者疼痛的主要原因 [22]。
- 压力引起的疼痛在关节腔充满滑液时才会产生。在距骨 OCL 患者中，可能会出现一些踝关节积液，但这不足以使关节内压明显升高。这些患者通常表现出非常低的积液水平。因此，关节内压力升高看起来并不是造成疼痛的原因。
- 一些作者研究了疼痛性骨关节炎和骨内静脉压力的关系。他们的研究表明，关节周围静脉血流流动受阻会导致骨间静脉压力升高，而截骨术或皮质开窗术可显著降低骨内压力 [23, 24]。
- 神经纤维广泛分布于骨组织中。以骨髓中的神经为例，其区域分布明显，密度不同。它们常与血管相连，呈串珠状外观 [25, 26]。局部的流体压力对骨髓中的神经末梢是一种强大的刺激，当软骨基质被压缩时，组织间质中的水分就会被释放出来，从而刺激神经。
- 软骨由细胞（软骨细胞）、胶原（拱廊结构）和水组成。人体关节软骨的含水量为 79%[27]。在动态负荷（0.1 秒）下，距骨软骨的厚度将减少 20%，将水释放到关节腔中。在静态负荷下（30 分钟），软骨厚度将减少 55%[27]。如果软骨下骨板受损，其释放的水将会渗透到有丰富神经支配的皮质下松质骨 [28]。这样，远端胫骨对受损距骨软骨的加压将导致朝向软骨下骨板的局部流体压力。如果软骨下骨板受损，液体会进入深层骨质，导致骨吸收并最终形成囊肿 [29]。

大量文献回顾显示，与距骨 OCL 相关的疼痛并不是由软骨损伤本身引起的。最可能的原因是在行走等动态负荷过程中反复出现较高的流体压力，导致对损伤软骨深层神经支配丰富的软骨下骨的刺激 [22, 28]。

12.4　患者病史和临床检查

在急性损伤情况下，距骨 OCL 往往因为被忽视而导致诊断的延误。在慢性病例中，详细的病史采集和临床检查是正确诊断距骨 OCL 的关键。在检查中，这些患者几乎没有异常。在大多数情况下，病变关节有正常的活动范围，没有明显的触诊疼痛或肿胀。活动时或活动后踝关节深部疼痛是距骨 OCL 最重要的表现 [30]。其他发现包括有明确的踝关节创伤史、踝关节力弱和不稳定，以及踝部肿胀和僵硬 [31-34]。

12.5　附加诊断

一般来说，常规的踝关节 X 线检查包括踝关节正位片和侧位片。X 线检查可显示一块与距骨分离的骨片，周围是透亮带。然而，在大多数情况下，由于损伤太小，在最初的 X 线片上往往无法看到 [31, 32, 35]。通过后期重复拍片，病变有时会变得明显。常规的 X 线片灵敏度不高，所以建议在诊断距骨 OCL 时增加其他影像学检查 [30]。

踝关节处于跖屈位置，足跟抬高位摄片可能显示后内侧或后外侧缺损。对于进一步的诊断评估，CT 扫描和 MRI 显示了相似的准确性（$p=0.33$）[36]。然而，对于术前设计，CT 扫描在发现骨性损伤并显示其特性方面具有优势。根据 van Bergen 等的一项研究结果，最近的一份国际共识建议：首选具有超高分辨率的螺旋 CT 进行轴位扫描，层间距 0.3 mm，层厚 0.6 mm，冠状面和矢状面的重建均为 1 mm[30, 35]。专家共识建议将 CT 扫描用于术前计划 [30]。

12.6　治疗

目前有多种公开发表的外科手术技术用于治疗有症状的 OCL。这些方法基于以下三个原则之一：

1. 清理术和骨髓刺激（微骨折术、磨削性关节成形术、钻孔术）
2. 将病变固定在距骨穹窿上（逆行钻孔术、骨软骨块原位固定术）
3. 形成透明软骨（自体骨软骨移植、同种异体软骨移植、自体软骨细胞移植术）

不同治疗方式的有效性在文献报道中差异很大，目前还无法确定哪一种更好。已经有一些相关的系统性文献综述发表 [37-41]，其中最近的两篇综述结论认为，在距骨的原发性和继发性 OCL 的治疗中，目前无法确定最有效的治疗方法。在世界范围内，骨髓刺激最常用于治疗原发性病变，因为它非常有效，并且与其他（植入）技术相比，价格相对便宜，并发症发生率低，康复快，而且可以早期进行运动[43]。

在治疗距骨 OCL 时，治疗策略的选择主要取决于主诉的持续时间、病变的大小以及病变是原发性还是继发性。一般来说，对无症状或症状较轻的损伤进行保守治疗，包括休息、冰敷、暂时减轻负重，如果有关节不稳的情况可以用支具保护。

对于机械性不稳定的病变，在急性或亚急性期，如果骨软骨片是 15 mm 或更大的，固定是首选的治疗方式。对于青少年，即使是小于 15 mm 的病变，也应该考虑是否能原位固定。较大的距骨囊性病变可采用逆行钻孔和植骨治疗。在初次治疗失败的情况下，可以考虑骨软骨移植。骨软骨移植技术应用于继发损伤，通常需要踝关节截骨，以充分显露病变。

手术方案会影响到手术入路。大多数原发病灶可以通过踝关节镜手术治疗。对于稳定踝关节的后内侧病变，一些作者建议采用内踝截骨术、胫骨远端前内侧开槽术或内踝钻孔术[12, 17, 44]。然而，根据本章作者经验，90%~95% 的 OCL 都可以在踝处于过度跖屈下通过前方关节镜手术治疗。但是，应当指出的是，技能和经验是必需的[45]。距骨穹窿后 1/4 的后方病变，由于无法通过跖屈处理，可采用后足关节镜治疗。

12.7　前侧踝关节镜检查：具体操作步骤

距骨穹窿从前到后可分为四个相等的部分。当 OCL 位于距骨的前 3/4 时，可以通过常规的前侧踝关节镜手术进行治疗。如果病变位于距骨穹窿的后 1/4，则应通过后侧踝关节镜手术或内踝截骨术显露缺损[46]。对于前方踝关节镜技术，需要两个入路：

12.7.1　前内侧入路

首先准备前内侧入路，因为很容易进入，特别是当踝关节处于背伸位置时。在这种体位下，入路很容易寻找且重复性好，神经血管损伤的风险是最小的。入路正好位于关节线水平的胫前肌腱的内侧。在这个水平上，踝关节过度背伸时可以触摸到凹陷（软点）。在水平面上，凹陷位于胫骨前缘和距骨之间。在矢状面上，以胫前肌腱为标志。应在背伸位

时触诊胫前肌腱。注意在背伸位时，肌腱会向外侧移动 1 cm。此时前内侧入路的位置可以在胫前肌腱内侧的皮肤上标记出来。注意不要伤到沿内踝前缘穿过踝关节的大隐静脉和隐神经。屈伸踝关节，可以感觉到距骨相对于胫骨远端移动。触诊时手指固定在过度背伸位置的软点上，在胫前肌腱的内侧，纵行切开皮肤。蚊式钳钝性分离皮下层，穿过关节囊进入踝关节。踝关节置于背伸位置，可避免软骨损伤。保持背伸位置，插入带钝头的关节镜套管。当感觉到钝头接触到的骨性关节线时，将钝头套管向外侧轻轻推入踝关节前方的操作区，对前方关节腔进行灌洗和检查。

12.7.2　前外侧入路

然后建立前外侧入路。前外侧入路位于第三腓骨肌腱的外侧、关节线水平或稍近端的位置，在直视下通过扎入穿刺针完成。在水平面上，它位于关节线的水平或稍偏近端。在垂直面上，它位于伸肌总腱和第三腓骨肌腱的外侧。腓浅神经通常在将踝置于跖屈和旋后时可触及或观察到，应小心避免损伤。腓浅神经的中间背侧皮支穿过踝关节的前部到伸肌总腱的表面。在伸肌腱的外侧操作可避免损伤这一分支。一旦识别出侧支，可用记号笔在皮肤上标记出它的位置。

值得注意的是，前外侧入路的位置可能因踝关节病变的位置有所不同。踝关节前内侧病变，前外侧入路可略高于踝关节水平，并尽可能靠近第三腓骨肌腱。踝关节外侧病变，前外侧入路应在关节线的水平上，并且更偏向外侧。皮肤上做小切口后，用蚊式钳钝性分离皮下层和关节囊。此处最重要的是注意应用钝性分离技术。

12.7.3　手术操作

通常情况下，手术是在没有牵引的情况下进行的。标准的前内侧和前外侧入路如上所述。对于内侧 OCL，将 4mm 的关节镜置于前外侧入路，器械通过前内侧入路进入。对于前外侧损伤，关节镜置于前内侧入路，器械通过前外侧入路进入。如果存在骨赘，则先清除。在跖屈位置清除滑膜，之后可以寻找 OCL。

至少最前方的病变区域可以在镜下看到，而且

通过探勾可以寻找到。通过软组织牵引带牵开关节间隙会有助于显露病灶[47]。

去除骨软骨碎片后，将 3.5 mm 或 4.5 mm 的滑膜刨刀置入损伤区。用刨刀清理后，将关节镜从同侧入路置入以检查清理是否彻底。重点是清除所有死骨及其上方无支撑的、不稳定的软骨。清理过程中的每个步骤都应通过变换入路进行检查，以保证清理得彻底、准确，并清除所有松动的碎片。应在踝关节完全背伸的情况下插入器械和关节镜，从而防止医源性软骨损伤。完全清理后，用微骨折技术对硬化区打孔。

12.8 术后康复

在关节镜下清理和钻孔术后，鼓励患者进行主动的踝关节屈伸活动。6 周内部分负重，6 周后可完全负重。12 周后允许在平坦的地面上跑步。建议在术后 5 个月完全恢复体育活动。

12.9 经验和教训

- 与距骨 OCL 相关的疼痛是由行走等动态负荷过程

中反复的高流体压力引起的，导致软骨损伤深层具有丰富神经支配的软骨下骨受到刺激。
- 查体时，距骨 OCL 患者的临床体征通常不明显。
- 活动中或活动后的踝关节深部疼痛是距骨 OCL 的最重要标志。
- CT 扫描是制定术前计划的首选影像学检查。
- 距骨 OCL 的治疗取决于病灶的大小、症状的持续时间，以及是原发性还是继发性病变。
- 90% ~ 95% 的原发性 OCL 可将踝部过度跖屈，通过前方入路进行关节镜治疗。
- 关节镜术后的早期主动的关节活动度练习对于获得良好的疗效非常重要。

（P. A. D. van Dijk, C. N. van Dijk 著　常　非 译）

参考文献

扫描书末二维码获取

第13章 撬拨、钻孔、填充和固定（LDFF）技术：一种关节镜下治疗距骨骨软骨损伤的新方法

13.1 引言

距骨骨软骨损伤（osteochondral defect, OCD）是指距骨关节软骨及其软骨下骨的损伤。尽管已有大量研究报道了距骨骨软骨损伤的发病可能与血管和遗传因素相关，但创伤仍是距骨骨软骨损伤最常见的致病原因，例如踝关节骨折和扭伤等[1-4]。距骨骨软骨损伤会严重影响患者的日常活动，导致其生活质量下降[5]。最初的治疗方案通常是医患共同决策（shared decision making, SDM）下的保守治疗[6-9]。然而，如果保守治疗后症状仍持续存在，则有多种手术方案可供选择。对于距骨原发性骨软骨缺损和面积较小的缺损，可以行骨髓刺激术（bone marrow stimulation, BMS）。但这种手术方式一般只适用于面积在 107.4 mm^2 以下的骨软骨缺损[10]。然而，许多研究表明，随着时间的推移，BMS 的临床疗效逐渐下降，这很可能与长期随访发现此类患者易出现踝关节骨关节炎相关[11, 12]。踝关节骨关节炎可能是由软骨下骨板塌陷导致，通常发生于长期随访中[13-15]。此外，骨髓刺激术的目的，并不是恢复踝关节骨软骨的完整性，所以这解释了其术后临床疗效逐渐减退的现象[16-18]。对于继发性距骨骨软骨缺损以及较大的骨软骨缺损，通常需要更激进的外科治疗来缓解患者的症状。Lambers 等[19]最新的系统回顾显示，目前尚无法确定治疗继发性距骨骨软骨缺损和较大的骨软骨缺损的最佳手术策略。尽管如此，骨（软骨）移植和软骨细胞移植似乎是治疗继发性距骨骨软骨损伤的有效方法。

对于大面积、原发性距骨骨软骨损伤，软骨或骨软骨移植可替代骨髓刺激术进行缺损修复。从理论上讲，软骨或骨软骨移植手术可以修复距骨穹窿区域病变的关节软骨，防止软骨下骨的退化，并恢复踝关节骨软骨的完整性，从而有效治疗较大的距骨骨软骨损伤。在本章中，我们将介绍一种新的有效的关节镜下内固定技术——撬拨、钻孔、填充和固定（lift, drill, fill, fix；LDFF）技术。此外，我们还将对距骨骨软骨损伤的历史背景进行回顾。

13.2 历史背景

距骨骨软骨损伤的治疗或始于1743 年，Hunter[20]言及："从希波克拉底时代至今，软骨破损便是一种非常棘手的疾病，一旦软骨损伤发生，便无法恢复。"1856 年，Monro[21]报道在踝关节中发现了软骨游离体，而直到 1870 年，Paget 才报道了膝关节中类似的病变[22]。然而，首次出现类似"骨软骨损伤"的描述，则应追溯至德国外科医生 Franz König 采用"剥脱性骨软骨炎（osteochondritis dissecans, OCD）"一词来指代来源于不同关节的软骨游离体[23]。他认为剥脱性骨软骨炎产生的游离体源于局部坏死性病变，因此伴有某种类型的炎症反应。而"踝关节剥脱性骨软骨炎"则首次由 Kappis 描述，他发现上述踝关节骨软骨损伤与膝关节骨软骨病变具有极大的相似性[24]。10 年后，即 1932 年，Rendu[25]提出了距骨关节内骨折的相关病因和治疗方法。1953 年，Rödén 等[26]指出距骨穹窿外侧的骨软骨损伤是继发于创伤的，此观点推动了距骨 OCD 的相关术语、潜在病因和相应治疗手段的转变。这一发现表明，过往对于剥脱性骨软骨炎的定义似乎并不恰当，因为该病的主要发病机制与创伤相关（而非上文所提及的

坏死性病变）。1959 年，Berndt 和 Harty[27] 在这个领域里发表了一篇里程碑式的文章。文中指出，不仅距骨外侧穹窿的病变可能来源于创伤，距骨内侧穹窿的病变也很可能继发于创伤。因而，他们认为总体上大多数距骨骨软骨损伤源于创伤。目前，存在多种术语描述距骨骨软骨损伤：骨软骨缺损、骨软骨损伤、剥脱性骨软骨炎、经软骨距骨骨折、距骨软骨骨折、距骨穹窿骨折和距骨片状骨折等。自从 1959 年 Berndt 和 Harty 发表了那篇影响力极大的文章后，便不断有文献报道各式各样的手术技术。

13.3 关节镜下 LDFF：适应证、禁忌证及术前计划

适应证：原发性、急性或慢性、大面积（CT 扫描前后径或左右径 > 10 mm）[28] 距骨骨软骨损伤，经至少 6 个月的保守治疗并失败。值得注意的是，所有无症状但骨软骨块移位的患者，以及骨骼发育成熟但骨软骨块无移位的患者，都应尽快手术固定骨软骨块，从而最大程度地减少潜在的关节内损伤，并提高骨软骨块的愈合能力[28]。

禁忌证：骨软骨块游离、Ⅱ度或Ⅲ度踝关节骨关节炎、严重骨质疏松症、感染、恶性肿瘤[28]。禁忌证无须考虑特定年龄群体，因为关节镜下 LDFF 手术不会影响骺板。

术前计划：应评估距骨骨软骨损伤的位置、大小、形态和骨软骨块移位程度，建议术前行踝关节极度跖屈位 CT 扫描以规划合理的手术入路[29-31]。

13.4 手术技术：关节镜下撬拨、钻孔、填充和固定（LDFF）

关节镜下骨软骨块固定术有一系列操作步骤，以下将按照撬拨、钻孔、填充和固定（LDFF）进行概述[32]。该手术为门诊手术，可在全麻或椎管麻醉下进行。患者取仰卧位，患侧臀部略微抬高，对侧骨盆放置支撑挡板。为了方便术者能控制患侧踝关节跖屈或背伸，应将患侧足跟部置于手术台末端。通过这种特殊的体位，可将手术台作为杠杆，需要时可以实现最大程度的踝关节跖屈。必要时也可使用无创性软组织牵引装置。随后，建立常规踝关节前内侧和

前外侧入路。入路建立完成后，即可对踝关节内部进行探查。为了更加方便手术器械进入踝关节，术者可将胫骨远端前缘骨质进行打磨。随后使用探勾探查，准确定位距骨穹窿骨软骨缺损的位置。

LDFF 的第一步为撬拨（L）。进行撬拨之前，首先需要使用海狸刀（beaver knife）制造一个边缘锐利的骨软骨瓣（图 13.1a, b）。值得一提的是，术者应特别注意保持骨软骨瓣后侧的完整性，将其作为杠杆支点，通过骨凿从前方抬起骨软骨瓣（撬拨）（图 13.1c）。第二步为钻孔（D）。这一步骤的目的是促进血运重建。术者需分别清理骨床及骨软骨块的硬化部分（图 13.1d）。非常重要的一点是，术者要特别注意对软骨下囊肿进行彻底清理并钻孔。第三步为填充（F），即对清理和钻孔后的缺损区进行植骨。可以用骨凿从胫骨远端干骺端切取松质骨，然后用抓钳将这些骨质植入缺损处（图 13.1e, f）。最后一步为固定（F）第一步中制造出的骨软骨瓣。固定之前，术者需要确保骨软骨瓣对位对线良好。固定时，可以使用生物加压螺钉（Arthrex Inc., Naples, USA）或金属螺钉。必要时，还可加用可吸收钉或棒，以防止骨软骨瓣旋转（图 13.1g, h）。

13.5 关节镜下骨软骨块固定：术后处理

术后短腿石膏固定踝关节 4 周，患肢不负重。固定 4 周后，短腿行走石膏固定踝关节于中立位，患肢可完全负重。术后 8 周去除石膏。此时，患者可在物理治疗师指导下进行康复，以帮助患者进行踝关节功能康复和关节活动度（背伸和跖屈）练习。患者可在大约 2 周内逐步达到完全负重。整个医疗团队的目标是立足于平衡、本体感觉和踝关节功能三个方面，力求为患者提供精心设计的个性化术后康复方案。通过以上手段，患者有望恢复正常步态，甚至在肌力和本体感觉方面都可能与以往无异。医疗团队应根据患者的具体情况、跑步能力、个人意愿以及特殊运动训练等，最终为患者做好重返运动的准备。建议在术后 3 个月后根据患者临床检查和 CT 扫描结果对其进行个性化治疗。通常建议患者在术后 6 个月内，不要进行下列任何形式的活动，如踮脚尖、跑步等，因为上述活动会在踝关节产生极大的机械应力。术后 6 个月，可安排患者逐渐重返体育运动，例如足球、跑步和其他高冲击力的运动。

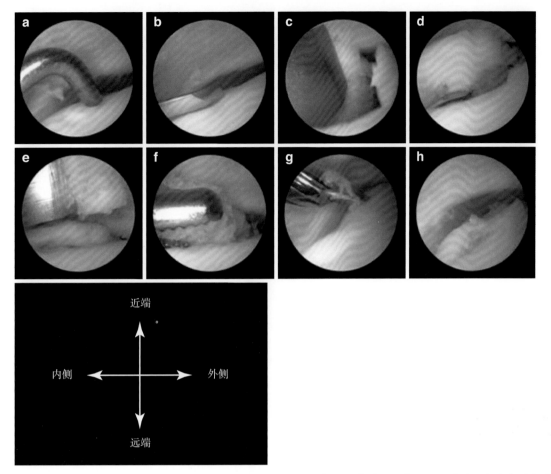

图13.1 撬拨、钻孔、填充和固定（LDFF）手术（左距骨内侧骨软骨损伤）关节镜下图像。（a）术者用探勾探查损伤的软骨，以确定骨软骨缺损的准确位置；踝保持于跖屈位可完成此步骤。（b）术者使用海狸刀制造出边缘锐利的骨软骨瓣。（c）用骨凿撬起骨软骨瓣（L）。（d）钻孔步骤包括用克氏针和刨刀清理骨软骨瓣和骨床的硬化骨，从而促进软骨下骨的血运重建。需要强调的是，应避免损伤骨软骨瓣后侧，以防骨软骨瓣游离。（e）使用4 mm骨凿从胫骨远端干骺取松质骨。（f）用关节镜抓钳将松质骨置入缺损处。（g）进行固定（F）前，使用空心螺钉导针以便进行预钻孔和攻丝。（h）置入可吸收螺钉固定骨软骨块，钉尾略低于周围关节软骨面1～2 mm。考虑到螺钉直径和加压的需要，更多倾向于选择非空心螺钉固定骨软骨块（figure reproduced with permission from Reilingh et al.[33]）

13.6 关节镜下LDFF：结果

2016年，文献首次报道了关节镜下LDFF手术的临床结果。文章中纳入了7名患者，统计分析了其短期临床效果和影像学结果（平均随访12±0.6个月）[32]。术前骨软骨缺损平均前后径为15.7 mm（标准差3.0 mm），左右径9.6 mm（标准差3.2 mm），深度6.7 mm（标准差1.4 mm）。LDFF术后患者AOFAS评分、静息及行走NRS评分均有明显改善[34]。所有患者对该手术表示满意，并且表示如果有必要愿意再次接受手术。术后12个月，CT扫描

显示71%的患者表现出骨质重塑和进行性骨质生长（图13.2a，b）。

2017年，Reilingh等在KSSTA上发表了一项前瞻性病例对照研究[35]。这项研究比较了关节镜下LDFF和关节镜下BMS治疗原发性、可固定的距骨骨软骨损伤术后1年的临床疗效和影像学结果。LDFF组和BMS组分别纳入14名患者。关节镜下LDFF组手术前后评分均有显著性改善：AOFAS评分（术前66±10.1，术后89±17.0，p=0.004）；静息NRS疼痛评分（术前2.1±1.8，术后0.9±1.3，p=0.043）和跑步NRS疼痛评分（术前7.4±1.9，术后2.5±3.1，p=0.004）。然而，术前和术后1年

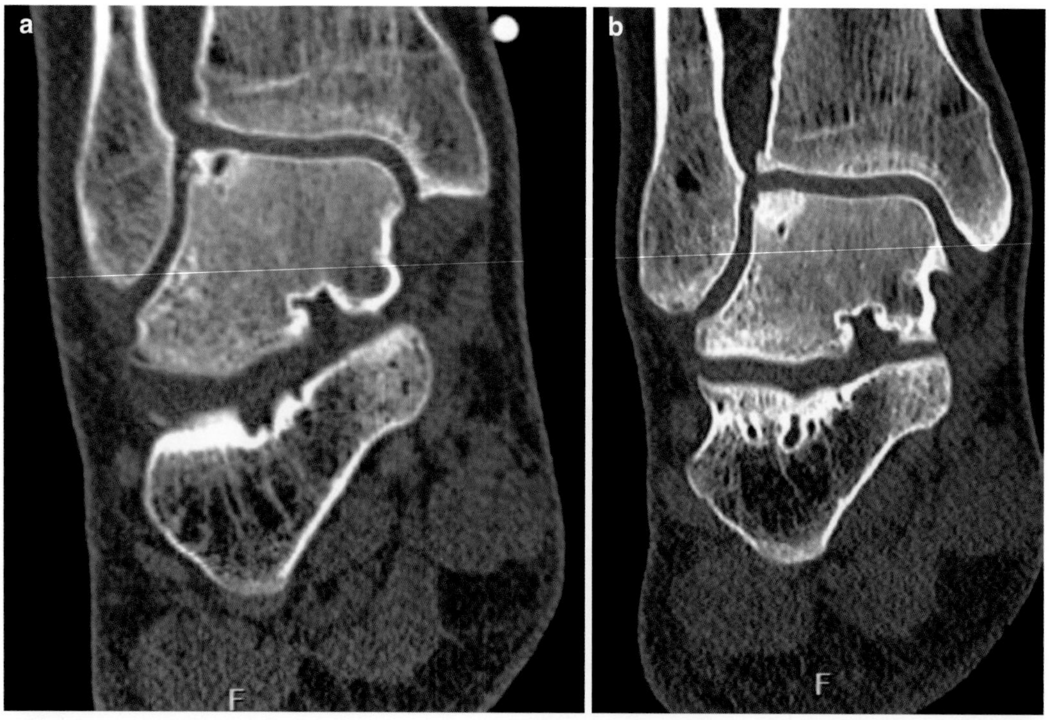

图 13.2　接受 LDFF 手术治疗的患者的术前和术后 1 年 CT 扫描。(a) 术前冠状位 CT 扫描；(b) 术后 1 年冠状位 CT 扫描

LDFF 组和 BMS 组两组间比较，AOFAS 和 NRS 评分并无显著性差异。与临床评分结果不同的是，两组软骨下骨板愈合情况存在显著性差异（ $p=0.02$ ）。关节镜下 BMS 组的 14 例患者中，11 例出现缺损区域软骨下骨板塌陷，3 例软骨下骨板与周围平齐。与之相反，关节镜下 LDFF 组中，10 例软骨下骨板与周围平齐，4 例软骨下骨板塌陷。LDFF 组 9 例患者术后骨软骨块完全愈合。

2017 年 11 月，在美国匹兹堡召开的"踝关节软骨修复国际共识会议"，共有 25 个国家和 1 个地区的 75 位踝关节软骨修复专家参与。该专家共识是基于 Delphi 方法达成的，而其中一个研究团队正是关注内固定术治疗踝关节骨软骨损伤的[28]。共识指出，对于直径小于 15 mm 的骨软骨损伤，如果固定手术治疗失败后，再次手术时可以采用骨髓刺激术。然而，共识同时指出，在骨髓刺激术治疗失败后，不适合再次进行固定手术。此外，共识还指出，距骨骨软骨损伤的固定术可能会促进软骨和（或）软骨下骨的愈合。因此，如果选择恰当的距骨骨软骨损伤病例进行关节镜下固定治疗，预期可获得令人满意的临床结果。

13.7　结论

尽管临床和影像学结果表明，关节镜下 LDFF 可能是治疗原发性、大面积、可固定的距骨骨软骨损伤的有效手段，但其仍需要更长期的随访来证实。为了提高统计检验效能，需要纳入更多的患者。同时，开展前瞻性随机对照研究来评估关节镜下 LDFF 手术效果也十分重要。最后，从临床上来讲，更为重要的一点是，如果关节镜下 LDFF 手术失败，仍然可以进行其他手术，例如 BMS 和骨（软骨）移植术。

（Jari Dahmen, J. Nienke Altink, Mikel L. Reilingh, Gino M. M. J. Kerkhoffs 著　李　棋 译）

参考文献

扫描书末二维码获取

第 **14** 章 距骨骨软骨损伤的一期手术治疗方案

14.1 踝关节的软骨修复

为了使负重关节保持功能并避免过早损坏，关节的构造应符合机械定律。这里有几个标准：首先，从机械角度看，两个做相对运动的承重表面应在功能范围内以尽可能小的摩擦力接触，以最大程度地减少相对面的损伤并避免过热。第二个重要标准是优化接触表面积。较小的接触表面积可以减小摩擦力，但是较大的接触表面积可以减小承重表面上的压力和峰值载荷；这些是最大程度地减少导致关节逐步退变的破坏性机械力的重要因素。鉴于踝关节是人体活动最多的负重关节，所以在整个运动范围内，拥有适合、匹配的相邻关节面就变得至关重要。

相较于膝关节，踝关节的关节面匹配度更高且软骨较薄，因此在踝关节软骨表面重建中需要更高的精度。距骨穹窿骨软骨损伤（osteochondral lesions of the talar dome，OLT）的外科治疗旨在使用生物材料来修复缺损，并经过进一步的重塑而与周围组织融合。重建的目的是在每个位置，特别是在大多数病变好发的距骨内侧肩部，可以有效地恢复距骨穹窿原有的形态[1]。

考虑到关节功能的机械特性和几何组成，如果软骨下骨保持完整并在解剖学上没有改变，则损伤后关节软骨表面的恢复并不复杂。如果有软骨下骨赘生成，可使用刨刀或磨钻切除骨赘来恢复关节表面的解剖几何外形。如果骨软骨病变较大，且导致软骨下骨深层出现骨性缺损，则需要仔细填充骨性缺损。我们必须特别注意恢复天然的软骨下骨表面

的几何形状，这对于获得满意的软骨再生是必不可少的。

迄今为止，较大距骨骨软骨病变最常用的手术治疗是采用从膝关节上获取移植物的骨软骨移植技术（OAT）[2-5]。不过该技术可能会导致术后膝关节出现供区损伤症状[6]。况且从膝关节获取的骨软骨移植物不能很好地恢复距骨表面形态，尤其是在曲率和关节匹配方面。曾有一些学者报道过 OAT 移植物与周围组织的不完全融合以及骨坏死[7]。

生物支架常被用于修复软骨组织，可作为无细胞或复合细胞的支架来植入。目前已经开发出第二代或第三代自体软骨细胞植入技术，可再生软骨，用于治疗严重的软骨损伤。如果软骨损伤合并严重的软骨下骨缺损，可采用双层修复技术，这一技术最初由 Peterson 在 2003 年提出，即"三明治"技术。

在有关技术描述中，基于双层修复、种子细胞的技术具有最大的恢复关节面匹配的潜力。这是通过对需修复的骨软骨表面成形，修整轮廓以匹配原有的曲率半径；术后来自相对关节面的应力也会促进修复软骨的重塑、调整。此外，生物材料工程学的进展允许我们开发三维支架。与 Peterson 最初方法中使用的骨膜组织不同，该支架更具可塑性，因此更稳定。基于种子细胞的软骨修复的另一个重要进展是避免了 ACI 技术中的分期手术。Gobbi[8, 9] 提出的自体骨髓抽吸提取浓缩物与生物支架的结合应用已被广泛引入临床实践，获得了与自体软骨细胞移植类似的疗效，并大大降低了成本。缺损的骨质常通过取自体髂骨骨柱或松质骨骨碎块来填充，然后将成软骨基质覆盖于表面[10-12]。

14.2　一期手术治疗骨软骨病变

关节镜器械的最新进展使得我们能够通过单阶段、单层或双层、基于种子细胞的重建技术对软骨和骨软骨损伤进行微创治疗[13]。器械和生物材料的发展大大减少了医生对软骨和骨软骨缺损进行侵入性切开手术的需求。

新型一期手术的示例之一是关节镜辅助下使用生物嵌入式骨软骨重建术（biological inlay osteochondral reconstruction, BIOR）治疗距骨骨软骨损伤（图 14.1）[14]。我们认为，成功修复较深的距骨骨软骨损伤需要分别修复软骨下骨层和软骨层。病灶的填充像牙医铸造牙齿填充物一样，应该与距骨穹窿的曲度相适应。骨块应当充分填充缺损，并适当打压，以承载关节载荷而不会导致软骨下骨塌陷。由于距骨关节表面的有些地方不易达到，BIOR 植入只能通过 3 个微创入路进行。在距骨穹窿中心有较大骨软骨缺损的情况下，建议通过内踝截骨术的经典方法显露病灶。由于关节间隙比较狭窄且病变较深，这种关节镜辅助和微创方法需要有熟练的外科医生担任助手。

14.3　距骨软骨损伤的手术入路

关节镜下病灶清理术和骨髓刺激术治疗较浅的骨软骨或软骨病变疗效良好。在有利的条件下，尽管小切口手术更容易操作，但关节镜下的细胞基质植入也是可以实现的。而深层病变则需要采用切开手术进行骨软骨重建。

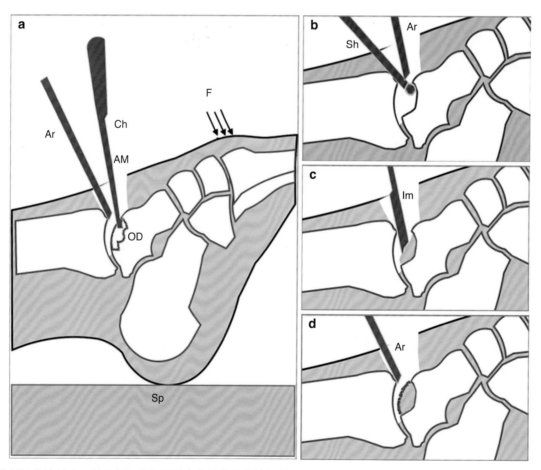

图 14.1　微创关节镜辅助下前内侧入路行距骨穹窿处骨软骨缺损的生物嵌入式骨软骨重建术（BIOR）：AM，前内侧入路；Ar 关节镜，Ch 软骨刮刀，F 助手手动施加的力，OD 骨软骨缺损，Sp 足跟支撑点，Sh 打磨型刨刀，Im 管状植入装置。逐步进行生物嵌入骨软骨重建：（a）使用软骨刀或刮匙去除骨软骨缺损；（b）在缺损的硬化底部和侧壁进行新鲜化；（c）使用管状植入装置植入碎骨块；（d）BMAC 浸泡的基质膜覆盖

14.3.1 前内侧入路

前内侧入路是在关节线水平、胫前肌腱内侧切取 3~4 cm 长的皮肤切口,是治疗距骨内侧穹窿前部和中部病变的最常用入路。与标准的踝关节镜探查一样,患者取仰卧位。切除阻挡视野的滑膜并极度跖屈踝关节,可观察到 50% 的内侧距骨穹窿关节面(图 14.2)。

14.3.2 前外侧入路

在病变位于距骨前外侧部分时,可以选择前外侧入路。此入路位于外踝的前缘,将第三腓骨肌向内侧牵引。需要 2 名助手来协助操作。必须特别注意不要损伤足背中间皮神经,皮神经位于此切口的外侧或内侧(图 14.3)。

14.3.3 后外侧入路

如果缺损位于后外侧,则可以通过位于跟腱外侧边缘的后外侧入路进行修复。切口在标准后外侧入路水平进行;切口应向近端和远端分别延长 1.5 cm。患者侧卧位,术侧的肢体在上,膝关节屈曲呈 90°。此位置可放松腓肠肌,并允许将跟腱拉向内侧。由助手协助踝关节背伸,这样能观察到距骨后外侧关节面的 20%。也可用关节镜来观察这一手术区域(图 14.4)。

14.3.4 内踝截骨术的标准入路

通过内踝截骨术可以对位于内侧中后部的病变进行处理,这是最常见、最为人熟知的方法,已被许多作者使用和描述[1,3,5]。

14.4 术后处理与 MRI 评估

在门诊就诊病例中,距骨深层骨软骨缺损比软骨缺损更常见,软骨损伤仅需骨髓刺激术或软骨支

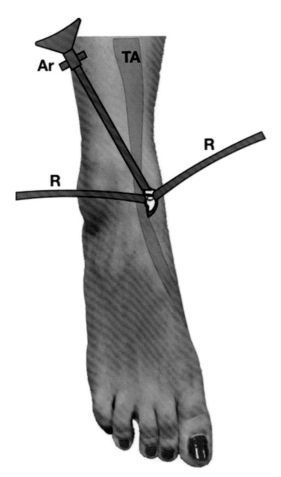

图 14.2 踝关节前内侧关节镜入路。Ar 关节镜,R 牵开器,TA 胫前肌腱

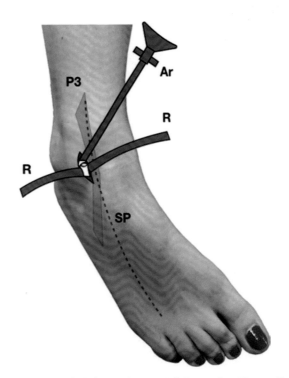

图 14.3 踝关节前外侧入路。Ar 关节镜,R 牵开器,P3 第三腓骨肌腱,SP 腓浅神经

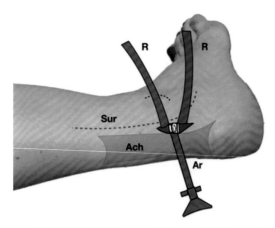

图14.4　踝关节后外侧入路。Ach 跟腱，Ar 关节镜，R 牵开器，Sur 腓肠神经

架植入，而深层的骨软骨缺损修复要求更高，需要手术修复与重建骨质和软骨的缺损。与治疗软骨缺损相比，骨软骨缺损移植物重塑和愈合时间更长。因此，手术重建方法往往提示需要特定的术后康复治疗，故而康复方案根据具体情况进行个性化调整。我们认为，正确掌控骨软骨移植物愈合的最佳方法是定期检查移植物的状态。根据我们中心的经验，经过骨软骨再生修复治疗后，在术后6周、6个月和12个月对患者进行 MRI 监测。根据骨和软骨下骨板的质量，允许患者进行或多或少的体育活动。移植物的成熟过程缓慢则表明需要对原有的药物治疗和（或）物理治疗进行调整。

骨软骨损伤进行生物外科治疗后的康复方案取决于骨软骨缺损的大小和位置以及接触角（contact angle，CA）。CA 是在踝关节运动期间保持与相对应的关节表面接触的重建关节表面的角度。该重要信息使得物理治疗师可以确定康复过程中的安全活动度范围。

根据作者的经验，应该认真规划个性化康复策略，包含以下三个关键问题：

- 在移植物愈合的初始阶段（前7~10天）限制关节运动，以允许移植物与周围融合并在其表面形成纤维性血肿，然后在适当牵伸下进行关节被动活动，并逐渐增加至关节全范围活动。
- 在手术后3周或6周，以及术后6个月和12个月行 MRI 检查监测移植物的成熟程度。
- 骨科设备应个性化，具体取决于骨软骨重建的大小、位置和 CA。

在所有情况下，都应根据关节状态（例如肿胀、

粘连、其他手术或损伤，以及 MRI 评估）来调整康复计划。

在初始的7~10天，我们建议进行一定范围内的关节活动，以促进修复组织与周围融合，并形成纤维性血肿。在这段时间之后，应结合关节牵伸进行关节活动度练习。部分负重应该在手术后4周或5周开始，而不受限制的负重应该在第6、7或8周开始，具体取决于第6周的 MRI 评估。对于物理治疗师来说，重要的是要理解预先确定的 ROM 对于恢复距骨的解剖曲度是必要的。术后对愈合过程和修复组织的形成进行良好的监测，建议患者在术后6周和12周行 MRI 检查。在3个月时，患者可以跑直线，强调进行力量、耐力和有氧训练。 运动专项训练通常从8个月开始，预计在术后10个月恢复比赛。

大多数康复中心在足踝骨软骨手术治疗后都使用标准的术后康复方案。 其实根据病灶的大小和位置，合并损伤以及患者的年龄，康复方法可以有所不同。在后期的康复治疗中，患者适合进行哪种运动锻炼，应根据功能测试以及 MRI 评估的移植物愈合度来决定。MRI 可以评估移植物成熟过程的动态变化（图14.5、图14.6、图14.7）。这里需要注意的是老年患者的移植物成熟速度明显降低。 同时，与膝关节相比，距骨穹窿的骨软骨生物学重建也似乎较慢。由于移植物在体内的愈合并未明确且难以控制，因此骨软骨重建后没有通用的术后康复方案。

14.5　总结

使用关节镜 BIOR 技术治疗伴软骨下骨明显缺损的软骨损伤，能够以微创方式重建损伤的骨软骨组织并恢复关节表面的正常解剖形态。在开放和镜下应用基于细胞的 HA-BMAC 一期软骨修复技术治疗不同大小的软骨缺损以及多间室膝关节软骨损伤已在笔者所在医院获得成功。关节镜 BIOR 技术将 HA-BMAC 软骨修复与骨质嵌入相结合，可提供微创的、同时修复骨与软骨双层结构的自体重建，且手术创伤很小。

生物嵌入式骨软骨重建技术能够治疗各种大小、各种深度的软骨下骨缺损。 另外，与圆柱形软骨移植重建技术不同，这种技术可以在不"牺牲"邻近健康组织的情况下修复不规则形状的病变。此外，骨软骨自体移植或同种异体移植术需要从接近

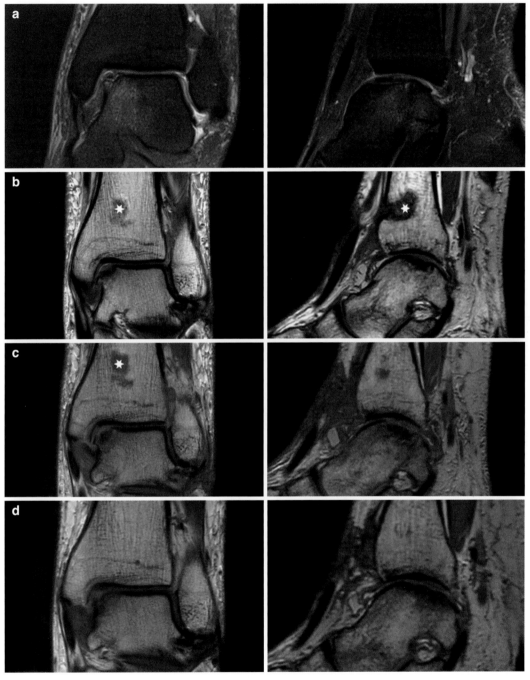

图 14.5　距骨内侧生物嵌入性修复，移植物缓慢重塑的过程。一名 48 岁女性左踝关节软骨下骨板和软骨表面逐步修复过程中进行 MRI 评估：(a) 距骨穹窿内侧骨软骨Ⅲ度损伤，术前；(b) 术后 3 个月的生物性骨软骨植入物（星号表示松质骨移植物的供区位置）；(c) 术后 6 个月，软骨下骨板和软骨表面清晰可见，骨水肿轻度减退，质子密度（PD）有或无脂肪饱和（FS）（m-SPIRE, 3.0 Tesla 数字扫描）像显示，距骨穹窿矢状面和冠状面扫描形态正常（术后 3 个月）；(c) 距骨穹窿形状良好，软骨下骨板不可见（术后 12 个月）；(d) 软骨下骨板和软骨层可见（术后 24 个月）；PD（质子密度）有或无脂肪饱和（m-SPIRE, 3.0 Tesla 数字扫描）矢状面和冠状面扫描

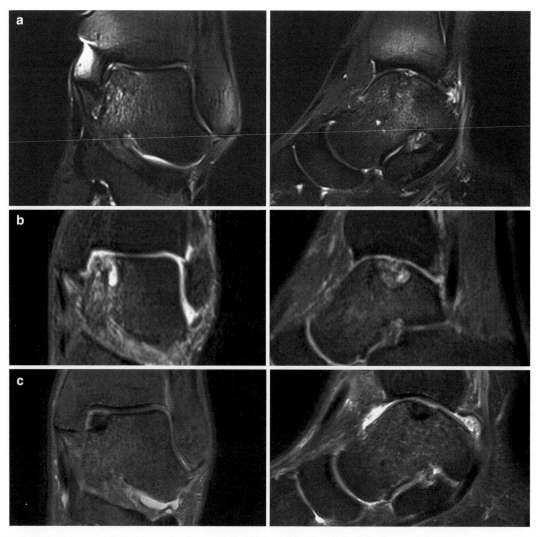

图 14.6　OLT 的自然病史：（a）踝关节疼痛开始时（术前 2 年），距骨内侧仅可见软骨病变和软骨下骨水肿；（b）术前 2 个月 MRI 扫描，软骨病变及水肿扩大，距骨骨髓水肿区出现多个囊性变；（c）应用 BIOR 技术修复 OLT 术后 2 个月 MRI，距骨穹窿曲度和结构恢复。PD（质子密度）有或无脂肪饱和（m-SPIRE, 3.0 Tesla 数字扫描）矢状面和冠状面扫描

90° 的角度进行移植，但 BIOR 技术可用于从多种角度恢复关节表面的自然曲率和解剖半径。这种基于细胞、结合骨质嵌入的软骨修复技术具有一期手术、双层结构修复的特点，用途广泛，且具有诱人的成本优势，能够以微创方式修复伴软骨下骨缺损的各种关节软骨损伤。

自体骨移植、骨髓浓缩物、纤维蛋白胶和胶原蛋白基质等生物材料已在骨科应用多年。改良 "三明治" 技术可以精确地重建距骨关节面曲度，以匹配关节表面的解剖学曲率半径。此外，一次手术即可完成重建的整个过程。我们在对 22 例患者的 4 年随访中，并未发现需要进行翻修的病例。除 1 名患者外，其余患者均对结果满意。术后 MRI 检查显示高质量的修复组织。该手术技术的主要缺点是在很多病例中（22 名患者中的 10 名）需要进行内踝截骨术。从理论上讲，这可能会增加手术的创伤。

目前，用于重建距骨较大骨软骨损伤的所有外科手术都要求入路能够垂直处理关节面，从而允许植入骨块、骨软骨移植物或合成支架。此外，与膝关节相比，踝关节对关节不匹配的耐受性更小，因此对手术技术要求更高。笔者认为，未来骨软骨病变治疗的焦点应当是常规应用微创、关节镜技术。这类技术可以恢复踝关节软骨面的匹配性，同时将术后并发症发生率降至最低。应该特别关注可以避免内踝截骨的技术，因为截骨仍被认为是目前软骨重建技术中的缺陷。

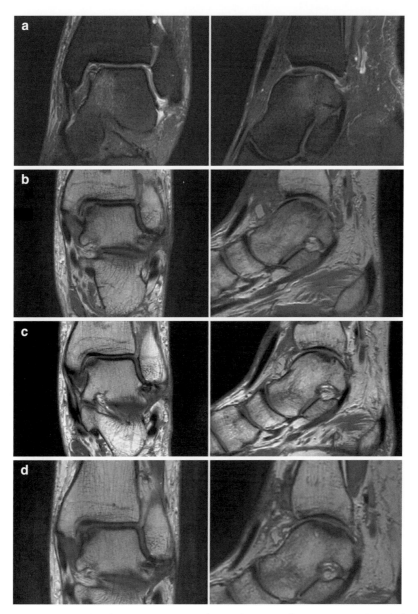

图 14.7　一位 45 岁距骨骨软骨损伤女性患者，通过前内侧入路、微创切开关节进行 BIOR 手术，此外还进行了 ATFL 和 CFL 重建术。MRI 扫描显示术前病变（a），以及移植物缓慢成熟的过程：术后 1 个月（b）、术后 3 个月（c）和术后 18 个月（d）

（Bogusław Sadlik, Alberto Gobbi, Karol Pałka, Katarzyna
Herman 著　曲　峰 译）

参考文献

扫描书末二维码获取

第三篇

骨与关节损伤

第**15**章 踝关节骨折

15.1 诊断

踝关节骨折脱位很容易通过 X 线片进行诊断。踝关节复位后，应检查关节内侧间隙和下胫腓关节是否增宽。如果有异常，则提示存在三角韧带和下胫腓联合韧带的撕裂（图 15.1）。建议拍摄健侧踝关节 X 线片，通过对照进行评估。下胫腓联合损伤常伴有腓骨近端骨折。如果在踝关节摄片上未见腓骨骨折，则应摄片检查是否存在腓骨近端骨折。

CT 可提供更多的信息：是否存在下胫腓关节矢状位脱位、腓骨远端旋转、关节内骨块脱位以及关节内游离体等（图 15.2）。

15.2 急诊处理

手法复位后，使用石膏或夹板固定踝关节。对于开放性骨折或不稳定性骨折可采用外固定，并评估皮肤损伤、神经血管损伤和骨筋膜室综合征的情况。由于此类损伤会随时间恶化，因此接下来的几天内必须特别注意。如果皮肤损伤或肿胀严重，早期手术的并发症风险高，所以应在肿胀消退后进行手术。

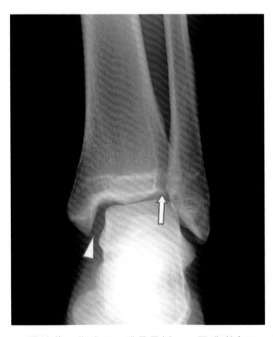

图 15.1 踝关节正位片显示腓骨骨折、下胫腓联合及三角韧带损伤。踝关节内侧间隙（三角箭头）和下胫腓联合间隙（箭头）增宽

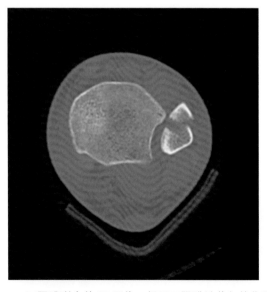

图 15.2 下胫腓联合的 CT 图像。提示下胫腓关节矢状位脱位

15.3 手术过程

15.3.1 患者体位

采用侧卧位。如果需要处理内踝或三角韧带，则将体位改为仰卧位。

15.3.2 关节镜

无须牵引。采用前内侧和前外侧入路。术中评估韧带损伤、骨折脱位和不稳[1, 2]。明确是否存在软骨损伤、骨软骨损伤及游离体，并予以评估。通过微骨折技术实施骨髓刺激术处理无渗血的软骨缺损（图15.3）[3]。

15.3.3 腓骨的切开复位内固定

通常采用外侧入路。如果需要显露后踝，则采用后外侧入路。外侧入路采用外侧纵行切口。在切口的近端，腓浅神经位于切口前方，应予以辨认及保护。骨折复位后用钢板和螺钉固定（图15.4）。在粉碎性骨折中，应注意避免因缩短和外旋而导致的复位不良。

15.3.4 后踝切开复位内固定

如果关节面间隙或台阶较大，则需要对后踝进行切开复位内固定[4]。术中采用后外侧入路[5]。在腓骨后外侧缘和跟腱内侧缘之间做皮肤切口。切口的远端部分弧向腓骨尖，以显露腓骨骨折。辨认并保

护腓肠神经。将腓骨肌腱牵向外侧。大多数情况下，将踇长屈肌腱牵向内侧后，即可显露胫骨后外侧骨块。找到骨折线后直接复位。保留骨膜和下胫腓后韧带的止点。用松质骨空心螺钉固定骨折块。于胫骨远端关节面上方置入第1枚螺钉。根据骨折块的大小，再置入1~2枚螺钉。如果后踝的骨块较大，则使用钢板固定。

15.3.5 固定下胫腓联合

腓骨骨折固定后，通过透视检查下胫腓联合的稳定性（图15.5）。通过施加充分的外旋应力来明确是否存在不稳。若证实不稳，则需要固定下胫腓联合。通常使用下胫腓螺钉固定下胫腓联合损伤。应在负重或康复训练前取出下胫腓螺钉，以免螺钉断裂。有时在取出下胫腓螺钉后，下胫腓间隙会增宽。最近，缝线纽扣已被用于治疗下胫腓联合损伤，并取得了良好的效果[6]。缝线纽扣的断裂率低于下胫腓螺钉。因此，运动员患者可以在缝线纽扣固定后重返体育活动。本章中，将展示缝线纽扣固定方法。

如果下胫腓关节严重脱位，可用复位钳将其复位。将1枚导针自腓骨后外侧向胫骨前内侧置入。对于腓骨远端骨折，可经腓骨远端钢板的螺钉孔内置入导针（图15.6a）。当无腓骨折或腓骨近端骨折未固定时，则使用两组缝线纽扣进行固定。

用空心钻自腓骨向胫骨进行钻孔（图15.6b）。置入缝线纽扣，将内侧纽扣钢板固定于胫骨内侧皮质上。收紧缝线，将外侧纽扣钢板固定于腓骨外侧骨皮质或钢板上。收紧缝线直至拉力足够为止（图15.6c）。

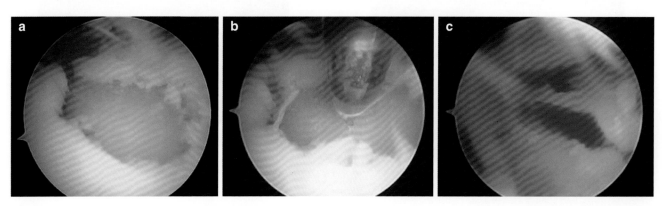

图15.3 距骨软骨损伤。无渗血的距骨软骨损伤（a），用微骨折锥穿透软骨下骨板（b），可见骨髓自软骨下骨渗出（c）

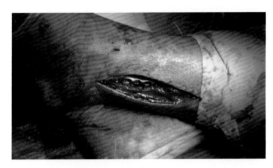

图 15.4　钢板固定腓骨骨折

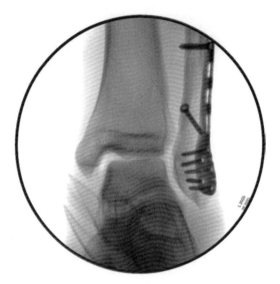

图 15.5　腓骨骨折固定后进行踝关节透视。外旋应力试验证实下胫腓联合和内侧间隙均增宽，存在下胫腓关节不稳

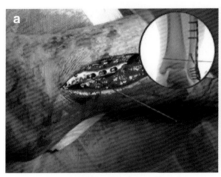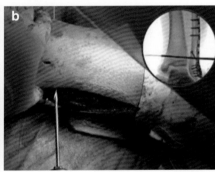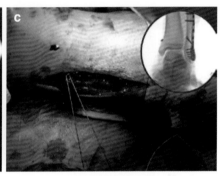

图 15.6　用缝线纽扣固定下胫腓联合。（a）将导针置入腓骨钢板的 1 个螺钉孔内。（b）用空心钻自腓骨向胫骨进行钻孔。（c）置入纽扣钢板，将内侧纽扣钢板固定于胫骨内侧皮质上。收紧缝线，将外侧纽扣钢板固定于腓骨板上

15.3.6　缝合三角韧带或固定内踝骨折

采用仰卧位进行三角韧带或内踝骨折的手术。运动员患者的踝关节骨折脱位通常伴有三角韧带断裂。是否需要缝合三角韧带仍存在争议[7, 8]。当下胫腓联合正确固定后，内侧间隙也随之减小。若内侧间隙增宽或距骨倾斜，则需要缝合三角韧带[9, 10]。

采用经内踝尖的内侧纵行切口。显露三角韧带浅层。纵行切开三角韧带浅层以显露三角韧带深层。确认并缝合断裂的三角韧带深层（图 15.7）。使用带线锚钉修补自内踝撕脱的三角韧带。修复深层后再缝合浅层。

15.3.6.1　最终评估

三角韧带缝合后，通过透视检查踝关节的复位和稳定性。必要时再次收紧下胫腓联合的缝线（图 15.8）。

15.4　术后治疗

石膏固定踝关节 3 周。术后 3 周开始进行背伸、跖屈功能锻炼，佩戴半刚性支具部分负重。术后 6 周开始进行内 - 外翻功能锻炼，并可完全负重，骨折愈合后开始体育锻炼。

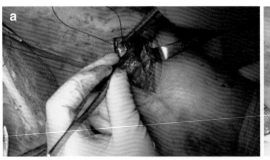
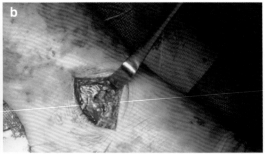

图 15.7   缝合三角韧带。（a）缝合深层。（b）三角韧带缝合后

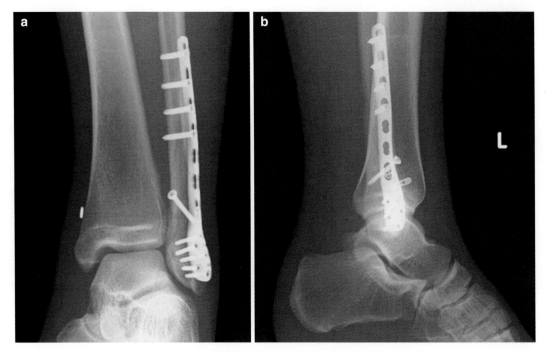

图 15.8   术后踝关节正位片（a）和侧位片（b）

（ Shinji Isomoto, Kazuya Sugimoto, Yasuhito Tanaka 著

徐海林 译）

参考文献

扫描书末二维码获取

第16章 运动员的踝关节骨折与重返运动：关节镜对治疗有增益吗？

16.1 引言

踝关节是运动时最易损伤的关节之一，在国际足联（FIFA）比赛的所有损伤中，踝关节损伤占 12%~23%。尽管运动员的踝关节骨折发生率较低，在所有踝关节损伤中占不到 3%[1,2]，但这种损伤因其严重性而需要得到精细的治疗。在过去的数十年，切开复位内固定（open reduction and internal fixation, ORIF）已经成为不稳定性踝关节骨折的标准治疗方法。然而，切开复位内固定手术暴露范围较大，可能导致并发症的发生，例如感染和皮肤坏死。为了最大限度地减少并发症和进一步改善预后，关节镜辅助复位内固定（arthroscopic reduction and internal fixation, ARIF）和关节镜辅助切开复位内固定（arthroscopy-assisted open reduction internal fixation, AORIF）的概念被逐渐引入[3]。

关节镜治疗踝关节骨折的潜在优势包括[4]：
- 手术暴露和软组织创伤相对较小
- 视频监视辅助下的骨折复位
- 可直接观察关节面的复位情况
- 可评估韧带损伤和关节内病变（例如：骨软骨损伤）

踝关节骨折是导致运动员停止训练和比赛的主要伤病，治疗时应考虑运动员早期、安全重返运动的需求。由于关节镜手术能最小化软组织损伤，因此可以实现早期康复并更好地重返运动[2]。除此之外，使用关节镜也可以帮助诊断和治疗急性踝关节骨折经常合并的损伤。

使用关节镜治疗运动员踝关节骨折潜在的获益包括：

- 可同时治疗软骨损伤，高达 63% 的踝关节骨折合并这类损伤[2]。
- 可评估下胫腓联合的稳定性（例如：通过征）。
- 关节镜下可完成复杂关节内骨折胫骨侧的精准复位。
- 关节镜手术微创，有助于早期康复。

尽管关节镜手术治疗创伤后病变有着显著的优势，但在治疗踝关节骨折方面的证据较少。本章目的在于通过对现有的使用关节镜治疗运动员急性踝关节骨折和相关损伤的文献进行综述，以提供循证医学证据。

16.2 资料

用关键词"ankle fracture, arthroscopy, and athlete"在 Medline 上共检索出 55 篇文章，这些文章描述了不同类型踝关节骨折使用关节镜下复位内固定（ARIF）或关节镜辅助切开复位内固定（AORIF）的手术技术和预后。其中 6 篇文献聚焦在使用 ARIF 治疗精英运动员[2,5-9]。除下胫腓联合损伤之外的韧带损伤不在本章讨论之列。

当前 ARIF/AORIF 治疗运动相关的踝关节骨折的适应证包括：
- 内外踝骨折
- 关节内骨折
- （骨）软骨损伤
- 下胫腓联合损伤
- 距骨体 / 颈骨折
- 距骨突骨折

16.3 关节镜辅助复位内固定（ARIF）

关节镜辅助复位内固定治疗踝关节骨折首先在1989年被报道并从此被接受[2]。使用关节镜治疗踝关节骨折可在微创显露下直视关节面并评估相关的病变（如骨软骨缺损）。对于踝关节骨折及其合并损伤病生理的理解不断加深，结合运动员快速重返运动的需求，使得关节镜技术治疗各类损伤的数量激增（图 16.1 和图 16.2）。

最近的一篇关于 ARIF 在踝关节骨折中的适应证的综述指出，关节镜在以下情况使用是有益的[4]：

- 急性踝关节骨折脱位
- 需要复位的高能量踝关节骨折
- 可疑的游离体和软骨损伤

很多类型的骨折可使用关节镜辅助复位内固定（ARIF）技术，包括距骨、距骨突、胫骨远端和内外踝骨折[10-13]。此外，使用关节镜技术可以固定或切除有症状的距骨内侧突和后外侧突的骨折[14]。对大多数适应证，可使用经典的双入路、前方/后方关节镜技术（图 16.3a, b）[2,5,6]。

除了骨折固定，关节镜也有助于及时治疗骨折伴随的韧带损伤、肌腱病变和软骨损伤，有利于早期康复和更快地重返运动。

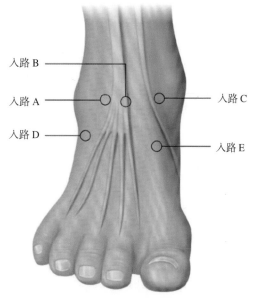

图 16.1 随着踝关节镜技术的迅猛发展出现了各种不同的关节镜入路，可根据不同的疾病适应证进行选择（image copyright: Pieter d'Hooghe）

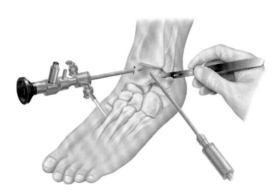

图 16.2 使用关节镜治疗踝关节骨折可以让医生在微创显露下直视关节面，并评估相关病变（如骨软骨损伤）（image copyright: Pieter d'Hooghe）

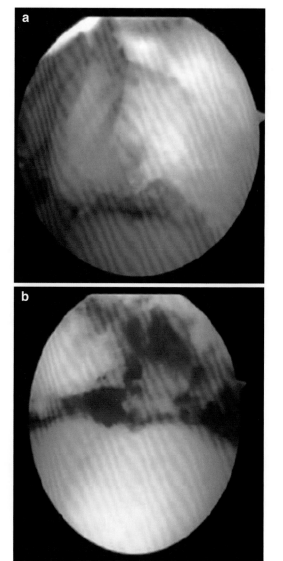

图 16.3 （a）关节镜下图像：胫骨远端骨折延伸至关节内。（b）术中前方关节镜下图像：关节内复位后（image copyright: Pieter d'Hooghe）

关节镜治疗急性踝关节骨折与合并损伤没有绝对禁忌证。然而，也需要关注手术时间延长、软组织肿胀增加，以及术者需具备熟练的关节镜操作能力 [2]。尽管有这些担心，只有 1 例使用关节镜治疗足球运动员的 Maisonneuve 骨折后出现急性前筋膜室综合征被报道过。

关节镜治疗踝关节骨折的相对禁忌证包括 [4]：

- 低能量骨折
- 开放性骨折
- 伴有严重软组织损伤的脱套伤

16.4 应用踝关节镜治疗运动员急性踝关节骨折

16.4.1 内外踝骨折

内外踝骨折通常根据体格检查和影像学检查评估，并进行 AO 或 Weber 分型。在脱位的病例中，必须及时复位，避免皮肤坏死和可能的神经损伤。诊疗策略的选择基于：

- 损伤机制
- 分型 / 损伤严重程度
- 相关软组织损伤

Weber A 型骨折常进行保守治疗，而 B 型和 C 型骨折常需要手术治疗。术中应特别注意评估下胫腓关节稳定性，因为 66% 的 Weber B 型和 C 型骨折存在一定程度的下胫腓韧带损伤 [5, 16-22]。Chan 等的一项近期回顾性研究分析了 254 例踝关节骨折，结果显示 52% 的 B 型骨折、92% 的 C 型骨折和 20% 的单纯内踝骨折同时存在下胫腓分离 [23]。这些骨折切开复位内固定术最常见的并发症是切口血肿和切口坏死，术后感染发生率约为 2%。

Stufkens 等分析了手术治疗踝关节骨折的长期疗效，发现超过 10% 的患者最终发展为踝关节炎 [16]。然而关于这些类型骨折的最佳治疗策略，尤其是和重返运动相关的证据却很少。

ARIF 可有效发现踝关节骨软骨损伤，并能帮助术者评估解剖复位的质量 [3, 5, 17, 22-26]。多达 60%～75% 需要手术固定的踝关节骨折存在明确的关节软骨损伤的证据，但术前却没有确诊 [16]。这些损伤大多是软骨性的，通过常规影像学检查无法显示出来（图 16.4a～c）。

这些损伤通常位于传统的骨折手术入路达不到的位置。所以，需要同时进行关节镜评估和处理来提高骨折术后康复的速度和质量。放射学检查是踝关节骨折最常用的诊断工具，而 X 线平片的低敏感

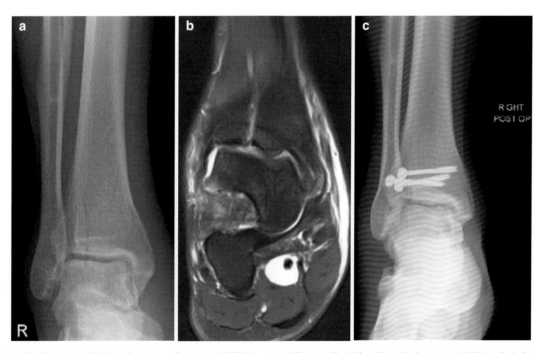

图 16.4（a）精英运动员胫骨远端中部－外侧应力性骨折，并延伸至关节内的 X 线正位片。（b）胫骨远端中部－外侧应力性骨折并延伸至关节内的 MRI T2 冠状位图像。（c）关节镜辅助下经皮复位内固定术后解剖复位和关节软骨的状态（image copyright: Pieter d'Hooghe）

度导致骨软骨损伤的诊断率很低[5, 16, 17, 27-29]。Takao 等的一项前瞻性随机研究比较了关节镜辅助手术和传统的外踝骨折固定手术，显示关节镜组有非常高的合并损伤的比例。这些病变大多是软骨损伤和下胫腓联合损伤[17]。平均随访 40 个月后，关节镜辅助手术组 AOFAS 评分显著高于传统手术组[17]。

16.4.2　关节内骨折

关节内骨折，例如三平面骨折和 Chaput-Tillaux 骨折，很明显可从关节镜辅助手术中获益，因为术中骨折端清理和关节面对位可以在术中清晰显示，并且手术创伤很小。有的学者认为治疗三平面骨折应该分两步进行，第一步在透视下行闭合复位，如果复位后骨折移位小于 2 mm，就视作可接受并推荐使用短腿石膏保守治疗。如果闭合复位后移位超过 2 mm，应行切开复位内固定手术[30]。然而一项长期随访研究发现，保守治疗的患者即使闭合复位后骨折移位少于 2 mm，5 年后仍会出现一些并发症，例如活动度受限、早期关节炎和疼痛[30]。

Imade 等首次报道了使用踝关节镜治疗 1 例三平面骨折的个案[15]。使用关节镜可进行微创手术治疗并精准解剖复位。患者术后 2 个月行走时无不适，术后 3 个月可正常参加竞技活动而没有疼痛症状。术后 1 年二次关节镜探查，发现骨折区域关节面光滑平整。他们指出骨折线被纤维软骨填充，认为该技术可获得满意的疗效[15]。之后有其他各种各样类似结果的个案报道[2]。

Feng 等[31]最近回顾性分析了 19 例用 ARIF 治疗 Chaput-Tillaux 骨折的患者，平均随访 19 个月[2]。所有患者预后良好，术后 6 个月时随访，VAS 疼痛评分从术前 8.1（±0.8SD）降低至术后 0.1（±0.3SD），末次随访时 AOFAS 评分从术前 52.8（±6.4）提高至术后 91.7（±4.3）。

使用关节镜治疗单纯内外踝或胫骨远端应力性骨折（骨折线延伸到关节面）同样有益，就像 Chaput-Tillaux 骨折在关节镜下进行微创手术，可准确评估关节软骨面，同时避免较大的手术创伤。关节面形成台阶、粉碎或压缩的骨折块都能被看到并复位（图 16.5a ~ d）。

骨折在最终固定前可用克氏针经皮临时固定[32, 33]（图 16.6a ~ d）。

然而，该技术对术者的技术有一定要求，并且尚无对照研究验证其疗效[5, 25]。

16.4.3　软骨损伤

尽管切开复位内固定对大多数病例疗效很好，仍有部分患者术后关节功能较差。目前认为这部分患者疗效不佳的原因是漏诊了软骨损伤，占患者总数的 63%[18, 26]。

踝关节骨折合并急性骨软骨损伤通常可进行关节镜治疗。关节镜下可判断软骨损伤的位置、大小以及骨软骨块的特点，从而指导治疗方法的选择[2, 17, 18, 28]。

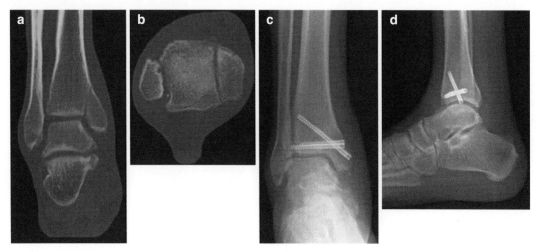

图 16.5（a）精英运动员内踝应力性骨折的冠状位 CT 图像，注意距骨有明显内翻。（b）精英运动员内踝应力性骨折的轴位 CT 图像，注意前侧小骨折块。（c）关节镜辅助下经皮复位内固定术后正位 X 线片。（d）关节镜辅助下经皮复位内固定术后侧位 X 线片（image copyright: Pieter d'Hooghe）

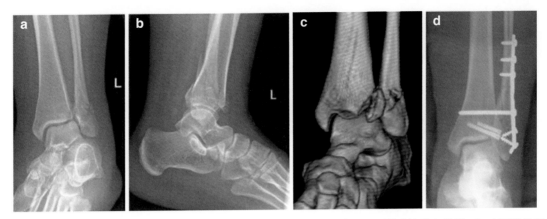

图 16.6 （a）一名运动员 Weber B 型腓骨远端骨折的正位 X 线片。（b）侧位片显示下胫腓前联合骨折。（c）冠状位三维 CT 图像显示关节内骨折。（d）关节镜辅助下骨折复位和固定术后正位 X 线片（image copyright: Pieter d'Hooghe）

根据距骨穹窿和胫骨远端软骨损伤的大小，可行骨髓刺激术（如钻孔、打磨或微骨折）或者软骨移植术（自体移植或同种异体移植）[34-38]。

此外，在运动员慢性距骨骨软骨损伤的治疗上，软骨再生技术越来越流行，包括自体软骨细胞移植（ACI）和基质诱导自体软骨细胞移植，ARIF 可在急性损伤时行软骨采集来提供细胞培养以供二期的软骨移植。相同的治疗策略也可用于更少见的胫骨远端骨软骨损伤[32]。

目前已有充分的证据证明关节镜可成功应用于合并关节内损伤的骨折治疗。然而，尽管关节镜的潜力非常明显，尚缺乏比较 ARIF 和 ORIF 术后疗效和并发症发生率的研究[41]。

16.4.4 下胫腓联合损伤

骨折相关的下胫腓联合损伤占下胫腓联合损伤患者总数的 47%~66%，并和慢性踝关节不适相关[19]。在发现明确的不稳定方面，术中应力位透视比 X 线平片更可靠[20]。然而，临界性不稳定或不伴有不稳的下胫腓联合部分损伤难以被发现。MRI 可提供准确的信息，但是假阳性率较高，而关节镜更为敏感和特异，可以在三维评估下进行解剖复位，并减少复位不良的概率[2, 5, 20, 21, 23, 42]。

除此之外，关节镜可以清理下胫腓联合前韧带损伤时容易断裂的纤维束，避免因前撞击导致的慢性疼痛[43-35]。一些研究报道了用关节镜评估、清理或固定治疗这种损伤，取得了良好的效果[17, 18, 27, 29]。关节镜下评估也可发现踝关节矢状位和旋转性不稳，

这类不稳在术中应力位透视时通常不易被发现[2, 46]。

关节镜也可帮助确定踝部骨折和下胫腓联合损伤的关系[2, 23]，Weber B 型骨折和下胫腓联合损伤之间的关联有统计学意义，但是后踝骨折和下胫腓联合损伤之间却没有[23]。关节镜还可以监测取出下胫腓螺钉后残余的下胫腓联合不稳定的情况，螺钉取出后大约 3% 的患者存在不稳定[23]。最后，下胫腓联合损伤会间接导致踝关节内侧间隙的损伤，这种间接的损伤可在关节镜下看到。

16.4.5 距骨体和距骨颈骨折

距骨体和距骨颈骨折虽然少见，但却能造成严重的后果和并发症（图 16.7a~e）。

这些损伤会对运动员造成长期的功能损害。治疗的目的是准确复位骨折，以及保护距骨的血供。关节镜辅助手术在这两方面都有其价值，但手术技术要求高、手术时间也会相应延长，而且会加剧软组织肿胀。然而，相关个案报道和小样本病例报道均推荐该技术[16, 47-49]。治疗距骨骨折的基本原则就是在减少软组织破坏的同时，获得解剖复位和牢固的固定[47, 48]。皮肤坏死、感染、畸形愈合以及创伤后关节炎是距骨骨折常见的并发症，治疗时应当设法减少这些并发症。Subairy 等研究表明关节镜辅助下治疗距骨骨折具有优势，并能缩短愈合时间[48]。应力性骨折是运动中最常见的过劳性骨损伤，但是距骨体应力性骨折非常少见且报道也很少[6, 10, 50]。距骨颈或外侧突应力性骨折稍常见但仍属罕见[6, 11, 12]。因为移位轻微，大多数距骨体应力性骨折可采取非

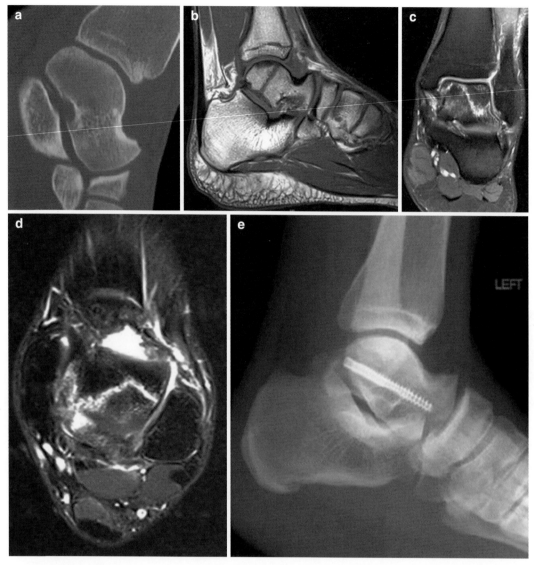

图 16.7（a）一名运动员在赛季前训练营训练后突发踝关节疼痛的矢状位 CT 图像。（b）MRI T1 像矢状位，距骨体应力性骨折，注意 Hawkins 征。（c）MRI T2 像冠状位，保守治疗期间距骨体应力性骨折进行性分离移位。（d）MRI T2 像轴位，保守治疗期间距骨体应力性骨折进行性分离移位。（e）关节镜辅助下距骨体骨折加压螺钉固定术后 X 线侧位片（image copyright: Pieter d'Hooghe）

手术治疗 [6, 10, 13]。体育活动中的应力性骨折通常是过度的、重复性的、周期性负荷导致正常的骨性形态及结构发生损伤 [51]。发病诱因既有内在因素也有外在因素，包括力线不良、灵活性不佳、训练次数增加、训练强度过大、运动场地过硬或过软、运动鞋不合适以及指导不当 [6, 10]。其他因素包括年龄、种族、性别、健康程度、技术水平和月经史 [6, 52]。引起应力性骨折的机械因素尚不清楚，但可能是由于重复性的负荷，或者作用于骨骼上的重复性的、持久的肌肉活动，而骨骼尚未适应如此繁重的新运动。在运动员中，容易导致距骨应力性骨折的运动

在踝部施加重复性、限制性的轴向负荷，例如冲刺、踢球或头球后足踝部落地时。在进行这些动作（例如踢球时足部极度跖屈或背伸，或其他致伤性动作）的过程中吸收的负荷，是导致重复性劳损的重要致病因素。而且，在比赛将要结束时，运动员由于疲劳而导致协调性降低 [6, 52]。

应力性骨折的诊断基于临床判断、详细的病史、体格检查和适当的影像学检查。传统的影像学摄片很重要，尽管初始异常发现很轻微，甚至不可见（见图 16.7a）。最早的 X 线征象可能为透亮影（更多见的是硬化带、骨膜反应或者骨痂形成），但常被漏诊

直至出现症状[6, 10, 13]。MRI 诊断应力性骨折具有很高的灵敏度（见图 16.7b），而且，MRI 的征象在平片出现异常之前的几周就已很明显。

骨折端如果没有（或仅有轻微）移位时首选保守治疗。鲜有文献报道距骨体骨折愈合所需的具体时间。但总体而言，应力性骨折愈合所需的时间较长[6, 53]。通常治疗应力性骨折的方法是固定 4～8 周[10, 50, 52, 53]。考虑到距骨的血供不佳，即使经过较长时间的充分固定，发生缺血性坏死的风险仍较高[53,54]。Hawkins 对距骨（非应力性）骨折进行分型，以预测其缺血性坏死的风险[55]。Hawkins 1 型骨折预后较好，缺血坏死概率小于 15%[56]。如果发生明显分离或移位（Hawkins 2 型），缺血坏死的风险可达 50%，有手术复位固定的指征[56]（见图 16.7c～e）。如果治疗措施得当，即早期复位、固定移位的骨折，则很可能获得良好的疗效，而无后续问题[6]（见图 16.7e）。d'Hooghe 等报道了采用后方踝关节镜辅助下加压螺钉固定治疗专业足球运动员的进展性距骨体应力性骨折，愈合良好[6]（见图 16.7a～e）。目前尚未找到其他有关应用关节镜治疗距骨应力性骨折的文献。

16.4.6 距骨突骨折

16.4.6.1 外侧结节骨折和距骨后三角骨复合体

踝关节后方撞击是指踝关节后侧结构的机械性撞击。在运动员中，占所有踝关节损伤的 4%，并可表现为急性或慢性损伤[2]。踝关节后方撞击综合征是后踝疼痛最常见的原因，是一种临床疼痛综合征。通常在被动过度跖屈踝关节时诱发出来[14, 17, 57, 58]。踝关节后方出现骨性撞击时，跖屈动作导致胫骨远端（后踝）与跟骨后上部分相互碰撞。肥大的距骨后突或距骨后三角骨出现在约 7% 的运动员中[2]。不是所有的踝关节后方的骨块［急性或重复性过劳（细微）损伤所致］都会诱发踝关节后部疼痛，也未必和踝关节后方撞击综合征相关。

踝关节急性被动极度跖屈可以诱发后侧骨性撞击，常见于足球和芭蕾等运动中。损伤机制是重复性被动跖屈，或踢球时遭突然封堵。距骨后三角骨受到胫骨远端和跟骨挤压也能引起损伤，可能导致距骨后三角骨移位或者距骨后突及胫骨远端骨折（图 16.8）。

近 30 年来，后踝关节镜成为许多后踝（踝关节

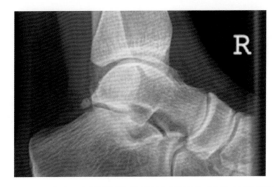

图 16.8 一名运动员踝关节距骨后三角骨的 X 线侧位片（image copyright: Pieter d'Hooghe）

内）病变的标准治疗技术。直视下手术难以显露、病变本身的性质以及后足结构位置较深是后踝病变诊治困难的原因。

Van Dijk 等的双入路关节镜技术可充分显露后踝关节内及关节外的结构[57]。这种改良关节镜技术扩大了踝关节后方病变的适应证[57-59]。最主要的适应证就是关节镜治疗距骨后三角骨。对于经验丰富的关节镜医生来说，关节镜是极具吸引力的开放手术替代技术。术后功能的改善、更小的损伤以及更短的康复时间，使得运动员从这项技术中获益匪浅[56-59]。

16.4.6.2 内侧结节骨折

内侧结节骨折非常罕见，但可能发生于：
- 胫距后韧带撕脱
- 背伸和外翻伤（Cedell 骨折）
- 旋后时与载距突撞击

与外侧结节损伤不同，距骨内侧结节骨折导致的疼痛和肿胀通常位于跟腱和内踝之间。然而，行走或踝关节活动时疼痛不严重。很难从正侧位 X 线平片上发现内侧结节骨折，建议在进行 CT 及 MRI 检查之前拍摄外旋 45° 和 70° 的斜位片，有助于发现骨折[2]（图 16.9a, b）。

这些骨折可通过后路关节镜技术治疗，可以在关节镜下直视损伤范围，同时做必要的治疗。

16.4.6.3 外侧突及后突骨折

外侧突或者后突骨折是一些急性踝关节损伤中最容易遗漏的骨折。普通的正侧位 X 线片通常不能显示急性骨折，可能导致误诊。CT 是主要的诊断方式，但是也需要读片医师具有高度的敏感性[2, 5]。运

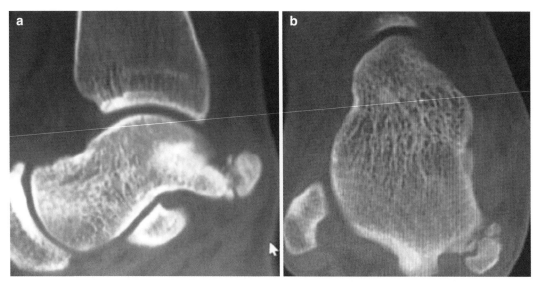

图 16.9 （a）一名运动员踝关节 Cedell 骨折的矢状位 CT 图像。（b）轴位 CT 图像（image copyright: Pieter d'Hooghe）

动导致的外侧突骨折常表现为单纯的踝关节扭伤症状与体征。漏诊及未治疗的骨折常引起踝关节外侧持续性疼痛和远期距下关节炎。若诊断和治疗延误超过 2 周，则预后不佳。1 型骨折常通过切开手术获得牢固的固定。3 型骨折保守治疗效果较好。对于 2 型骨折，较之延期手术，早期清除骨折块预后更好。用关节镜取出骨折块可以减少对周围软组织的损伤，并可加速回归正常活动。然而，现在尚无研究证明该理论。所以该领域需要更多的研究。后突骨折常发生于用力跖屈时，甚至比外侧突骨折更少见。大多数此类损伤最初采取保守治疗，然而少数明显粉碎的骨折适合早期关节镜清理[5]。

16.5 康复

康复是运动员踝关节骨折治疗中的一个关键部分。关节镜手术的目的是改善功能、减小损伤和缩短康复时间。所以，关节镜技术是运动相关踝关节损伤的有价值的治疗手段。损伤后或术后早期应鼓励患者抬高患肢，并尽快在安全的前提下进行早期关节活动度练习[2]（表 16.1）。

因为可能发生慢性踝关节疼痛，因此建议在踝关节骨折术后的愈合过程中进行充分随访。骨折愈合后的慢性疼痛可能是由于软组织撞击、骨性撞击或游离体所致。关节镜手术可改善骨折术后的慢性疼痛。正如 Kim 等报道，在踝关节骨折 ORIF 术后取内固定的同时，联合行踝关节镜手术，较之单纯取内固定手术，术后疼痛评分有明显改善[61]。

16.6 总体疗效及重返运动的时间（表 16.1）

无法从一般人群的疗效来直接推断运动员的疗效，因为运动员常接受更好和更高强度的康复。使

表 16.1 运动员使用康复设备的时间和重返运动所需时间（周）

分类	病例数	使用拐杖	使用保护靴	使用支具	恢复日常生活	重返训练	重返比赛
外踝骨折	6	1.3 ± 0.5	3.0 ± 0.9	4.3 ± 3.8	1.2 ± 0.8	5.0 ± 0.9	6.8 ± 2.4
内踝骨折	2	2.0 ± 1.4	2.0 ± 1.4	7.0 ± 1.4	2.0 ± 0.0	12.0 ± 5.7	17.0 ± 9.9
双踝骨折	10	3.7 ± 1.6	3.7 ± 2.0	4.2. ± 2.2	1.0 ± 0.5	10.9 ± 4.0	12.7 ± 4.0
下胫腓联合损伤	4	3.3 ± 1.0	2.3 ± 1.3	6.8 ± 6.1	0.8 ± 0.5	13.5 ± 2.5	15.8 ± 1.7
Salter-Harris 型骨折	4	2.0 ± 0.8	3.5 ± 1.7	9.0 ± 1.2	1.0 ± 0.0	6.3 ± 1.3	8.5 ± 1.0
pilon 骨折	1	4.0	2.0	2.0	1.0	8.0	16.0

运动员安全和快速地重返高水平运动是最为重要的。正如之前讨论的，关于运动中踝关节周围罕见骨折（距骨突和距骨体骨折）的疗效证据很少。一些更常见的踝关节骨折的研究，可用来得出结论。需要注意的是，许多关于导致运动时间损失的踝关节损伤的研究提供的信息有限。这些研究常按照重返运动的时间来定义损伤的严重程度，并据此把踝关节损伤进行分组（而非按照损伤类型进行分组）[2]。

手术治疗后可进行更快速的恢复，早期负重和功能康复能使患者更快地回归日常生活和工作。然而，Donken 等近期的一项系统综述比较了手术和保守治疗成人踝关节骨折的疗效。他们认为，尚无充分证据证明哪一种治疗方式的长期效果更佳[62]。这项综述仅分析了 4 个对照性研究（292 例正常成人移位的踝关节骨折）。在患者类型、手术和康复方案、术后疗效以及随访时间等方面存在较大的变异和局限性。Colvin 等的另一项研究关注了 243 例不稳定型踝关节骨折患者在手术固定后重返剧烈运动和体育活动的能力[7]。在他们的研究中，年轻、健康的男性更可能重返运动。1 年的随访显示尽管 88% 的业余运动员能够重返运动，但仅有 11.6% 的专业运动员能够重返运动。尤其特别的是，与单踝骨折相比，双踝骨折的患者更有可能重返运动。然而，这项回顾性研究仅从普通创伤人群中分析了患者自述的疗效[7]。不过，研究仍认为运动员采用手术治疗（ORIF 治疗不稳定型踝关节骨折）可获得诸多好处。首先，手术可以避免继发的骨折移位而影响恢复。其次，手术可以确保骨折端解剖复位及关节面的解剖重建。最后，手术后可早期进行关节活动度练习和早期负重（固定后 1~2 周），以及更快速的康复及重返运动[8]。

关注精英运动员的研究有限[2, 8, 9, 63]，但是研究结果仍证明可期待患者成功回归高水平竞赛。Dunley 等的一项研究中，3 名美式橄榄球职业运动员都恢复到伤前的水平[9]。Walsh 等报道通过手术治疗 3 名美式橄榄球运动员和一名足球运动员的踝关节骨折，取得了相似的结果[63]。Oztekin 的另一项研究关注了土耳其职业足球运动员踝关节损伤后的运动时间损失。在该研究中，所有经手术治疗的踝关节骨折患者都能恢复至伤前运动水平[64]。该研究报道了 2 例伤停运动 150 天的运动员（一例 Maisonneuve 骨折，一例外踝骨折合并三角韧带断裂），一例运动员因治疗外踝假关节而耗时 200 天。

Porter 的另一项研究采用 ORIF（包括韧带修复）治疗 27 例运动员踝关节骨折，介绍了治疗措施、康复和疗效。手术指征是移位超过 3 mm 或者运动员"特别急切"希望早期重返运动[8]。最常见的运动损伤发生在美式橄榄球（10 例）和棒球（3 例），但亦包括 2 名足球运动员。平均随访 2.4 年（12 个月到 3.7 年），所有运动员的平均功能评分恢复到伤前水平的 96.4%，12 名运动员恢复至 100%。术后鼓励早期康复和行走，包括使用 Cryo/Cuff™ 踝关节加压冷疗仪，并鼓励运动员术后 1 周内穿着步行靴负重。

表 16.1 展示了运动员停止借助康复设备和达到运动目标所需的时间[8]。单纯的 Weber A 型和 B 型骨折可在最短时间内恢复运动。在此项研究中，完全恢复活动最早需要 4 周。6 名运动员中有 2 名踝关节功能未完全恢复，存在灵活性或稳定性的问题。该研究中 2 名运动员（单纯内踝骨折）需要同时修补三角韧带。这些运动员需要更长时间重返运动，一名患者耗时 24 周重返越野摩托车运动。

双踝骨折的运动员重返运动需要 12.7 ± 4.0 周，而下胫腓联合损伤和 pilon 骨折的运动员则需更长时间。作者未记录稳定的、无移位的踝关节骨折患者采用非手术治疗的恢复情况，仍缺少此类损伤运动员的治疗效果及重返运动时间的证据，但是他们认为，早期康复和活动是可行的，应当有相似的结果[2]。目前尚未发现有关关节镜辅助下固定踝关节骨折及其对于重返高水平运动的有价值的对照研究（与未使用关节镜对比）。未来的研究需客观地描述关节镜技术在重返运动方面的潜在价值。

16.7 结论

踝关节骨折发生率较低，占运动员所有踝关节损伤的比例不到 3%。精英运动员的治疗需考虑早期和安全重返高水平运动的需要。目前，关于运动员踝关节骨折的最佳治疗证据仍较有限。完整的病史、体格检查及充分的影像学资料对于正确诊断和决定最佳治疗方案至关重要。这取决于骨折的严重程度，早期康复的患者 2~4 个月可重返运动。对于运动员踝关节骨折，手术复位（若存在指征）和牢固的固定可提高治疗效果并加速患者重返运动。关节镜有助于诊断（及治疗）关节内病变（高达 60% 的踝关节骨折合并软骨损伤）。此外，关节镜还可以评估下胫腓联合的稳定性，以及辅助移位骨折（胫骨远端关节面、踝关节和距骨骨折）的准确复位。较之传统手术，关节镜技术治疗运动员患者能使其更快康复，且并发症更少。

（Pieter d'Hooghe, Fadi Bouri, Akis Eleftheriou, Thomas P. A. Baltes, Khalid Alkhelaifi 著　施忠民　巫宗德 译）

参考文献

扫描书末二维码获取

第17章 关节镜技术治疗踝关节前方撞击综合征

17.1 引言

踝关节撞击综合征是指在踝关节活动过程中，由于炎症而过度增生的滑膜和纤维软组织被踝关节和后足骨性结构挤压而产生的一系列疼痛症状。通常踝关节前方撞击综合征发生于劳损或者旋后伤之后，撞击发生的位置可以在踝关节的前内侧或前外侧。

医生可通过临床表现来诊断踝关节撞击综合征：被动活动踝关节时，患者能够重复感受到特定位置的疼痛和局部压痛。局部注射是一项重要的操作，既可以确立诊断，也可以帮助某些病例彻底解除疼痛症状。

17.2 踝关节前内侧撞击症和踝关节前外侧撞击症的鉴别

踝关节前外侧撞击症（anterolateral ankle impingement, ALAIS）表现为踝关节前方位于距腓间沟部位的疼痛。根据骨性结构或者软组织结构产生的撞击可以进行分类[1-9]。骨性撞击是指胫骨远端前方产生的骨赘和距骨颈之间发生的撞击[10]。踝关节前内侧撞击症通常涉及胫骨和距骨的骨赘，而 ALAIS 则往往是由于软组织卡压而产生撞击。1950 年，Wollin 首次报道了 ALAIS，他描述有一团来源于距腓前带的纤维结缔组织对踝关节造成损害[11]。1991 年，Ferkel 和 Scranton 对 ALAIS 的病生理机制进行了更加详细的阐述[1]。其中最重要的病理基础是由于踝关节扭伤造成了距腓前韧带的损伤。如果韧带没有

完全愈合，则踝关节的反复活动最终引发滑膜炎，滑膜纤维化逐渐形成软组织团块，在关节间隙内形成卡压从而引发距腓间沟部位的疼痛。由于距腓前韧带的愈合过程往往与局部炎症反应相伴随，因此踝关节扭伤后由 ALAIS 引发的疼痛非常普遍，甚至无法避免。然而，随着距腓前韧带的完全愈合，这种疼痛在几周内可以得到缓解。

ALAIS 和距腓前韧带损伤密切相关，有些患者可能存在慢性踝关节不稳定。诊断踝关节的轻微旋转不稳定有时存在一定的困难。对于那些没有韧带松弛的客观证据，而疼痛是唯一表现的患者，ALAIS 很可能是其病因。

17.3 诊断策略

踝关节前方撞击综合征是一项临床诊断，根据局部压痛部位来进行分类：踝关节前内侧压痛伴随骨赘增生被称为踝关节前内侧撞击症，这是一种骨性撞击。而踝关节前外侧压痛不伴随骨赘增生则被称为踝关节前外侧撞击症，这是软组织撞击。ALAIS 诊断的确立依赖于临床表现。对于踝关节内翻位损伤患者，如果经过 6 个月适当的保守治疗后疼痛持续存在，则可以考虑诊断为 ALAIS[12]。有报道认为踝关节扭伤后 ALAIS 的发生率为 1%～2%，但无疑这个数字是被低估的[12-14]。

ALAIS 的临床表现包括踝关节活动度受限，前外侧间隙肿胀，以及当踝关节背伸和足外翻时产生的绞锁感和弹响[1, 5, 15, 16]。对于 ALAIS 最佳的诊断试验是 Molloy 试验，敏感性为 94.8%，特异性为 88%[17]。检查者在患者抗阻力背伸踝关节过程中按压

前外侧间隙（图 17.1），如果能够重复引发疼痛则为阳性。

踝关节前后位和侧位 X 线片可用于除外骨性撞击（图 17.2）以及骨软骨瘤，还可以提示是否存在骨软骨损伤[18]。超声检查可用于评估软组织撞击。在前外侧间隙能够看到直径大于 7 mm 的混杂信号的团块[19, 20]。多普勒超声能够发现团块内血管增生。在超声监视下进行 Molloy 试验能够对软组织撞击进行确认，当踝关节背伸时前外侧沟可以观察到有团块状隆起，但对于体格检查并没有叠加效应（敏感性为 77%，特异性为 55%）[19]。超声检查的重要性在于可以引导局部激素注射，这对于诊断和治疗 ALAIS

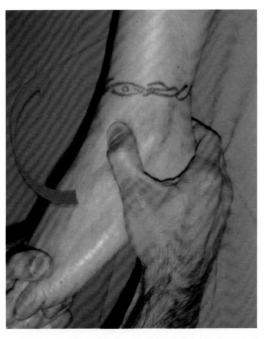

图 17.1　Molloy 试验：抗阻力背伸踝关节过程中，检查者按压前外侧沟

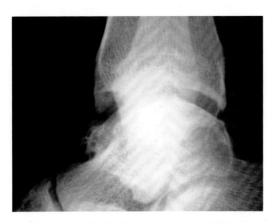

图 17.2　踝关节侧位 X 线片：前方骨性撞击

均非常关键[20, 21]。增强 CT 造影对于诊断 ALAIS 具有 97% 的敏感性和 71% 的特异性。在前外侧间隙能够看到软组织结节，关节囊轮廓不平滑。但增强 CT 对于治疗方案的决策影响较小[22]。MRI 对于诊断 ALAIS 作用较小，敏感性为 39% ~ 100%，特异性为 50% ~ 100%[23-28]。MR 造影的诊断更准确，具有 96% 的敏感性和 97% 的特异性[29]。

Liu 等确定了诊断 ALAIS 的 6 条临床标准[4]：
1. 踝关节外侧副韧带损伤后出现持续的前外侧疼痛
2. 踝关节前外侧间隙积液和肿胀
3. 锻炼后反复胫距关节疼痛
4. 踝关节背伸外翻时前外侧疼痛
5. 单腿下蹲时疼痛
6. 踝关节外侧韧带没有松弛表现

患者符合至少 5 条标准才能被确诊[4]。

这些诊断标准需要建立在没有踝关节外侧松弛的客观证据的基础上，将踝关节不稳定排除出去。由于踝关节轻微旋转不稳定很难在临床检查中模拟，因此没有考虑在内。这 6 项诊断标准可能与无症状的踝关节轻微旋转不稳定患者的临床表现相重叠。单纯体格检查对于诊断 ALAIS 具有 94% 的敏感性和 75% 的特异性[4, 30]。

17.4　关节镜治疗

踝关节前方撞击综合征的手术治疗可以在关节镜下完成。采取标准的前方踝关节镜操作规程，无须牵引。一般采用前外和前内入路。镜头直径 4.0 mm。从前内入路观察，用探勾从前外入路插入关节，通过前外入路将手术器械（探勾、直径 4.0 mm 刨刀、打磨刀头）置入关节。将踝关节背伸，对关节前方进行清理，显露胫骨前缘、距骨颈以及内踝。完全切除纤维增生和炎性组织，清晰显露骨性标记和骨赘。

对于前内侧骨性撞击患者，首先要切除前方部分滑膜，视野完全显露后再彻底切除胫骨和距骨的骨赘。切除骨赘的操作要从骨赘的边缘（胫骨前缘或距骨颈）开始，逐渐打磨到关节软骨区域：因此对于胫骨远端骨赘，应当从近端向远端进行打磨；而对于距骨颈骨赘，应当从远端向近端进行打磨（图 17.3a ~ c）。采用这种技术能够将骨赘彻底清除，打磨平整从而避免残留骨赘造成踝关节前方撞击症复发（图 17.4a, b）。对于内踝的骨赘（在内踝尖和前方

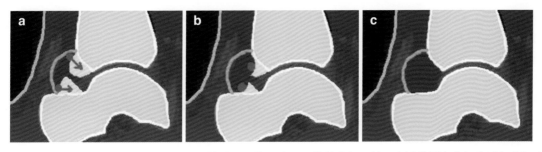

图 17.3 （a～c）关节镜下手术切除踝关节前方骨赘应当从骨赘基底部开始，向关节面方向打磨以彻底切除

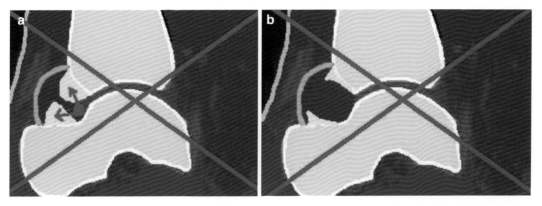

图 17.4 （a，b）骨赘切除技术不佳（从关节面方向开始）可能造成骨赘残留

区域），在切除骨赘之后，还要大范围地切除内踝前方表面和内踝尖的骨质，以减小内踝的体积，防止踝关节背伸和内翻时出现残余的撞击。

对于 ALAIS 患者，关节镜探查能够发现多种异常情况，有时可能混合出现，包括：局部或广泛的滑膜炎症反应，有时呈现紫红色；一束或者多束瘢痕组织；有些病例在下胫腓联合前韧带斜束水平有一团类似半月板样的组织；当踝关节背伸时，更容易发现胫骨远端和距骨颈骨赘；外踝前方区域及其尖部的骨赘；在距腓间沟的骨软骨游离体。

对软组织的切除应当从下胫腓联合前韧带的斜束开始，以充分显露这一主要的解剖标志。滑膜切除从踝关节的前外角开始，延伸到胫距前间室以及前外侧沟。

在前外侧沟进行滑膜和纤维组织的切除应当止于距腓前韧带的上缘。在这个区域，过于广泛的滑膜切除可能造成部分或全部的距腓前韧带被切除，这可能造成已存在的踝关节不稳定加重，产生持续疼痛。

在开始滑膜切除之后，关键的关节镜手术操作是对整个前外侧沟进行仔细探查，分辨是否存在距腓前韧带的损伤。沿着下胫腓前韧带由内向外进行

探查最终到达距腓前韧带，用探勾可以对所有损伤进行评估[31, 32]。需要对韧带进行全面探查，检查是否存在外踝韧带的撕脱（将探勾插入外踝前缘和距腓前韧带之间）、距骨侧的撕脱以及体部的断裂（较为少见）。还需对韧带残端质量进行评估：是否变细、不连续、不规则，以及评估其厚度和强度。一旦发现距腓前韧带损伤应当进行适当的修复。

17.5 手术治疗结果：文献回顾

在关节镜下治疗 ALAIS 早期文献报道中，超过 60% 的病例能够获得优良的结果，并发症发生率 10%～15%（神经损伤，浅表手术切口感染）[4]。最近的文献报道，优良率可达 67%～100%，并发症发生率较开放手术和早期文献报道均有降低[3, 5, 8, 34, 35]。骨赘引起的前方骨性撞击综合征的关节镜手术疗效最佳，优良率超过 80%[3, 5, 9, 35-37]。和开放手术治疗 ALAIS 对比，关节镜下手术康复时间能够减少一半，重返运动的时间平均缩短 1 个月[35]。单纯的踝关节软组织撞击综合征，关节镜手术通常能够获得满意的疗效；而由于胫距关节软骨退变早期产生的骨赘

增生所造成的撞击，往往预后欠佳，这是两者的重要区别。Tol 等和 van Dijk 报道当关节间隙正常的情况下，踝关节前方骨赘关节镜下手术后疗效优良率可达 82%，而存在关节间隙狭窄的患者其优良率只能达到 50%[27, 35]。关节镜下手术治疗 ALAIS 的患者，中远期随访显示术后均没有软骨损伤进展的发生；尽管有些患者术后多年出现功能下降，但仍然有 2/3 的患者表示对手术效果满意或非常满意[35]。虽然有些患者在关节镜手术后几年内出现骨赘的再生，但大多数患者没有症状，这提示踝关节疼痛的原因并非来源于骨赘，而是来源于滑膜的嵌顿和炎症[35]。在 2007 年有一项关于关节镜下手术治疗 ALAIS 的多中心研究报道了疗效较差的 3 个影响因素[36]：

1. 年龄较大（在接受手术时平均年龄为 46 岁的患者效果较差，而平均年龄为 34 岁的患者效果优良）。
2. 从创伤到手术的间隔时间较长（平均间隔时间为 33 个月的患者效果较差，而时间为 20 个月的患者结果优良）。
3. 软骨破坏程度（2 级软骨损伤占所有患者 50% 的病例组效果较差，而 2 级软骨损伤占所有患者 18% 的病例组效果相对优良）。

采用关节镜手术治疗 ALAIS 对于解除踝关节前方疼痛极为有效，能够使患者恢复以往的活动，获得良好的主观结果，并可改善关节的活动度。广泛的关节囊、韧带松解，以及彻底地切除前方骨赘能够最大程度地改善关节活动度[37]。关节镜手术的主要优点之一是并发症发生率较低。手术时必须采取适当的关节镜技术来避免损伤神经和肌腱。

最近的一篇关节镜下手术治疗踝关节前方撞击综合征的系统回顾表明，前外侧撞击症和前内侧撞击症之间，骨性撞击和软组织撞击之间，以及有合并损伤和无合并损伤之间疗效无显著差别[38]。其中主要的研究将所有类型的踝关节前方撞击综合征集中到一起，因此没有提供 ALAIS 的特定资料。

17.6 踝关节轻微旋转不稳定的概念

踝关节轻微旋转不稳定的定义是指踝关节存在不稳定症状，但做被动内翻和前抽屉试验时又缺乏韧带松弛的客观证据。这些症状包括：踝关节反复扭伤，踝关节力弱，踝关节疼痛和不稳，以及 ALAIS 的临床表现。体格检查或影像学检查没有前

向和外侧不稳定的证据。可以用"功能性不稳定"来命名这些症状，与之相反的情况称为"机械性不稳定"（存在客观松弛），这在英语文献中有些混乱。Takao 等在一项研究中报道了 14 例功能性不稳定患者，关节镜探查显示均存在距腓前韧带损伤（部分纤维化，9 例；完全纤维化，3 例；韧带从止点剥离，2 例）[39]。最近，Vega 等研究发现在 38 例接受了关节镜手术的 ALAIS 和功能性不稳定患者中[40]，只有半数患者存在滑膜炎，而距腓前韧带近端止点剥离和韧带纤维化分别占患者总数的 60% 和 50%。最近的一些研究更证实了在 ALAIS 患者中距腓前韧带损伤的发生率非常高。当前，在多数关于治疗 ALAIS 的研究中很少提到轻微不稳定，这还是一个比较新的概念。尽管踝关节前方撞击综合征的总体治疗效果比较好，但针对 ALAIS 的资料还不够明确。另外，更加重要的是尽管 ALAIS 的症状来源于距腓前韧带的损伤，但在文献中很少讨论到对于这些损伤的处理和结果。ALAIS 和距腓前韧带损伤之间的紧密联系被明显低估，可能是由于 ALAIS 的定义将踝关节不稳定排除在外，而且早期报道采取的关节镜技术还在发展阶段（应用牵引，采用 2.7 mm 镜头）。

随着关节镜技术的发展，距腓间沟和外侧韧带复合体的镜下显露得到明显改善。通过对距腓前韧带的重要作用的了解，以及轻微旋转不稳定概念的提出，人们对 ALAIS 的病生理基础又有了新的认识。最近发表了一篇关于慢性踝关节不稳定患者中距腓前韧带慢性损伤关节镜分型的文章，显示早期损伤（1 期：距腓前韧带拉长；2 期：距腓前韧带撕脱）可能导致踝关节轻微旋转不稳定，表现出 ALAIS 的症状[41, 42]。这一新的理念支持在前外侧滑膜清理手术过程中进行距腓前韧带的修补（对于观察到的损伤给予适当处理），从而直接影响到了治疗策略。为获得更多关于 ALAIS 和踝关节轻微旋转不稳定的知识以及获取更详细的结果，还需要更多前瞻性多中心的研究。

（Thomas Bauer 著　王雪松 译）

参考文献

扫描书末二维码获取

第18章　踝关节后方撞击综合征与距后三角骨

18.1　引言

踝关节后方撞击综合征（posterior ankle impingement, PAI）是跟骨和胫骨后下方之间骨结构或软组织受到卡压的临床综合征（图18.1）。踝关节跖屈时反复的轻微损伤是导致踝关节后方撞击的最常见机制[1,2]。

跖屈时的反复负荷可能导致炎症反应、软组织和（或）骨水肿和骨赘形成，最终导致撞击综合征[3,4]。

然而，严重的急性创伤也可能成为骨性或软组织疼痛性PAI的病因[5]。

我们必须理解每种运动/活动涉及的损伤机制，并对关节进行全面评估，了解患者的症状。

Ribbans等[6]首次描述了PAI的手术治疗，并发现后撞击与舞蹈演员的踇长屈肌（flexor hallucis longus, FHL）病变相关[7]。鉴于后足解剖特征，FHL病变既可以作为鉴别诊断，也可以成为踝关节后部撞击的原因（图18.2）。

距后三角骨的描述归功于Cloquet和Shepherd，

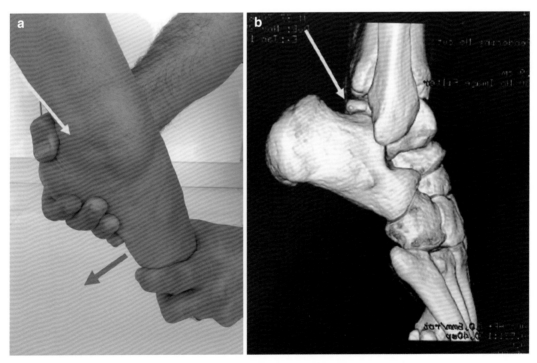

图18.1　（a）后方撞击试验：检查者施加压力被动跖屈（蓝色箭头），同时按压后足患者出现疼痛（黄色箭头）；（b）跖屈时三维CT图像显示胫骨远端和跟骨间的距后三角骨受到撞击，即后踝撞击

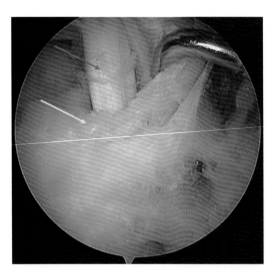

图 18.2 蹈长屈肌腱（FHL，红色箭头）进入其腱鞘，周围软组织增生肥厚（纤维化，黄色箭头）。探勾找到 FHL 通道入口

他们分别对该结构进行了详细的解剖描述[8]。此外，最初他们都认为这一结构源于骨折（因此被称为 Shepherd 骨折）。前者最终认识到该结构实际上是距骨后突的一个次级骨化中心[8]。通常距后三角骨是无症状的，但在遭受创伤或反复负荷后，它可能会引起疼痛和功能受限（图 18.3 和图 18.4）。再加上过度增生的距骨后突，这些可能是有症状的 PAI 的最常见原因[9]。

PAI 的诊断主要依据病史和临床检查。然而，影像学检查有助于鉴别诊断或制定术前计划。

在治疗有症状的 PAI 时，通常首选保守治疗（物理治疗、注射药物、矫形垫）[3,5,10,11]。

一旦保守治疗失败，建议进行手术治疗[3,5,10,11]。外科治疗从切开手术发展为内镜手术[6]。自 Vand Dijk 于 2000 年描述双入路后踝内镜入路技术以来，大多数 PAI 病例均采用微创内镜手术治疗[2,9,12]。

18.2 PAI 的流行病学、诊断和损伤机制

PAI 与后踝的机械撞击有关，并因过度跖屈而加重[11]。可以视其为急性创伤导致（距后三角骨或后突骨折或脱位）的[10,13-15]，也可以认为是与反复微创伤相关的慢性病例（也可能与 CAI 合并 / 加重）。慢性病例可能与过度增生的距后三角骨或距骨后突有关，也可能是因为骨折或软组织引起的撞击（如囊肿、盂唇样损伤、踝间韧带增生）所致。常见于芭蕾舞演员、足球运动员、自行车运动员、游泳运动员、杂技体操运动员和下坡跑运动员（图 18.5）[5,8,10,16]。

18.2.1 流行病学

文献中大多数关于 PAI 的描述与舞蹈有关（约 60% 的报告研究）[6,8]，随着对足球的兴趣和研究越来越多，其占比也越来越高[6,8]。

有些令人惊讶的是，PAI 是导致运动员因足踝部问题而无法训练 / 比赛的最常见原因之一[6,8]。

然而，这种疾病的真实发病率和流行率仍然未知，或至少存在争议，特别是如果将所有可能的原因都考虑在内[5,6]。一项研究对 186 名芭蕾舞者进行

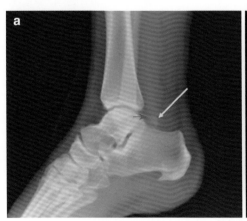
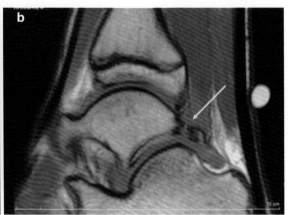

图 18.3 （a）侧位 X 线片示距后三角骨（黄色箭头）骨折伴脱位（红色箭头代表其初始位置和最后位置的区别）；（b）MRI 显示一名儿童距后三角骨骨折伴局部水肿

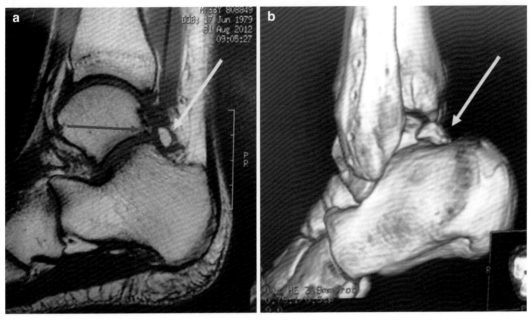

图 18.4　（a）MRI 显示距后三角骨（黄色箭头）周围滑膜炎及炎症组织；（b）三维 CT 显示距后三角骨（黄色箭头）后部

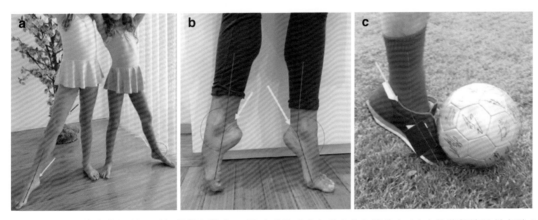

图 18.5　（a）体操运动员的发病机制：反复的微创伤和跖屈时后足过度负荷（黄色箭头）；（b）芭蕾舞演员单点站立（右足）和垫脚尖（左足）；（c）足球运动员踢球动作。红线表示做这些技术动作时所需的跖屈角度

了为期 1 年的随访，发现 PAI 的流行率为 6.5%[17]。

因足踝部不适而无法参与日常运动的人群中，PAI 占到 31%，高于踝关节外侧韧带损伤和跟腱疾病的总和[6]。

骨性 PAI 显然更常见，是软组织撞击征的 2 倍[6,8]。

在骨性病因中，距后三角骨或肥大增生的 Stieda 突（距骨后突）是最常见的[6]。

距后三角骨是距骨后外侧继发骨化中心发育变异后形成的副骨。在 7%～14% 的成年人中，它仍然是一个独立的副骨；其中 1.4% 是双侧的[8]。距后三角骨通常是无症状的，但在进行反复跖屈运动的人群中，它可能会导致疼痛[18]。

另一方面，运动员距后三角骨综合征的发病率变化很大，从 1.7% 到 50% 不等。此外，也有人指出，在 33%～50% 的运动员中是双侧发病的[19,20]。在性别或年龄方面似乎没有明显差别[20]。

在非运动人群或较少踝关节跖屈的运动员中 PAI 较为少见。对于出现慢性后足疼痛且无反复跖屈活动的患者，更可能是由于解剖变异导致的 PAI，应排除这类病因[5]。

18.2.2 诊断

一旦被认为是一种综合征，详细的病史和仔细的临床检查对于临床诊断具有重要意义。PAI 的临床表现通常为踝关节后方的深部疼痛，在踝关节跖屈、下楼、地面不平走路或穿高跟鞋时引发或加重[21]。患者倾向于描述持续、剧烈、钝性和放射状的后足疼痛。然而，它们往往无法指出确切的疼痛部位/点。最重要的检查是后方撞击试验，在该试验中，检查者将踝关节被动跖屈，并用手指按压，以引发出与主诉类似的疼痛（见图 18.1）。据经验性报道，过度跖屈试验存在大量假阳性[1, 2]。

体格检查应包括步态和力线的评估。还需要进行完整的神经血管检查，评估力量和活动范围（主动和被动）。后方撞击试验阳性，即踝关节跖屈时后足疼痛加重（图 18.1）可帮助诊断 PAI。后方撞击试验阴性则说明 PAI 的可能性不大。然而，没有研究报道跖屈试验诊断 PAI 的特异性或敏感性。检查者必须仔细评估压痛的准确位置。例如，后内侧胫后肌腱局部的压痛通常是因为胫后肌腱病变，而不是PAI。

建议在触诊 FHL 的过程中弯曲和伸展踇趾（被动和主动检查），这可能有助于识别 FHL 病变。

在内踝后方叩敲胫神经时出现近端刺痛和足底感觉异常即 Valleix 征阳性，则应进行神经系统检查以排除跗管综合征。

在大多数情况下，影像学用于鉴别诊断或协助制订术前计划[3, 22]。

在标准 X 线片中，通常使用踝关节的正位（AP）、踝穴位和侧位片。侧位片对评估后足病变最有帮助（例如 Stieda 突、距后三角骨、骨赘、游离体、骨软骨瘤、跟距骨桥）。然而，最近发现后方撞击（PIM）位 X 线检查更有效[23]。PIM 位 X 线检查是踝关节外旋 25° 的斜侧位片。在发现距后三角骨或其他 PAI 骨性病变方面，与标准侧位片相比，PIM 位显示出显著优越的诊断准确性。在阿姆斯特丹学派的一项研究中，侧位片的平均敏感性和特异性分别为 50% 和 81%。在 PIM 位片中，分别为 78% 和 89%[21]。

CT 具有更高的灵敏度，被认为是骨性撞击影像学诊断的金标准[10, 14, 15, 22, 24-26]［尤其是小骨、游离体、疼痛性骨赘或漏诊骨折（例如 Cedell 骨折）］（图 18.6）。CT 可显示关节的骨性形态，为术前计划提供信息。

超声波还可以对后足进行动态评估，在软组织病变的评估中通常更有用[22]，但是受检查者水平的影响。

PAI 的 MRI（图 18.7）会显示骨水肿或周围软组织水肿（在这种情况下 T2 加权像最有价值）[22]。此外，MRI 还可以评估各种解剖变异，包括副肌、盂唇样损伤、滑膜炎、囊肿、关节囊或韧带的病变[16, 27, 28]。

然而，在某些情况下，影像学可能无法提供明确的诊断。目前，关节 - 内镜技术可以对后足进行微创评估，同时也是治疗的工具[2, 9]。

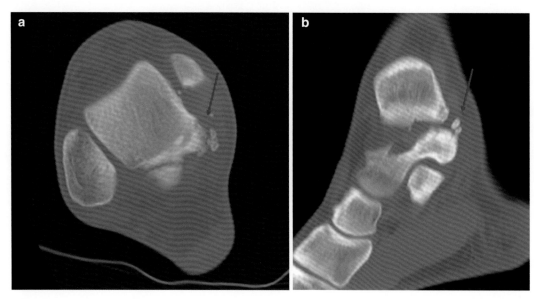

图 18.6 CT 轴位（a）和矢状位（b）显示 Cedell 骨折（距骨后突内侧结节骨折，有损伤 FHL 的风险）

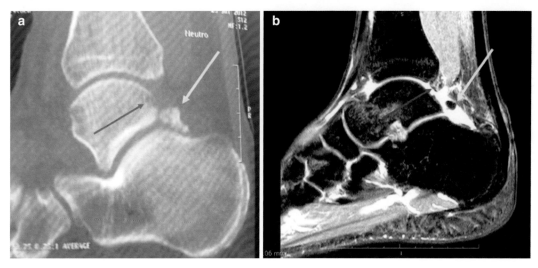

图 18.7　（a）CT 矢状位显示距后三角骨引起后方撞击导致距骨凹陷（蓝色箭头）；（b）MRI 显示增生的踝间韧带（红色箭头）和距后三角骨后突（黄色箭头）

18.2.3　损伤机制

PAI 的损伤机制主要是过劳伤和钝性创伤。

必须考虑的是，在某些动作/技术的姿势（例如踢球）中，前方（受到直接创伤）和后方（后足反复受到的间接应力）踝关节间室都会受到影响[29, 30]。在骑行过程中，前后两间室都可能受到间接的反复荷载。芭蕾舞中的足尖/半足尖舞或进行体操运动时，后足可能会更频繁地受到间接应力负荷（见图18.5）。

PAI 有时可与前撞击综合征、踝关节不稳或其他关节病变合并出现。因此，必须考虑鉴别诊断。踝关节后部疼痛的其他原因包括跟腱或胫骨后部病变、腓鞘内容物、胫骨或腓肠神经损伤，以及踝关节或距下原发性关节损伤（从骨软骨缺损到关节炎）[2, 3, 5, 27]。

反复性微创伤可能是由于特定的活动和姿势造成的，但也可能与慢性踝关节不稳定有关或因此加重[5]，后者促进了踝关节后间隙的反复性劳损。如前所述，与运动相关和与姿势相关的 PAI 包括踢足球、芭蕾舞（主要由于足尖/半足尖姿势）、自行车、游泳、杂技和体操运动等[3, 5, 6, 13, 18, 27, 30, 31]。

方向和步伐的快速变化，包括跌倒、碰撞和跳跃等，使运动员在运动中有很高的受伤风险。这些动作是高水平运动的关键要素，对后足产生高负荷，经常超过踝关节的机械抵抗[32, 33]。

d'Hooghe 等的研究表明，对于合并慢性踝关节

不稳的距后三角骨导致的后方撞击征的高水平运动员，手术治疗的可能性增加[19]。这可能是由于这类特定运动的需求，再加上已知的关节不稳定的后果，而慢性不稳会影响整个踝部的生物力学[28, 29, 31, 34, 35]。

PAI 的另一个可能原因是严重创伤，包括高能量单次创伤（例如后足骨折或距后三角骨脱位）[2, 13, 14]。

18.3　PAI 的类型

有几种情况被认为是 PAI 的来源。

需要手术治疗的有症状的 PAI 包括两类主要的病变（根据 Ribbans 等）：骨性 PAI（81%）和软组织 PAI（42%）[6]。然而，与踝关节和距下关节病变的相关原因也应考虑[6]。最常见的软组织病因与踇长屈肌（FHL）病变有关[6, 15, 27]。表 18.1 是根据 Ribbans 等的数据对 PAI 病因类型进行的总结。

18.3.1　骨性后方撞击

可能涉及 PAI 的骨性结构位于胫骨和跟骨之间。这些结构包括后踝、距骨后突（Stieda 突起）、三角骨、后距下关节结构以及后跟骨结节[3, 5, 10, 26]。当发生距骨后外侧突骨折时，也需要考虑 Shepherd 骨折。

骨性撞击的发生率似乎是软组织撞击的 2 倍[6]。

表 18.1　踝关节后方撞击病因类型

踝关节后方撞击病因		
骨性因素	软组织因素	踝关节和距下关节因素
• 增生肥大的距骨后突 • 距后三角骨 • Shepherd 或 Cedell 骨折 • 副骨 • 蹈长屈肌腱异位骨化 • 后踝骨折并发症（骨不连、撕脱骨折、骨膜增厚） • 韧带损伤（包括撕脱骨折） • 软骨瘤病	• FHL 相关病变 　- 肌腱病 / 滑膜炎 　- 狭窄性腱鞘炎 　- 低位肌腹 　- 瘢痕 / 粘连 　- 撕裂 　- 结节 　- 异位骨化 • 增生或损伤的后踝间韧带 • 滑膜炎 / 创伤后关节囊增厚 • 副肌 　- 腓跟内肌 　- 胫跟肌 　- 第四腓骨肌 • 囊肿 / 腱鞘囊肿	• 胫骨后缘过度向下倾斜 • 游离体 • 骨赘 • 假性半月板综合征 • 滑膜炎 / 创伤后关节囊增厚 • 增生或损伤的后踝间韧带

18.3.2　软组织后方撞击

软组织后方撞击包括囊肿（图 18.8）、后踝间韧带肥大、"盂唇样损伤"（图 18.9）、蹈长屈肌病变和异常肌肉（解剖变异导致后足过度负荷 / 过度填充）[5, 6, 16]。在软组织相关的病因中，肥大或受损的踝后部韧带，包括后踝间韧带（图 18.10）或三角韧带的胫距部分，有时很难通过术前影像进行评估，但必须牢记有此种可能[36]。

18.3.3　踝关节和距下关节相关的后方撞击

踝关节后部和（或）距下关节的骨骼形态异常可引起症状性 PAI。虽然不常见，但胫骨后缘倾斜度过大可能成为病因[6]。关节退行性变导致的骨赘或游离体是 PAI 的另一个病因（图 18.11）。Golano 等特别描述了后踝间韧带可能存在的卡压（除了可作为软组织撞击的病因之外，还可以认为与关节病变有关，因此表 18.1 中可能重复了该病因和其他病因）[36]。

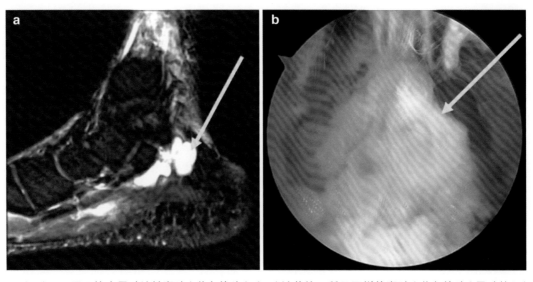

图 18.8　（a）MRI 显示撞击导致液性囊肿（黄色箭头）；（b）关节镜下所见同样的囊肿（黄色箭头）导致软组织撞击

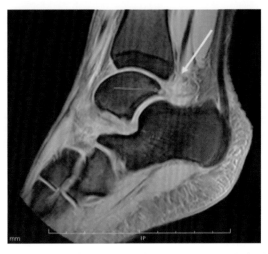

图 18.9　MRI 显示盂唇样损伤（黄色箭头）和距骨后突水肿（红色箭头）

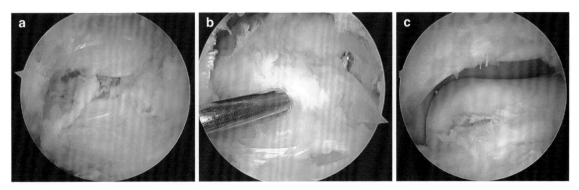

图 18.10　（a）关节镜下纤维化和滑膜炎；（b）增生肥厚的踝间韧带；（c）清理软组织撞击后的镜下观

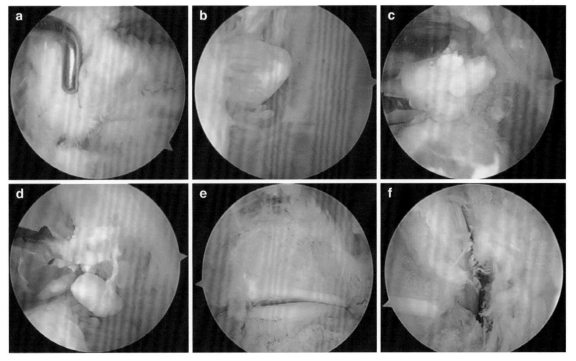

图 18.11　（a）踝关节和距下关节退变导致 FHL 粘连；（b~d）增生骨赘和游离体；（e）距下关节清理后镜下观；（f）清理并松解 FHL 腱鞘

18.4 PAI 的治疗原则

无论是骨性结构或软组织的过度劳损或直接创伤，PAI 治疗的原则都是减少机械性撞击和炎症的复发。过度劳损患者的临床预后似乎优于创伤患者[1, 19, 20]。

18.4.1 保守治疗

PAI 的保守治疗包括休息、调整鞋履、改变活动、矫形器、理疗、抗炎药物和超声引导注射[6]。即使没有任何证据支持，也可以尝试使用包括水凝胶（透明质酸）、生长因子（例如富含血小板的血浆）和干细胞（例如浓缩骨髓抽吸物）在内的生物制剂[37]。然而，这些生物制剂被认为是很有前途的佐剂，可能对组织产生积极影响，并减少炎症反应[15, 37, 38]。

超声引导下的注射可能有助于高水平运动员暂时缓解症状，使他们能够完成赛季比赛[39]。

尽管缺乏关于保守治疗成功率的公开证据[6]，但一项小型队列研究报告，PAI 保守治疗的成功率约为 60%[40]。

18.4.2 手术治疗

如果保守治疗失败，无论是否切除炎症组织，都需要手术解决机械性撞击问题。

根据 Ribbons 等的研究，81% 的患者需要手术切除骨性病变，而 42% 的患者需要切除引起撞击的软组织[6]。

关于不同治疗方案的文献报道的结果标准化程度很低，这影响了最终结论的可靠性。然而，内侧切开手术和关节镜手术的并发症发生率都很低（内镜手术的并发症发生率约为 4% 或更低）[41, 42, 43]。

相反，外侧切开手术的并发症发生率较高（12%）[6]。因此，选择这种手术必须仔细考虑，并严格把握其适应证。

在关节镜组有相关早期恢复活动的报道，包括各种水平的运动[11, 13, 16, 18, 19, 25, 27, 28, 35, 44, 45]。然而，没有足够的证据支持一种手术方法与另一种方法的长期结果有差异[6, 11, 13, 16, 18, 19, 25, 27, 28, 35, 44, 45]。与舞蹈演员相比，足球运动员显然能够更快地恢复到伤前运动水平[6, 8, 11, 13, 16, 18, 19, 25, 27, 28, 35, 44, 45]。如前所述，如果高

水平运动员存在慢性踝关节不稳且合并距后三角骨综合征相关的后方撞击，则需要手术治疗的可能性大大增加[19]。

Van Dijk 等描述的后踝双入路内镜技术代表了 PAI 手术治疗的巨大进步[12]。它能够以一种可重复、安全和适应性强的方法解决骨性或软组织撞击[1, 3, 6, 14, 25, 44-46]。首先将关节镜从外侧入路置入，对准第一趾间间隙。然后，在与关节镜呈 90° 的角度下将刨刀从内侧入路置入，并沿着关节镜滑动，直到碰到坚实的骨质。将关节镜保持其方向并轻轻向后退，刨刀稍微向前，然后就可以看到刨刀。用刨刀切除少量组织将在 Rouviére 和 Canela 韧带上形成一个开口。关节镜随后通过这个开口深入，就可观察到后足和距下关节。下一步是寻找 FHL，它是安全工作区的内侧边界（即安全区在它的外侧）。请记住，神经血管束位于 FHL 的内侧。现在可进行后足的评估和治疗[1]。

关节镜手术减小了手术创伤，使得大多数病例可以在门诊进行手术，术后可早期负重（如果可耐受，从第 1 天开始）并进行主动活动度练习[1, 3, 6, 14, 25, 44-46]。有学者强调尽快（从第 1 天开始）开始积极的背伸-跖屈练习[2, 5, 9, 43]。对于大多数单纯的手术来说，大约 2 周拆除缝线，可在 4~6 周内完全恢复活动。

后足的解剖学知识[36]是必不可少的，分步手术技术已有描述[1]。在可能的情况下，应尽量将距后三角骨整体切除，以避免留下小的游离体（图 18.12）。

有时，除了临床诊断外，影像学并不能发现引起症状的病因。这种情况可能是后足的游离体导致的。可以通过内镜手术进行诊断同时实施治疗。然而，患者必须了解相关信息并同意进行该手术（图 18.13）。

展望未来，后入路内镜手术具有良好效果，且并发症发生率低。能够用此技术从距后三角骨或距骨后突获取组织（细胞、自体移植物），以进行移植或进一步的组织工程手术[47]。

18.5 总结

PAI 是一种临床综合征，是跟骨和胫骨后下方之间骨结构或软组织受到卡压所致。

PAI 的诊断大多基于临床表现，后方撞击试验在

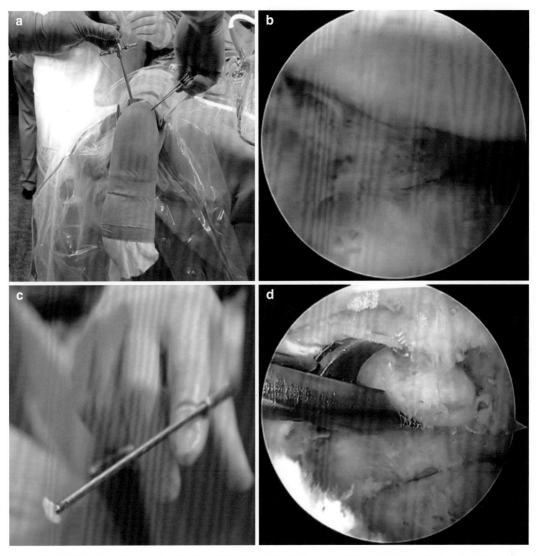

图 18.12 （a）标准的关节镜双入路；（b）骨性和软组织撞击伴滑膜炎；（c）取出距后三角骨碎块（外面观）；（d）关节镜下松解后抓钳钳夹距后三角骨

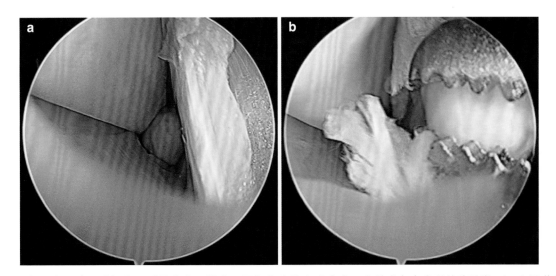

图 18.13 一位足球运动员反复出现后足疼痛，并在不同部位突然出现疼痛，术前准备未发现特殊异常。（a）关节镜下发现FHL 通道游离体；（b）取出游离体并清理肌腱损伤。患者术后症状改善并于 4 周后重返赛场

临床评估中发挥重要作用。踝关节跖屈导致后足疼痛加重的病史，再加上跖屈试验阳性，则可诊断为PAI。然而，包括足部和踝关节的力线和生物力学在内的整体评估是必不可少的。

与普通人群相比，运动员中（主要是需要频繁跖屈踝关节的运动）更容易出现PAI。

PAI是导致芭蕾舞演员、足球运动员、自行车运动员、游泳运动员、杂技体操运动员和下坡跑运动员不能进行运动的最常见伤病之一。

骨性撞击似乎比软组织引起的PAI更常见。

影像学检查可能有助于术前计划的制订。

CT对骨性撞击（尤其是小骨块或漏诊的骨折）有较高的敏感性。MRI和超声波对发现软组织病变更有帮助。

该病病因可能是由于反复的微小创伤造成的局部过度负荷或急性创伤。合并慢性外侧踝关节不稳似乎增加了手术治疗PAI的必要性。

通常，首选的治疗方法是保守治疗。

对于大多数PAI，关节镜手术通常能够获得良好结果，并且并发症较少、患者能够快速恢复活动。

与创伤性病因相比，过度劳损患者的预后似乎更好。

前10篇基于证据的参考文献

1. van Dijk CN, van Bergen C. Advancements in ankle arthroscopy. J Am Acad Orthop Surg. 2008;16(11):635–46.

2. Ribbans WJ, Ribbans HA, Cruickshank JA, Wood EV. The management of poste- rior ankle impingement syndrome in sport: a review. Foot Ankle Surg. 2015; 21(1):1–10.

3. Haverkamp D, Bech N, de Leeuw P, d'Hooghe P, Kynsburg A, Calder J, Ogut T, Batista J, Pereira H. Posterior Compartment of the Ankle Joint: A Focus
on Arthroscopic Treatment (ICL 17). Springer. In: Becker R. KG, E. Gelber P., Denti M., Seil R. (eds) ESSKA Instructional Course Lecture Book. Springer, Berlin, Heidelberg; 2016.

4. Pereira H, Vuurberg G, Spennacchio P, Batista J, d'Hooghe P, Hunt K, Van Dijk N. Surgical Treatment Paradigms of Ankle Lateral Instability, Osteochondral Defects and Impingement. Adv Exp Med Biol. 2018;1059:85–108.

5. Golano P, Vega J, de Leeuw PA, Mal- agelada F, Manzanares MC, Gotzens V, van Dijk CN. Anatomy of the ankle liga- ments: a pictorial essay. Knee Surg Sports Traumatol Arthrosc. 2016;24(4):944–56.

6. Frigg A, Maquieira G, Horisberger M. Painful stress reaction in the posterior sub- talar joint after resection of os trigonum or posterior talar process. Int Orthop. 2017; 41(8):1585–92.

7. Nickisch F, Barg A, Saltzman CL, Beals TC, Bonasia DE, Phisitkul P, Femino JE, Amendola A. Postoperative complica- tions of posterior ankle and hindfoot arthroscopy. J Bone Joint Surg Am. 2012; 94(5):439–46.

8. Walls RJ, Ross KA, Fraser EJ, Hodgkins CW, Smyth NA, Egan CJ, Calder J, Kennedy
JG. Football injuries of the ankle: A review of injury mechanisms, diagnosis and man- agement. World J Orthop. 2016;7(1):8–19.

9. LiMarzi GM, Khan O, Shah Y, Yablon CM. Imaging Manifestations of Ankle Impingement Syndromes. Radiol Clin North Am. 2018;56 (6):893–916.

10. Correia SI, Silva-Correia J, Pereira H, Canadas RF, da Silva Morais A, Frias AM, Sousa RA, van Dijk CN, Espregueira- Mendes J, Reis RL, Oliveira JM. Posterior talar process as a suitable cell source for treatment of cartilage and osteochondral defects of the talus. Journal of Tissue Engineering and Regenerative Medicine. 2015. doi:10.1002/term.2092

要点1　PAI的流行病学和损伤机制
- PAI的发病率和患病率相关研究的证据级别较低
- 运动员比一般人群中更易出现PAI
- 在芭蕾舞演员、足球运动员、自行车运动员、游泳运动员、杂技体操运动员和下坡跑运动员中经常发现PAI
- 因足踝部伤病导致的无法运动中，PAI占31%，高于踝关节外侧韧带损伤和跟腱疾病的总和
- 与软组织导致的PAI相比，骨性撞击的发病率似乎高出2倍
- 通常，跖屈导致的反复微小损伤是最常见的损伤机制（例如舞蹈演员、足球运动员）
- 损伤机制包括反复的过度负荷或钝性创伤
- 解剖学特点似乎起到了一定作用
- 脚踝扭伤后，无症状的距后三角骨可能会疼痛——"没有简单的脚踝扭伤这回事儿。"
- 必须排除创伤或"隐匿性"后足骨折

要点2　PAI的诊断
- 根据定义，PAI是一种临床诊断
- 影像学可能有助于术前计划的制订
- CT对骨性撞击（尤其是小骨块，或漏诊的骨折，例如Cedell骨折）的敏感度较高
- MRI能够显示骨质或周围软组织的水肿（T2像在这种情况下最有价值）

- 超声检查能够对后足进行动态评估，但准确性取决于操作者的水平

要点3　PAI的类型

- 骨性或软组织是可能的病因
- 距后三角骨综合征、距骨后突肥大或足踇长屈肌相关病变是最常见的原因
- 有些情况下两种病因兼而有之
- 踝关节和距下关节病变也包括在内
- 解剖变异可能起到一定作用

要点4　PAI的治疗选择

- 保守治疗通常是PAI治疗的首选
- 保守治疗失败后，通常采用关节镜手术治疗骨或软组织撞击
- 关节镜手术可以在门诊进行，术后通常可以立即进行主动活动和负重。完全恢复活动通常需要

4~6周

- 为了防止僵硬和提供本体感觉刺激（预防复杂区域性疼痛综合征），术后开始主动背伸 - 跖屈以及患肢负重等康复训练非常重要
- 切开手术也是一种可能性（取决于外科医生的经验或具体病例），与外侧入路相比，内侧入路的并发症发生率较低

（Hélder Pereira, Jorge Batista, Duarte Sousa, Sérgio Gomes, J. P. Pereira, Pedro L. Ripoll 著　侯辉歌 译）

参考文献

扫描书末二维码获取

第 **19** 章 足部关节镜技术进展

19.1 引言

微创技术的手术创伤较小，术后疼痛和肿胀程度也明显减轻。踝关节骨关节炎的治疗显示微创技术能够改善疗效、缩短住院时间；其他优点包括减少麻醉药的用量，减少切口的并发症，以及减少术后血肿的发生；也可降低对手术部位血供的影响。在融合手术中能够更加有效地清除关节软骨。而关节软骨会分泌影响新生骨形成的生长因子。

外科医生在实施关节镜手术之前，应该熟悉并能够胜任相应的切开手术。通过微创的关节镜技术实现手术目标。

19.2 距下关节镜

19.2.1 适应证

距下关节镜技术可用于距下关节融合、距骨周围融合以及三关节融合术中去除关节面软骨，可以减少切开手术所涉及的组织切开与分离。对有症状的距后三角骨亦可通过距下关节镜技术切除，可避免切开手术中后方入路相关的解剖风险。对于累及距下关节面的距骨或跟骨骨折，经皮复位和固定手术时可利用关节镜技术，帮助理解骨折的类型并评估骨折复位程度。跟距后关节的前外侧撞击亦可通过距下关节镜技术解决。距下关节镜技术可结合跗骨窦清理术和腓骨肌腱鞘镜同步进行。

19.2.2 体位

患者体位需要根据外科医生的习惯和其他需要处理的病变来决定，可以采取仰卧位或俯卧位。

仰卧位：患者仰卧于手术床上，将一些防压垫置于身体下方。将髋部内旋以便在跟腱外侧做入路。某些情况下，可能需要采用侧卧位。可以采用局麻、腰麻或全身麻醉，并根据情况在小腿或大腿部位使用止血带。

俯卧位：麻醉方式和止血带的使用和上述类似。可通过跟腱内侧与外侧入路探查距下关节，但是该体位较难进行前踝关节镜手术或跗骨窦清理术。

19.2.3 手术技术

- 设备：直径 2.9 mm 关节镜，3.5 mm 刨刀，4.5 mm 磨钻，镜下骨刀，刮匙，止血带。

  入路：
  - 根据需要建立入路进行关节探查和操作。
  - 距下关节镜探查的最简便方式是从跗骨窦入路开始。将关节镜插入距骨颈下方的跗骨窦中。刨刀从外侧直接插入到跗骨窦的底部，并处于远离皮肤神经的安全位置。然后，可以使用刨刀对跗骨窦进行清理及暴露视野，从而可以看到跗骨窦的结构，以及距下关节的前侧和外侧部分。腓骨肌腱通常也可以从该入路探查到。
  - 第三个入路位于距下关节的后方，恰好在腓骨后方、跟骨上方、距骨后方、胫骨下方的隐窝处。从该入路可以看到距下关节的外侧和后侧部分。
  - 仰卧位最后一个入路位于跟腱外侧。通过该入路可以看到并显露距下关节的后侧和内侧部分。

19.2.4 手术步骤

- 撞击症：
  - 对于撞击症的患者，首先建立跗骨窦入路。根据需要使用刨刀清除滑膜组织和跟距骨间韧带。一旦视野显露清晰，就可以从跗骨窦外侧入路置入磨钻切除前外侧骨赘；也可刨刀对准后方而不是内侧来切除外侧骨赘。然后切换到后方入路以切除后方和内侧骨赘。将关节镜首先从跗骨窦背侧入路移至外侧入路，然后再到后外侧入路。
  - 虽然该技术可以达到关节的边缘，但是很难处理到关节内部的骨软骨损伤，将病灶进行清理。除非病灶很小，属于包涵型病变，且朝向关节边缘，而周围关节软骨处于良好状态。距骨外侧突骨折后可能会出现这类骨软骨缺损。
- 切开复位内固定：
  - 距下关节镜可用于辅助骨折复位，比如距骨外侧突骨折、距骨后突骨折、延伸到距下关节的距骨内侧骨折或跟骨骨折。这种手术方法的优点是可以不损伤韧带等软组织，并且将骨折块精准复位。
  - 前外侧突骨折：
  - 对于这种骨折，如果骨折块足够大，可以保留韧带止点完整，将骨折复位并用克氏针固定。术中可以用关节镜和X线检查确认复位情况。可以利用骨盆复位钳进行复位，将其放置于FHL肌腱前内侧，把骨块固定在适当位置。可以使用2 mm或2.7 mm的实心螺钉进行固定，注意避免螺钉穿入关节腔内。
  - 在俯卧或仰卧位可探查到后侧和内侧的骨折。利用克氏针或复位钳将其复位。在关节镜辅助下，依次用螺钉固定稳定和不稳定的骨折块。
  - 对于跟骨骨折来说，需要探查至距下关节的骨折凹陷处。清除骨折处血肿并暴露骨折块。使用内侧和外侧入路探查，可结合跟骨结节牵引来复位骨折块。使用克氏针临时固定，再从关节边缘观察，或通过Gissane角度评估骨折的复位情况。
- 关节镜下融合：
  - 对于关节镜下融合手术，利用上述入路观察关节内情况。然后按顺序去除关节软骨。开始可利用前方和外侧跗骨窦入路，通过刨刀清理显露关节腔，然后使用磨钻去除关节软骨，可以先从后部开始去除。从上述两个入路可去除大约50%的软骨，然后进一步将关节镜推进。最终应去除所有的关节软骨，否则可能会阻碍骨性融合。对于内侧关节软骨则只能使用跟腱后方入路进行清除。将距下关节维持中立位并利用螺钉固定。

19.3 跟骰关节镜

19.3.1 适应证

滑膜炎、背侧软骨损伤、急性骨折的复位、急性骨折或有症状的跟骨前突骨折不愈合的骨折块摘除、单纯跟骰融合或三关节融合术、关节镜下切除跟舟骨桥及其伴随的腱鞘囊肿和跟骰撞击[1]。

19.3.2 体位

患者侧卧位或仰卧位（保持患肢内旋）。根据麻醉方式，使用小腿或大腿止血带。

19.3.3 手术技术

- 使用Nick spread入路。
- 器械：30° 2.7 mm、2.4 mm、1.9 mm关节镜，2 mm或3 mm刨刀，4.5 mm磨钻。
- 入路：
- 可以使用三个入路来显露（图19.1）：
  - 直接外侧入路：与关节面平齐，足背到足底连线中点。因靠近腓肠神经，所以建立入路时应使用钝头器械。
  - 直接背侧入路：平关节面，紧贴跗骨窦和距骨颈的外侧壁。
  - 背外侧入路是最重要的入路，位于距舟和跟骰关节之间，可以通过X线透视帮助入路的定位。但是腓浅神经的外侧支和腓总神经的外侧末端分支在该入路周围，建立入路时注意防止损伤[1,2]。

19.3.4 手术步骤

- 骨折固定：
  - 将关节镜从外侧入路置入观察骨折的位置。使用克氏针临时固定骨折块，并评估复位情况。

图 19.1 跟骰关节镜：●直接外侧入路，× 直接背侧入路，★背外侧入路。Cal 跟骨，Cu 骰骨

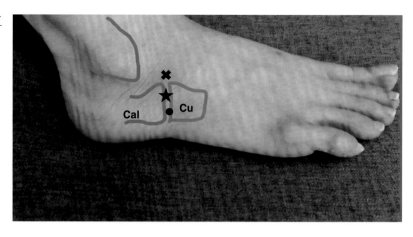

复位满意后置入螺钉。可能需要使用其他辅助入路。

- 去除背侧骨赘：
  - 有时背侧骨赘可能位于跟骨关节背侧或形成撞击。刨刀经背侧入路置入，清除软组织以显露骨赘。充分显露后直视下用磨钻切除骨赘。切除完成后，可以使用关节镜和术中透视进行评估。位于跟骨背侧和近端的骨折块可以使用类似的入路去除。
- 软骨损伤：
  - 跟骰关节的背侧可发生软骨损伤。可以使用刮匙清理软骨损伤，还可以使用磨钻去除硬化的软骨下骨，从而促进软骨的修复。该手术类似于第一跖趾关节的背侧骨赘切除术。
- 融合：
  - 利用上述入路可以实现跟骰关节的关节镜下融合。从背侧和外侧入路置入磨钻，依次去除关节软骨。需要注意的是，跟侧和内侧软骨必须彻底清除以确保能够牢固融合。从跟骨前突到骰骨或从骰骨背侧经皮置入螺钉。推荐使用全螺纹埋头螺钉，并且需注意螺钉的轨迹，以防止穿透骰骨内侧壁。跟骰关节融合术可能需要使用 3 枚螺钉以确保牢固固定。

19.4 距舟关节镜

19.4.1 适应证

距舟关节是一个匹配度高且连接紧密的关节。因此，难以进行不去除软骨的关节镜手术。一些情况下，对融合、背侧骨赘切除和骨折复位可以使用关节镜进行处理。

19.4.2 体位

患者仰卧位。将关节镜机器设备放置于手术台头侧的非手术侧。根据外科医生的习惯选择是否使用止血带[1]。

19.4.3 手术技术

- 入路：
- 常规使用四个入路（图 19.2 和图 19.3）：
  - 外侧入路：也是跟骰关节的背侧入路。
  - 跖内侧入路：位于距舟关节的内侧，胫后肌腱的背侧[1, 2]。
  - 背内侧入路：位于跖内侧和背外侧入路中间。该入路接近腓浅神经的中间内侧皮支和踇长伸肌腱[1, 2]。
  - 背外侧入路：位于关节线水平、背侧神经血管束的两侧。

19.4.4 手术步骤

- 骨折复位：
  - 需要时可通过关节镜来治疗距骨头或舟骨骨折。这些入路用于暴露骨折块，以帮助复位骨折。关节镜手术可帮助外科医生复位骨折时保留韧带止点，而不需要像切开手术那样为了显露视野将韧带等软组织剥离。
- 融合术：
  - 距舟关节融合术是一种相对简单的关节镜手术。

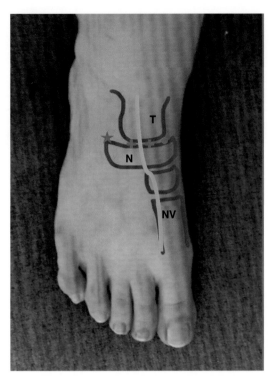

图 19.2 距舟关节镜：★外侧入路，＋背外侧入路，●背内侧入路。T 距骨，N 舟骨，NV 背侧神经血管束

进入关节腔后可以用磨钻去除关节软骨，然后由远端向近端、从内侧结节和舟骨背侧向距骨头经皮拧入螺钉进行固定。

- 去除背侧骨赘：
  - 使用背内侧和背外侧入路去除背侧骨赘。但是，需要注意避免损伤背侧关节囊浅层的腓深神经和足背动脉。

19.5 舟楔关节镜

19.5.1 适应证

融合术和骨折复位内固定术。

19.5.2 体位

患者仰卧位。止血带可置于大腿或小腿。

19.5.3 手术技术

- 入路（图 19.4 和图 19.5）：
  - 可以从背外侧、背内侧和内侧进入舟楔关节。内侧入路位于舟骨 - 内侧楔骨关节的跖侧内侧角上。背内侧入路位于内侧和中间楔骨之间。背外侧入路位于中间和外侧楔骨之间。外侧入路位于舟骨 - 外侧楔骨关节的外侧角。同时，需要避免损伤位于足背中部的足背动脉和腓深神经。

19.5.4 手术步骤

- 融合术：
  - 使用适当的入路确定关节边缘。这具有一定的挑战性，可能需要 X 线透视来定位。可将刮匙置入关节腔以帮助显露视野。充分显露后，依次从关节的 3 个部分（舟骨 - 外、中、内侧楔骨关节）去除关节软骨。彻底清理后将关节维持在合适位置并置入螺钉固定。使用该技术可以更

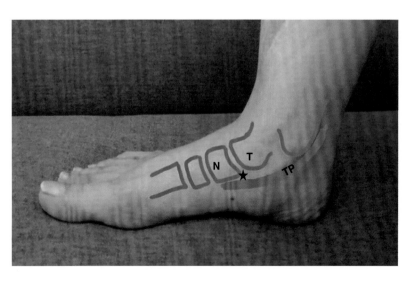

图 19.3 距舟关节镜：★跖内侧入路，T 距骨，N 舟骨，TP 胫后肌腱

图 19.4　舟楔关节镜：★内侧入路，N 舟骨，M.C 内侧楔骨

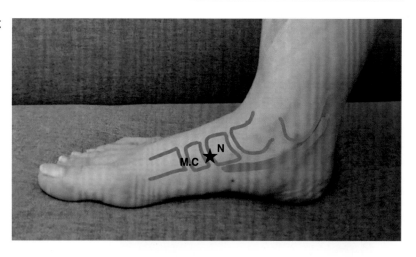

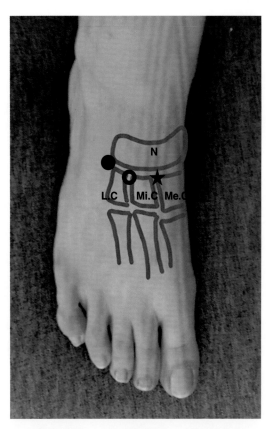

图 19.5　舟楔关节镜：★背内侧入路，○背外侧入路，●外侧入路，Me.C 内侧楔骨，Mi.C 中间楔骨，L.C 外侧楔骨，N 舟骨

容易地从每个楔骨自远端向近端置入螺钉。也可由近端向远端、从舟骨结节到楔骨的方向置入螺钉。

- 骨折的注意事项：
  - 有时中足受伤、半脱位或脱位可能累及舟楔关节。骨折或脱位可能为关节镜的置入留出空间。损伤类型确定后可以使用经皮技术进行复位。

可以使用缝线桥结构或经皮螺钉进行固定。
  - 复位后可使用"关节周围技术"检查复位是否理想。由于关节囊通常是剥离的，因此可以沿着关节边缘来检查复位情况。

19.6　跖跗关节镜

19.6.1　适应证

第一跖跗关节的超负荷活动与踇外翻、转移性跖痛症、第二跖跗关节炎和创伤后关节炎有关[1]。

19.6.2　体位

患者仰卧位。在大腿侧使用止血带[1]。

19.6.3　手术技术

第一跖跗关节入路：通过移动第一跖骨来识别关节，并在关节处定位。必要时，可使用关节镜检查确认入路位置。使用 22 号针头从拟建立入路的位置插入，并使用关节镜确认。

19.6.4　入路（图 19.6 和图 19.7）

- 6 个跖跗关节入路：中间的 4 个入路（P1~4）是连接入路，可用于进入舟楔关节间隙。
- 内侧入路：位于第一跖跗关节的足底内侧。
- P1-2 入路：位于内侧楔骨、第一跖骨和第二跖骨间连接处。可使用该入路进入第一跖跗关节。

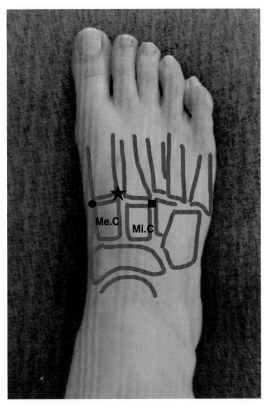

图 19.6 跗跖关节镜：●内侧入路，★ P1-2 入路，■ P2-3 入路，Me.C 内侧楔骨，Mi.C 中间楔骨

- **P2-3 入路**：位于第二跖骨、中间楔骨和外侧楔骨间连接处。可使用该入路进入第二跗跖关节。
- **P3-4 入路**：位于外侧楔骨、骰骨、第三和第四跖骨间连接处。可使用该入路进入第三和第四跗跖关节。
- **P4-5 入路**：位于第四和第五跖骨的近端关节面之

间。用于显露第四、第五跗跖关节。
- **外侧入路**：位于第五跖骨 - 骰骨关节的外侧角。可使用该入路进入第五跖骨 - 骰骨关节、腓骨短肌腱和第三腓骨肌[1,2]。

19.6.5 手术过程

- 第一跗跖关节融合（关节镜下 Lapidus 手术）：
  - 该术式需要使用 2 个入路：跖内侧和背侧入路。使用关节镜下骨刀、刨刀或磨钻清除关节软骨，直至软骨下骨裸露。用微骨折锥进行微骨折处理。随后手按压减少第一二跖间角，并使第一跖骨跖屈[1]。可以使用 1 根克氏针临时固定，术中 X 线透视评估对线情况并进行相应调整。然后经皮置入螺钉固定牢固。通常，从关节的近端背侧到远端跖侧方向置入 2 枚顺行固定螺钉，从跖骨基底的远端背侧向近端跖侧方向置入 1 枚逆行固定螺钉。亦可附加 1 枚螺钉进一步固定，该螺钉从第一跖骨基底拧入第二跖骨基底[1]
- 跗跖关节融合术：
  - 根据要融合的关节选择对应的入路。通常只需要融合内侧 3 个跗跖关节。可以通过适当的入路进入相应的关节间隙，并进行软骨清理。清理关节面的技术类似于关节镜下的 Lapidus 手术。需要在合适位置进行关节复位，并根据医生习惯选择空心螺钉或非空心螺钉进行经皮固定。如果要使用骨移植物，则可以借助一个小的套筒将其植入相应位置[1]。

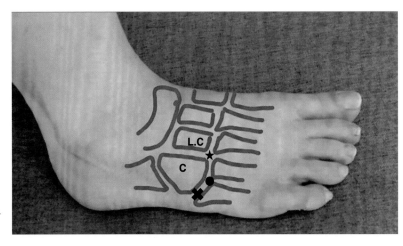

图 19.7 跗跖关节镜：★ P3-4 入路，P4-5 入路，+ 外侧入路，L.C 外侧楔骨，C 骰骨

19.7　第一跖趾关节镜

19.7.1　适应证

跖趾关节镜比其他中足或后足关节镜更容易操作[3]。可通过该术式治疗跖趾关节炎、关节融合术、滑膜切除术、去除疼痛的籽骨、踇僵直的部分关节骨质切除术、剥脱性骨软骨炎的清创术、感染性关节炎的关节镜清理及引流，以及评估草皮趾的跖板损伤情况[2-6]。

禁忌证：在某些情况下，可能无法进行关节镜手术。例如蜂窝织炎、严重畸形而无法在关节镜下充分暴露，或者关节力线不正需要进行截骨术或其他矫形手术。其他禁忌证包括钢板固定手术，或者 Charcot 关节病，因为正常的解剖结构常常被破坏[3,6,7]。

19.7.2　体位

患者仰卧位，同侧骨盆垫高，使足部保持中立位[3,6-8]。尽管有学者报道可牵引踇趾使关节间隙打开，但该手术并不需要牵引[3,6,9]。可用中国式指铐夹住踇趾[4,7]，从而通过滑轮进行悬挂牵引[4,10]。其他学者使用湿棉绷带以张力环的方式固定，将其与牵引装置相连，并调整张力[5]。此手术并不需要止血带[3,4]。但是，有些学者更喜欢使用小腿止血带[2,5,6,8]。小关节镜可用于探查连接紧密的关节[3]。

19.7.3　手术技术

用 11 号手术刀切开皮肤。蚊式钳钝性分离皮下组织，也可穿透关节囊。然后置入钝头套管[3,7]。一些学者在切开皮肤之前，向跖趾关节注入 2~3 ml 生理盐水[2,4,5,10]。

19.7.4　入路和附加入路（图 19.8 和图 19.9）

- 已有报道介绍各种不同的跖趾关节入路。最常用的技术是双入路法——背内侧入路和背外侧入路，分别位于跖趾关节水平、踇长伸肌腱的内外侧，即踇长伸肌腱的两侧约 0.5 cm 处[2-8,10]。两个入路都靠近踇趾的背侧皮神经。在学者 Vaseenon 的尸体解剖中，这些入路距离背外侧和背内侧皮神经分别约 3.4 mm 和 4.0 mm[7]。

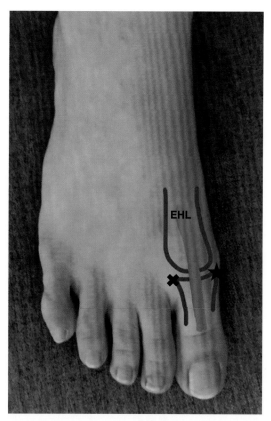

图 19.8　第一跖趾关节镜：★表示背内侧入路。× 表示背外侧入路。EHL 足踇长伸肌

- 另一种技术是三入路法。该术式增加了第三个内侧入路[4,5,7,8]。该入路平跖趾关节的水平，位于关节中心位置。如 Vaseenon[7] 所示，该术式可增加跖骨头远端关节软骨的去除范围。内侧入路位于背内侧皮神经的内侧约 10 mm，距足底内侧神经约 13 mm[7]。
- 足底中间入路：位于足底，采用 inside-out 方式建立。从跖骨间入路插入穿刺套管，并沿跖骨间横韧带的深面向足底推进，直到穿刺套管尖端触及足底筋膜，然后用穿刺套管刺破足底筋膜。足底中间入路建立完毕[8]。
- 近端背内侧清除背侧骨赘。
- 趾蹼入路：位于第一趾蹼背侧[8,9]。该入路更靠近踇趾，可能有助于随后的螺钉置入[8]。
- 外侧入路：在踇外翻矫形术中，进行关节镜下软组织松解时使用[4]。平跖趾关节水平，距离背外侧入路 1 cm。
- 内侧入路：关节镜下软组织松解和关节镜下切除病变的内侧籽骨时使用[4]。

图 19.9　第一跖趾关节镜：○表示内侧入路

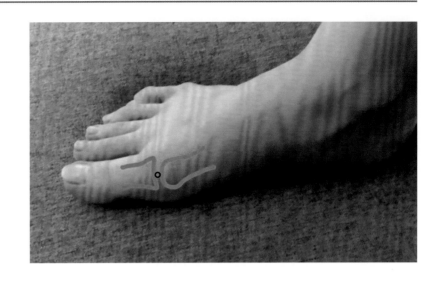

然后使用微骨折锥或克氏针行微骨折术 [5, 10]。

19.7.5　手术步骤

- 跖趾关节融合术：
  - 去除跖骨头和近节趾骨基底部的关节软骨。器械操作入路和观察入路可以在背内侧和背外侧入路间交替进行，直到关节清理完成。在三入路法中，内侧入路通常仅用于清理 [7]。利用 X 线透视确定跖趾关节的位置。使用克氏针将跖趾关节临时固定于理想的位置。然后经皮置入螺钉进行固定 [3, 8]。
- 跟外翻的外侧松解：
  - 必要时先行滑膜切除术，然后使用小勾刀松解外侧悬韧带，以显露外侧籽骨。随后松解外侧关节囊和跟内收肌腱。应注意避免损伤外侧跖趾韧带 [4]。有学者报道可利用趾蹼入路和足底中央入路来进行操作。足底入路作为观察入路，趾蹼入路为工作入路 [8]。
- 关节镜松解术治疗跟僵直：
  - J. H Ahn 等报道了使用包括近端入路在内的三入路进行清理手术。在背内侧和背外侧入路使用刨刀或磨钻切除跖骨和趾骨骨赘。清理所有游离或剥脱的软骨块。显露内外侧沟、籽骨和跖板以探查其他组织病变情况。然后最大程度地背伸 MTP 关节，以确保没有背侧撞击 [6]。
- 骨软骨损伤清理术：
  - 使用刨刀根据需要清除滑膜，以改善视野。确认骨软骨损伤的位置，并使用探勾评估软骨下骨板的完整性。使用刮匙清除病灶直到获得稳定的软骨边缘。使用探勾重新评估病变处的稳定性，

19.8　第二至第五跖趾关节镜

19.8.1　适应证

关节镜技术可用于治疗第二至第五趾的骨关节炎、滑膜炎、软骨损伤、关节纤维化和不稳。跖趾畸形的矫形手术包括关节成形术、趾间关节融合术和复发性趾间关节腱鞘囊肿切除术 [1]。

19.8.2　体位（图 19.10）

患者仰卧并轻柔手动牵引 [1, 11]。一些医生更喜欢使用大腿止血带 [1]。在显露和操作过程中使用手动牵引。医生坐在患足侧面，显示器置于在手术床末端 [1]。

19.8.3　手术技术

- 为了确认入路的正确位置，需使用 18 号或 21 号针头标记入路部位，并向关节内注入 2~3 ml 生理盐水。然后使用"切开和分离"技术建立入路：即用 11 手术刀片切开皮肤，使用蚊式钳分离皮下组织并穿透关节囊 [1, 11]。一些学者使用水泵系统以维持正常的盐水流量扩充关节腔 [11]。
- 器械：30° 1.9 mm、2.7 mm 关节镜。
- 入路
  - 跖趾关节的入路

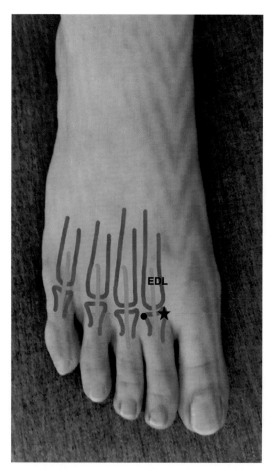

图 19.10　跖趾关节镜：★表示背内侧入路，●表示背外侧入路。EDL 趾长伸肌

○ 背内侧和背外侧入路位于跖趾关节线处或稍远端，伸趾长肌腱内侧和外侧约 4～5 mm 处 [1, 11]。当采用背内测入路进入第二跖趾关节时，应注意避免损伤腓深神经背侧支。该神经支走行于第一跖间隙，非常靠近第二跖趾关节内侧 [11, 12]。在其他跖趾关节水平，容易损伤腓浅神经的背侧支 [1]。

- 近端趾间关节的入路
  ○ 背内侧和背外侧入路位于趾间关节的背内侧角和背外侧角处，位于侧副韧带和伸趾肌腱扩张部之间。将关节镜器械沿背侧凹陷插入，并躲开关节软骨面。
  ○ 足底外侧入路位于跖侧的关节外侧角处。

19.8.4　手术步骤

- 第二跖趾关节 Freiberg 病的关节镜下间隔物植入

关节成形术
- 手术使用背内侧和背外侧入路，在两个入路之间交替进行观察和操作。先进行诊断性关节镜探查，然后对受损的软骨面进行清创、滑膜切除术并取出游离体。使用探勾来测量从一个入路到缺损中心的距离以准备做肌腱移植。之后获取趾短伸肌腱移植物：背外侧入路位于趾长伸肌腱的外侧，经此入路的切口找到趾短伸肌腱。利用止血钳进行钝性分离，并挑起肌腱施加张力。向近端分离肌腱，并通过小的横切口将趾短伸肌腱的近端切断。然后通过背外侧入路的切口取出肌腱。将移植物团成球状，并使用 0 号 Vicryl 缝线进行缝合。
- 将肌腱移植物经背外侧入路引入关节，然后将缝线穿过跖板，确保缝线穿过软骨缺损中心，同时保持移植物位于此中心。将缝线穿过足底筋膜，然后在穿出皮肤处用血管钳分离皮下组织，以便于在皮下将缝线固定，保持肌腱移植物的稳固。肌腱的止点侧也可以缝合到跖趾关节的背侧关节囊，以提高移植物的稳定性 [1]。
- 关节镜滑膜切除术
  - 手术适应证是控制代谢性、炎症性关节炎或感染疾病引起的疼痛和肿胀。建议将入路放置在距伸趾肌腱稍远的位置。为了清理内侧沟，可经背外侧入路进行观察，将背内侧入路作为工作入路；反之亦然，以进行外侧沟的滑膜切除 [1]。
- 关节镜辅助下双跖板腱膜固定术治疗跖趾关节不稳：
  - 使用两个入路（背内侧和背外侧）进行该手术。也可治疗关节内相关病变。
    ○ 背内侧入路作为观察入路，背外侧入路用于通过缝线。同时需要将跖趾关节跖屈。缝线的第一支穿过跖板 - 屈肌腱鞘复合物的外侧部分，并一直穿透足底皮肤。在跖骨干背侧做第二个近端切口。使用止血钳，从跖骨干的内侧开始进行钝性分离，并延伸到跖骨远端的足底侧。通过该近端切口过线。缝线的第二支穿过跖板的内侧部分，并通过近端切口沿着跖骨干外侧引出缝线。同时保持踝在中立位，将缝线固定在近端背侧切口处的趾长伸肌腱上。重复这些步骤，引出两个 "8" 字缝合线，这些缝线将跖板 - 屈肌腱腱鞘复合物与趾长伸肌相连接 [1]。

19.9 跗骨联合的切除

19.9.1 适应证

切除跟距骨桥（TC）或跟舟骨桥（CN）。

19.9.2 体位

在跟距骨桥切除术中：患者保持仰卧位，髋关节处于屈曲、外旋外展位，膝关节屈曲。止血带置于同侧大腿[13-15]。如果是通过后方关节镜技术切除，则患者需要俯卧。

在跟舟骨桥切除术中：患者取平卧位，同侧髋关节下方垫高，以使足部内旋[16]。

19.9.3 手术技术

- 切除跟距骨桥的入路
  - 后外侧入路：当踝关节处于中立位时，该入路正好位于跟腱的侧方，位于从外踝尖至跟腱连接处。但一些医生更喜欢在切开皮肤前，向距下关节腔内注射生理盐水，尽管这不是笔者的常规做法。纵行切开皮肤，将钝头套管置入距下关节的外侧。将关节镜置入距下关节的外侧凹陷中。关节镜下第一个标志是踇长屈肌腱（FHL）。活动踇趾以帮助识别该肌腱。始终保持FHL在操作视野中，有助于防止损伤神经血管束[14]。
  - 后内侧入路：一些医生用18号套管针定位此入路。关节镜下确定此入路位于FHL的外侧。切开皮肤，用蚊式钳钝性分离，进入距下关节的外侧。
- 切除跟舟骨桥的入路
  - 透视确定入路的位置（有关每个入路的位置，请参见相关描述）。
  - 切开皮肤后，用蚊式钳在皮下分离直达骨质。在透视引导下，用蚊式钳在骨桥的上下缘进行分离，以建立工作空间[15]。

19.9.4 入路

- 跟距骨桥切除术
  - 观察入路：位于内踝尖后方2指处。

- 操作入路：大约位于内踝尖下方3指处[17]。
- 后外侧入路和后内侧入路：
  - 后外侧入路：从外踝远端到跟腱之间平行于足底画一条线。入路位于该线以上，与跟腱相切[13, 14, 18]。
  - 后内侧入路：与后外侧入路相对，位于跟腱内侧，紧邻跟腱[13, 14, 18]。
- 跟舟骨桥切除术：
  - 观察入路：在透视足的斜位，并在Gissane角的背侧建立入路。再次透视，确认入路的位置定位于骨桥的近端和外侧、跟骨前突的背侧[14-16]。
  - 工作入路：位于骨桥与舟骨的交界处，骨桥的远端和内侧。该入路位于距舟和跟骰关节之间。透视确定入路的位置。该入路位于腓浅神经的背内侧，距离不到1 cm[14-16]。
  - 附加观察入路：用于观察跟骨前内侧突的深部。在X线透视引导下，在距舟关节水平，于踇长伸肌腱的内侧建立入路[14]。
  - 可选入路：观察入路可在跟骨前外侧角前方0.5 cm处，而操作入路位于伸肌腱内侧缘[14]。

19.9.5 手术步骤

- 跟距骨桥切除术
  - Hayashi描述了通过后内侧入路进行跟距骨桥切除。建立观察和操作入路（请参阅入路中的描述）。首先将跟距骨桥与周围的软组织分离。应保持较高的灌注压，以防止软组织阻挡视线。然后使用刨刀去除附着在骨桥上的所有软组织，因为这将有利于骨桥的切除。应注意把器械朝向骨桥，因为神经血管束位于骨桥相对的另一侧。进行骨桥切除，直到露出正常的关节软骨面。X线透视可用于确认骨桥的位置。手术完成后，将骨蜡涂在切除的骨面上[17]。
  - 其他学者介绍了利用后外侧和后内侧入路进行切除的方法。建立了两个入路后，进行距下和踝关节的滑膜切除，以实现骨桥的最佳显露。然后确认足踇长屈肌腱。沿距下关节和踇长屈肌腱辨认出跟距骨桥。在大多数情况下，观察入路是后外侧入路，而通过后内侧入路进行器械操作。如果是骨性联合，则距下关节的显露可能会比较困难。距腓后韧带（PTFL）常作为定位距下关节的标志，距下关节约位于该韧带距骨止点下方约 5 mm 处。使用关节镜刨刀或磨钻清除纤维结缔组织，直到显露出正常的关节面，并始终保持足踇长屈肌腱位于器械的内侧。从后侧、内侧和外侧都能够很好地显露健康的关节面软骨，且距下关节活动范围良好时，代表骨桥已被切除。可以在距骨和跟骨之间插入探勾，然后轻柔地撬动以验证关节完全打开。X 线透视以确认切除充分[13, 14]。

- 跟舟骨桥
  - 如上所述，在 X 线透视下建立两个入路。用蚊式钳跨过骨桥进行分离，再将刨刀置入以清除骨桥周围的软组织。应尽量减少松解趾短伸肌[16]。然后进行软组织清理，外侧清理到跟骨前突和跟骰关节，内侧清理至距舟关节。一旦实现了骨桥的完全显露，就可以使用磨钻切除骨桥。需要注意的解剖标志有：
    ○ 外侧的跟骨前、背侧部分和跟骰关节
    ○ 内侧的距骨头、距舟关节和舟骨的外侧部分
  - 使用关节镜观察距舟关节的下侧和跟骰关节，以评估切除是否完全。切除完成后，足部做内翻 - 外翻运动，以确认舟骨和跟骨之间的活动度[14-16]。

19.10 踝关节置换术后撞击、囊肿及无菌性松动的关节镜治疗

19.10.1 适应证

踝关节置换术后至少 90 天，最好 6 个月后，出现内侧或外侧撞击症[19-21]。

19.10.2 体位

患者仰卧位，应用大腿止血带。不需牵引[19-21]。

19.10.3 手术技术

可以使用 18 号套管针来确认关节水平，然后使用 11 号手术刀切开皮肤切口，使用止血钳分离皮下组织穿透关节囊。在插入钝头套管之前，可以使用止血钳分离瘢痕组织。

- 入路：标准的前内侧和前外侧踝关节镜入路[19-21]。

19.10.4 手术步骤

- 外侧沟清理术
  - 在该术式中，前内侧入路是探查入路，前外侧入路是工作入路。首先清除外侧沟的瘢痕组织。可以根据需要使用刨刀、镜下剪刀、咬钳和直角刮匙来实现此目的。这样就可以直观地看到外侧沟。清理其中的软组织以显露外踝和距骨外侧之间的空间。然后使用磨钻去除从腓骨侧面开始的任何骨性撞击。随后，将关节镜移至距骨顶部上方，向下观察外侧沟。如果发现存在阻挡视野的骨赘，则应全部清理。通常认为，彻底清理的标志是腓骨肌腱得到充分显露。应注意避免距骨侧的过度切除，或对 TAA 假体和聚乙烯垫造成损坏。可通过在进行关节清理时使刨刀不与假体接触来实现[19-21]。
- 内侧沟清理术
  - 通过前外侧入路置入关节镜探查，前内侧入路置入器械操作。与外侧沟清理术类似，使用刨刀、磨钻和刮匙交替进行。首先清理内侧沟前方的软组织，以便显露视野。继续清理沟中软组织，直至可以看到内踝和距骨内侧缘。使用磨钻磨除内踝或距骨上多余骨赘。有些学者认为，彻底清理完全的标志是必须在内侧沟中看到胫后肌腱[19-21]。

（Alastair Younger, Andrea Veljkovic, Michael Symes, Wafa Al Baluki 著　桂鉴超 译）

参考文献

扫描书末二维码获取

第20章 踝关节力线矫正

20.1 引言

胫距关节骨折有多种并发症，按发生时间可分为早期和晚期并发症。

无论何种类型的骨折及并发症，都可能演变为骨关节炎，发病率可达损伤人群的 1%[1]。

与髋关节、膝关节等其他关节的骨关节炎相比，踝关节骨关节炎在大多数情况下继发于创伤[2,3]。因此，鉴于高能创伤的分布年龄，踝关节骨关节炎出现症状要比髋膝关节早约 12 年[4]。

由于病理解剖的多样性，踝关节骨折的治疗往往是复杂的，可能导致不良的结局。尽管有多种治疗方法，关于这种损伤的治疗指南和理想治疗方法仍存在争议。2007 年，Giannini 根据骨关节炎程度、年龄和关节状况等，提出了踝关节创伤性关节炎手术治疗的具体指证（表 20.1）。

畸形愈合是踝关节骨折的常见并发症。导致畸形愈合的主要因素有：骨折类型，复位不良，复位丢失。次要因素有性别、骨质疏松症和年龄。当踝关节发生畸形愈合时，可导致关节匹配不良、机械力线的改变。而旋转畸形或成角畸形影响正常的关节负重，从而引起关节出现早期退变。

为了发现畸形，选择合适的手术治疗，需要参考踝关节的放射学检查标准。

胫骨解剖轴是胫骨平台髁间嵴凹陷至远端胫骨穹顶中心的连线。胫骨 - 踝关节面（tibial-ankle surface, TAS）角是另一个非常重要的评估胫骨畸形的角度。沿胫骨关节面画一条线，这条线与胫骨的机械轴在胫骨远端关节面中心处相交，称为 TAS 角（图 20.1）。这个角度向内侧张开，白种人此角的正常范围为 91°～93°，提示踝关节轻微的生理性外翻。在矢状面上，同样的连线形成胫骨侧面关节面（tibial lateral surface, TLS）角（图 20.1）。此角向前张开，通常在 81°～82°。在评估畸形时，必须考虑另一个参数，即旋转和成角的中心（center of rotation and angulation, CORA）点（图 20.2），是指胫骨近端和远端机械轴的转折点；两者之间的夹角表示需要矫正的畸形量。

踝关节畸形和畸形愈合通常很难发现；一些作者对于隐匿性畸形提出了分型[5]（图 20.3）。对于畸形不明确的病例，进行 CT 和 MRI 检查有助于明确畸形的解剖异常。

表 20.1 Giannini 踝关节创伤性关节炎治疗建议

分期	年龄（岁）	关节状态		手术方式
2	–	关节解剖关系正常		关节牵开术和关节镜下清理术
		踝上对线不良		踝上截骨
		关节内对线不良		关节结构重建
3	＜50	保留或恢复的踝关节解剖关系	足部其他关节活动度＜25° 或拒绝融合术	异体关节移植或者关节置换
	＞50		足部其他关节活动度＞25°	关节融合术
	–			
	–	踝关节解剖关系无法修复，慢性感染，神经性疾病，重度骨质疏松		关节融合术

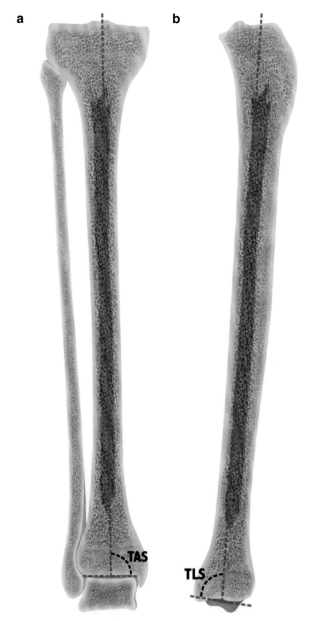

图 20.1 （a）冠状面胫骨轴线投影，显示 TAS 角。（b）矢状面胫骨轴线投影，显示 TLS 角

20.2　畸形愈合的分型

根据患者年龄，畸形愈合可以分为两类：成人畸形愈合和生长期畸形愈合[6]。

成人畸形愈合可根据骨折类型分为更多的亚型：

- 踝上畸形
- 踝部畸形
- 胫骨远端关节内畸形
- 距骨畸形

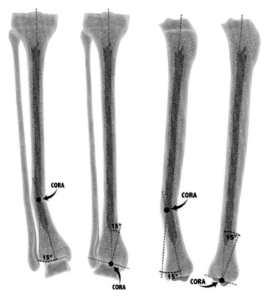

图 20.2　CORA 角位于不同部位，代表不同的畸形方向，从而影响治疗方法的选择

文献报道，踝关节骨关节炎发生率为 5%～68%[6-8]。骨折引起力线不良，接着是慢性疼痛和功能改变，直至产生胫距骨关节炎。有研究表明[8, 9]，这一系列病变是由负重改变引起的。这种改变使得胫骨与距骨关节面之间接触区域的位置和形状发生了变化，导致关节软骨破坏，最终导致骨关节炎的早期发生。

20.3　成人畸形愈合的治疗

手术治疗畸形愈合有很多方法，但在文献中主要有两种：保关节手术和关节置换手术[6, 10-17]。

保关节手术的基本原理是通过尽可能多地重建正确的关节解剖，矫正畸形导致的力线异常，从而中断或减缓骨关节炎的进展。关节置换适用于关节退变严重，无法完成关节修复的患者，治疗目的是缓解疼痛并维持部分关节功能。

根据畸形愈合的种类[6]，保关节手术可分为关节外手术和关节内手术。无论哪种类型的手术，必须确定正确的适应证和禁忌证，以保证最好的效果（表 20.2）。目前这个问题仍有争议[19, 20]。

关节外保踝手术用于纠正畸形愈合（分为踝上畸形和距骨畸形）。关节内保踝手术用于内外踝骨折、胫骨远端关节骨折和距骨体骨折畸形愈合。此类手术的目的是恢复正常的关节匹配[21]。

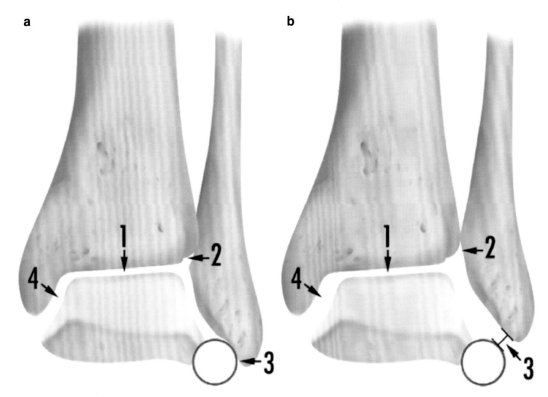

图 20.3 Yablon 所述的隐匿性不愈合。（a）表示正常踝关节，（b）表示隐匿性不愈合。需要特别注意的是:（1）关节线不对称；（2）从远端胫骨平台关节面到腓骨内侧关节面的 Shenton 线中断；（3）腓骨尖和距骨外侧关节面之间形成的圆币征消失；（4）内侧关节间隙增大

表 20.2 Mulhern 胫距关节重建指南[18]

适应证	禁忌证
• 不对称的踝关节骨关节炎伴有内外翻畸形，以及残余的胫距关节面＞50% • 单独的内侧 / 外侧胫距关节骨软骨病变 • 骨骺生长停滞 • 胫骨扭转畸形 • 胫骨骨折畸形愈合 • 全踝关节置换前的力线矫正 • 神经源性 / 肌肉源性畸形 • 先天性马蹄内翻足后遗症 • 踝关节类风湿关节炎 • 血友病性关节炎	**绝对禁忌证：** • 终末期踝关节骨关节炎，残余的胫距关节面＜50% • 无法纠正的后足不稳定 • 急性 / 慢性感染 • 严重的血管 / 神经病变 • 神经性疾病 **相对禁忌证：** • 患者依从性差 • 年龄＞70 岁 • 胫骨远端或者距骨的骨质量差 • 吸烟 • 胰岛素依赖性糖尿病 • 慢性皮肤异常或者软组织缺损

畸形愈合通常伴有软组织或关节软骨损伤：最常见的是一个或多个踝关节间室的骨软骨损伤和韧带松弛。骨软骨病变最常发生在距骨穹窿的内侧（可高达 80%）。当患者出现疼痛、肿胀、偶有关节交锁等症状，且有踝关节外伤病史时，可高度怀疑此诊断。辅助检查的首选是标准负重位 X 线片，以便显示踝穴；通常需要进行更详细的检查，如 CT 或 MRI 扫描。病变的大小对预后至关重要；近年来还发展出了许多分型[22, 23]。当踝关节韧带松弛与骨软骨损伤一起发生时，需要与畸形愈合一起治疗。

20.4　关节外手术

20.4.1　踝上截骨

20 世纪 30 年代，Speed 和 Boyd 首次在矫形外科中提出纠正创伤后畸形的方法[24]。在 20 世纪 60 年代俄罗斯学者提出了相同的概念[25, 26]。然而，第一个系统的关于踝上截骨术的病例报告研究是 Takakura[27] 于 20 世纪 90 年代中期发表的。他报告了 18 例踝上截骨术的中期结果，这些患者患有原发性踝关节骨关节炎，并有内翻畸形，处于第 2 期和第 3 期（表 20.3）。治疗结果优 6 例，良 9 例，可 3 例。后来 Takakura 采用了同样的治疗方法治疗了 9 例创伤后畸形的患者，疗效分析表明优 4 例，良 2 例，可 3 例[28]。在接下来的几十年里，得益于 Takakura 的相关著作，许多矫形截骨术治疗畸形的国际性研究得以发表，并发展出了新的治疗策略和康复方案。

表 20.3　Takakura 分期[1]

分期	X 线表现
I	无关节间隙狭窄，但有早期硬化表现和骨赘形成
II	关节间隙狭窄
IIIa	仅限于内踝关节面的关节间隙消失，伴有软骨下骨接触
IIIb	距骨穹窿内侧关节间隙消失，伴有软骨下骨接触
IV	关节间隙消失，骨质完全接触

20.4.1.1　术前准备

在矫正畸形的手术计划中，正确识别畸形部位是至关重要的[18]。必须确定旋转和成角的中心（CORA 点）。除了 CORA 点外，必须获得下肢的全长负重位 X 线片，以确定是否有其他畸形，后者可能导致手术效果不佳。此外，需要检查内侧和外侧韧带结构，以评估是否有必要重建或松解韧带。必须对足的背伸进行评估，以决定是否进行跟腱延长。必须评估距下关节的活动范围，以估计潜在的代偿能力。最后一个要评估的参数是下肢长度，以预测任何可能造成肢体长度差异的情况，这可能会影响截骨术的类型。

常用手术有以下几种：

撑开截骨术：根据畸形的类型，可在胫骨的内侧面或外侧面施行。这种手术可以维持或增加肢体的长度。通常应用取自同侧髂骨的三皮质自体骨移植物，或使用同种异体骨移植物。撑开截骨术的禁忌证包括大范围的手术瘢痕、感染、组织再生能力差以及血管病变。根据截骨角度可以进行多平面矫正。与闭合截骨术相比，撑开截骨术似乎需要更长的时间愈合，尽管有些研究否认这个结果[27]。

闭合截骨术：如前所述，可在胫骨的内侧或外侧施行。主要的缺点是手术肢体的缩短，这必须在术前计划时考虑到。除了文献报道的更短的愈合时间外，无需植骨是该手术的主要优点[29, 30]。

弧形截骨术：技术上难度较大，但在某些特殊情况下可能是最佳选择。实施此技术的具体指导原则尚不明确。根据 Krahenbuhl[31] 的研究，大于 10° 的畸形是其最佳适应证；另一方面，Knupp[1] 将此方法用于关节匹配度较好的病例。这种方法的主要缺点是单平面校正，因为多平面校正是不可能的。

腓骨截骨术：腓骨缩短或延长截骨术适用于与外旋骨折相关的骨不连，外旋骨折通常导致腓骨旋转缩短。纠正腓骨的畸形可以恢复正常的下胫腓联合。

Barg 和 Mangone 在他们出版的文献中提出了一个简单的公式来计算在撑开、闭合两种情况下的校正度[32, 33]（图 20.4）。在这个公式中，H 代表楔形植入物或移除部分的高度，α 代表畸形和潜在的矫形角度，Ø 代表截骨部位的胫骨直径。

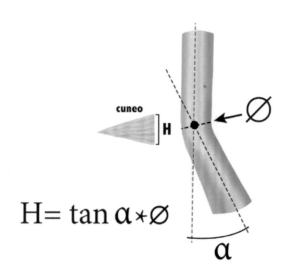

图 20.4　撑开或者闭合截骨楔形骨块尺寸的计算公式。注意：α 的绝对值代表 CORA 角度，Ø 表示 CORA 水平处的胫骨直径

20.4.1.2　手术步骤

如果截骨术的目的是矫正畸形，则应在 CORA 点的水平进行。如果畸形（也就是 CORA 点）在关节表面，或存在隐性畸形愈合，则应在内外踝近端约 4 ~ 5 cm 处进行截骨[29]。在 CORA 水平以外位置进行截骨，将不可避免地导致截骨远近端轴线不一致（图 20.5）。

楔形撑开截骨或楔形闭合截骨术（图 20.6）：应确定截骨位置，避免过度切除骨膜。将克氏针放置在截骨部位与关节面平行的水平位置作为引导。用骨锯截骨时，冲水是至关重要的，以避免热性骨损伤。最后用骨刀完成截骨以防止软组织损伤。在截骨术的另一侧的骨膜应该保留，因为它是矫正手术的关键。

弧形截骨术（图 20.6）：截骨的形状可通过多种

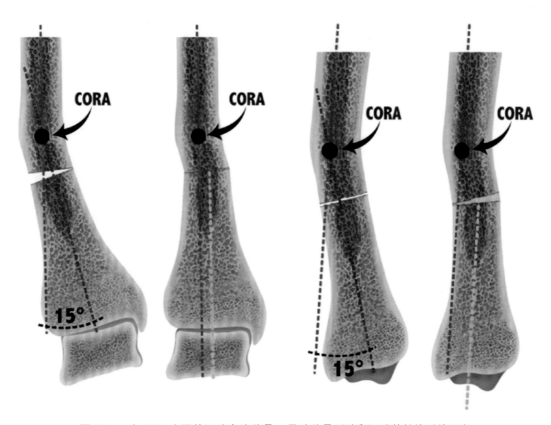

图 20.5　在 CORA 水平的远端实施截骨，导致截骨近端和远端的轴线对线不良

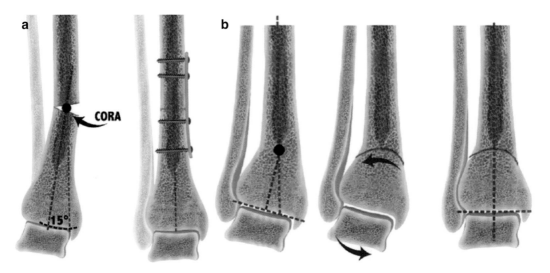

图 20.6　（a）在 CORA 水平实施闭合截骨术矫正内翻畸形。（b）在 CORA 水平实施弧形截骨术矫正外翻畸形

技术实现。一般来讲，平行于关节线打入一根针，目的是作为截骨术的旋转中心。然后在皮质上钻多个孔，作为微型摆锯截骨的导引。然后将远端骨块转动以矫正畸形。

腓骨截骨术（图 20.7、图 20.8、图 20.9 和图 20.10）：为了确保正常的解剖结构和相应的功能，通常需要腓骨撑开截骨或者短缩截骨术。必须在胫骨截骨的同一平面进行。

20.4.1.3　术后处理

术后第一阶段的治疗包括石膏固定和患肢不负重。这个阶段的时长仍有争议。Stamatis 和 Myerson 提出 10～14 周石膏固定、不负重的治疗方案，直到获得骨愈合的影像学证据[29]。Mulhern 等提出较短的石膏固定时间（6～8 周）以及在第二个月开始逐渐增加负重；按照他们的方案，6～12 个月可达到功能恢复[18]。

20.5　关节内手术

20.5.1　踝部畸形愈合的重建手术治疗

踝部畸形愈合的重建治疗通常是通过腓骨重建来修复下胫腓联合；这种手术通常与内侧韧带重建相结合。必须纠正各种后踝畸形愈合和内侧胫骨远端关节面畸形[34]。

20.5.2　胫骨远端关节面骨折畸形愈合的重建手术

复杂的胫骨远端关节面骨折常伴有软骨和软组织损伤[35]。这些骨折大多是由轴向负荷的高能创伤引起的，会损伤关节软骨。在数年后，导致创伤后骨关节炎。由此产生的畸形可以通过保踝手术来进行治疗，例如 Rammelt[35] 的技术（表 20.4）。

手术方式（图 20.11）：

胫骨远端关节面骨折畸形愈合可通过前内侧、前方或前外侧入路进行手术。为了到达远端胫骨平台，可能需要行内踝截骨术。

前方入路：行经典的前方切口，然后切开关节囊，显露远端胫骨平台和距骨穹窿。需要将前内侧

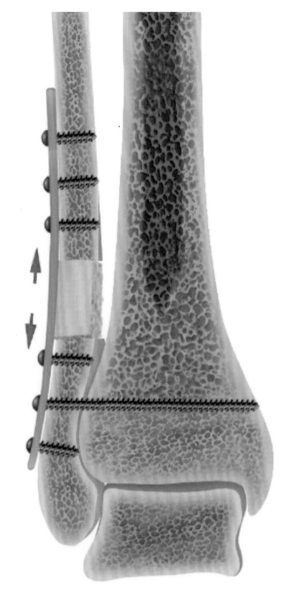

图 20.7　腓骨撑开截骨矫正长度丢失

表 20.4　Rammelt 胫骨远端关节面重建指南[35]

适应证	相对禁忌证
年轻、活跃的患者	负重区严重的骨关节炎
骨的质量好	骨的质量差
足够的软骨覆盖	慢性软组织或骨感染
患者依从性好	患者依从性差
	其他合并症

和前外侧骨折碎块分离，以便进入到达中央或后部的畸形愈合处。不稳定的关节内碎片需要切除。轻微的软骨病变通常用微骨折治疗。对硬化/坏死组织进行清理，以创造一个适合骨愈合的微环境。如腓骨畸形愈合，通常采用腓骨截骨术，充分移动腓骨

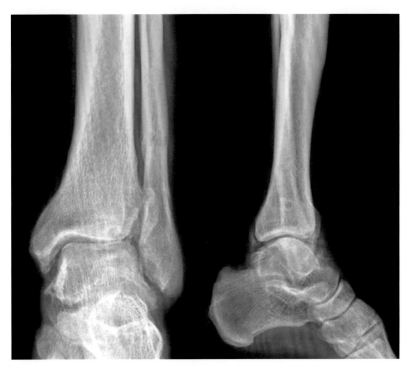

图 20.8 腓骨骨折畸形愈合后的结果，胫骨外侧与距骨穹窿外侧压力增高

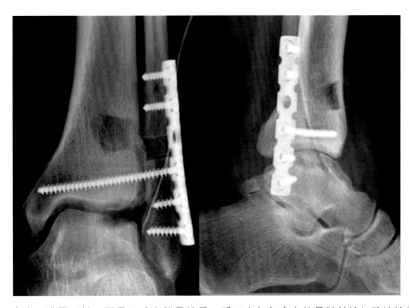

图 20.9 术后 X 线片。腓骨延长，胫骨远端自体骨植骨。采用支架复合自体骨髓单核细胞浓缩物修复软骨损伤

远端并固定。骨缺损可通过骨移植治疗。截骨处用钢板螺钉进行固定。

内踝截骨术：内踝缩短需要专门的截骨术，以恢复正常的内踝钳型解剖关系。

后方入路：孤立的累及后关节面的畸形愈合可通过后内侧或后外侧入路治疗。将拇长屈肌向内侧牵开，保护血管神经束。任何关节内的碎片都需要移除。然后施行截骨矫形，并通过钢板和螺钉固定截骨块。

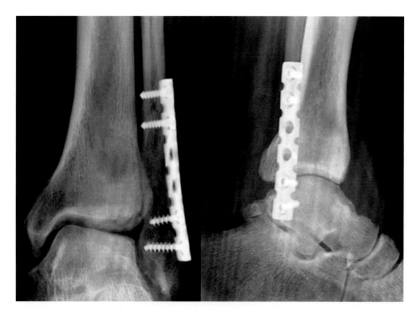

图 20.10　术后 18 个月的 X 线片

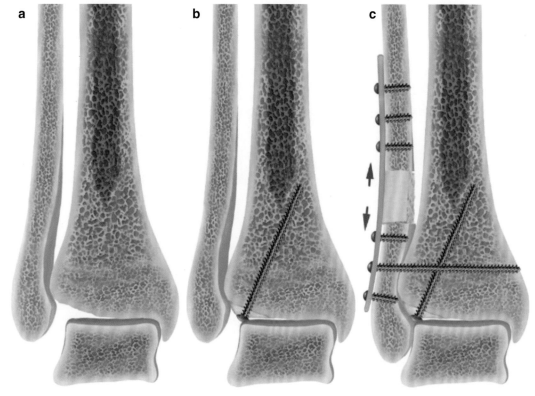

图 20.11　通过与腓骨延长结合的胫骨外侧天花板成形术治疗关节内畸形愈合（a）原始畸形。（b）用螺钉和植骨将远端胫骨平台成形。（c）腓骨延长截骨术

20.6 生长期畸形愈合的治疗

除了关节不匹配和畸形的程度，患者的骨龄也是影响因素，因此畸形愈合的结果很难预测。它可能导致骨骺早闭和骨桥形成。

骨性连接的 Ogden 分型[36]：

- 周边型：易导致成角畸形
- 线型：在矢状面上从前向后延伸
- 中心型：位于远端胫骨平台的中部，导致关节面变形

骨桥切除手术可以在预期生长期大于 2 年，以及远端胫骨平台受累少于 50% 时进行[37]。与骨桥相关的成角畸形，在 10 岁以下的患儿中成角＜15°，或在 10 岁以上成角＜10°，可自行矫正。反之需要截骨矫正手术。

20.7 结论

在胫距关节骨折的多种结局中，畸形愈合是最常见和最令人担心的并发症之一。上述治疗原理是保留关节，并通过纠正力线来阻止或至少减缓骨关节炎的进展。有文献报道，70%～90% 的患者远期疗效良好[30, 38-41]。即使在骨关节炎持续发展的情况下，通过纠正关节力线，也会对后期关节置换或关节融合手术有所裨益。

（F. Vannini, A. Mazzotti, A. Panciera, B. D. Bulzacki Bogucki, S. Giannini, C. Faldini 著 朱 渊 译）

参考文献

扫描书末二维码获取

第21章 踝关节骨关节炎的现代治疗理念

21.1 引言

踝关节骨关节炎的发生率比同为负重关节的膝关节或髋关节要低，约占所有骨关节炎的4%[1]。终末期踝关节骨关节炎的主观损害程度与终末期肾病或充血性心力衰竭相当，与髋关节骨关节炎的损害程度相当[2,3]。创伤后骨关节炎是年轻人踝关节骨关节炎的一种常见形式，可导致长期、潜在的终身损害[3,4]。因此，寻求有效的治疗策略十分重要。

骨折后骨关节炎以内外踝骨折和pilon骨折最为常见[5]，在踝关节骨关节炎中占很大比例[6]。其他原因包括踝关节不稳以及关节畸形，如胫骨远端关节面内翻畸形。治疗时必须考虑病因和疾病的分期，尤其是内翻型踝关节骨关节炎（图21.1）[7,8]。本章将提出关于治疗策略的概要。

21.1.1 保守治疗

与膝关节软骨细胞不同，踝关节软骨细胞更能抵抗退行性变，受损后能更好地自我修复[9,10]。因此，适当保守治疗的效果是显著的。然而，虽然对膝关节骨关节炎的保守疗法有足够的认识，但很少有文献讨论保守治疗对踝关节骨关节炎的作用。

21.1.1.1 生活方式

虽然没有研究证明节食对踝关节骨关节炎的疗效，但仍然建议患者控制体重。患者还应在日常生活中避免引起疼痛的活动，使用扶手或手杖减轻踝关节负重。

21.1.1.2 药物治疗

非甾体抗炎药（NSAIDs）是标准的口服镇痛药，一些皮肤贴剂和擦剂含有NSAIDs。踝关节的皮下组织很薄，外用药更容易发挥作用。

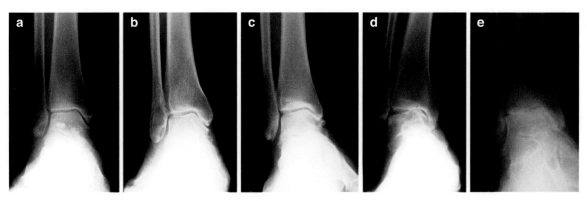

图21.1 内翻型踝关节骨关节炎的Takakura-Tanaka分期。（a）Ⅰ期：无关节间隙变窄，但有早期硬化表现和骨赘形成。（b）Ⅱ期：内侧关节间隙变窄。（c）Ⅲa期：仅限于内踝关节面的关节间隙消失，伴有软骨下骨相接触。（d）Ⅲb期：距骨穹窿内侧关节间隙消失。（e）Ⅳ期：整个踝关节间隙消失，骨质完全接触

当炎症明显，伴随关节内水肿时，进行类固醇注射是有效的。关节内注射透明质酸也是常用方法。多项研究证实透明质酸具有抗炎、润滑、为软骨提供营养物质以及改善疼痛阈值等多种功效[11-13]。

21.1.1.3　运动疗法

创伤后踝关节骨关节炎常导致踝关节及邻近关节的活动度下降。足部负重分布异常会引起疼痛。因此，关节主动活动度训练十分重要，并且要注意拉伸踝关节周围的肌腱。腓骨肌的训练对于外侧韧带损伤后的骨关节炎患者尤为重要。踮起足尖，使第一跖骨头紧贴地面，可以增强腓骨肌的力量。

21.1.1.4　物理治疗

热疗是普通骨关节炎常见的理疗方式。热敷和水下喷射按摩可温暖表层结构，而超微波、微波和超声波理疗可以加热更深层的结构。经常使用保暖鞋袜也是有益的。

21.1.1.5　矫形支具

踝关节不稳定有时会引起踝关节骨关节炎。关节面不匹配和不稳定会显著增加关节内部的应力[14, 15]。已开发的用于踝关节外侧韧带损伤的矫形支具对于踝关节骨关节炎也是有效的。如果踝关节骨关节炎是由足部畸形引起的，穿着矫形鞋可以改善关节内部应力的分布。

21.1.1.6　鞋垫

使用定制的鞋垫对内翻或外翻型踝关节骨关节炎是有效的。在内翻型骨关节炎中，楔形垫高前外侧的鞋垫，可分散集中在前踝和内侧的重量（图21.2和21.3）[16, 17]。外翻型骨关节炎则可在内侧足弓部位使用楔形支撑物。

采用楔形增厚的定制鞋垫治疗对于Ⅲa期之前（包括Ⅲa期）内翻型踝关节骨关节炎是有效的，因为该期关节间隙的闭塞仅限于内踝，但对晚期Ⅲb期或以上的病例则无效。在Ⅲa期，关节间隙的消失仅限于内踝，距下关节外翻可以代偿胫骨远端关节面的内翻；然而当发展到Ⅲb期时，这种代偿功能就被打破了[18]。侧面楔形抬高足部外侧对于治疗Ⅲb期患者也是无效的，因其将跟骨足跟从外侧向内推，反而会加重内翻畸形。

21.1.2　手术治疗

保守治疗失败时，应考虑手术治疗。准确的疾病分期诊断对于合理选择手术方法是至关重要的。

21.1.2.1　保关节手术

关节镜下清理术

关节镜下清理术对由骨赘或软组织引起的前踝撞击综合征效果良好[19]，而对于晚期踝关节骨关节炎效果有限[20]。单独使用关节镜下清理术治疗软骨弥漫磨损、缺失的病例效果不佳。

关节牵拉成形术

虽然关节融合术常用于年轻患者的创伤后骨关节炎，但如果希望保留关节的活动度，则可采用关节牵拉成形术。采用关节外固定架拉伸关节并使其活动，直到软骨修复，短期效果较好[21]。尽管其机

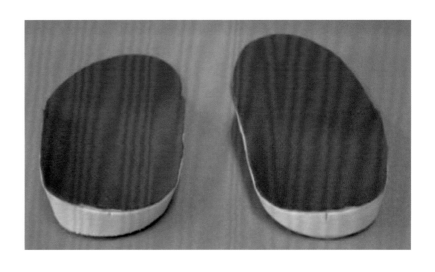

图21.2　外侧楔形增厚鞋垫

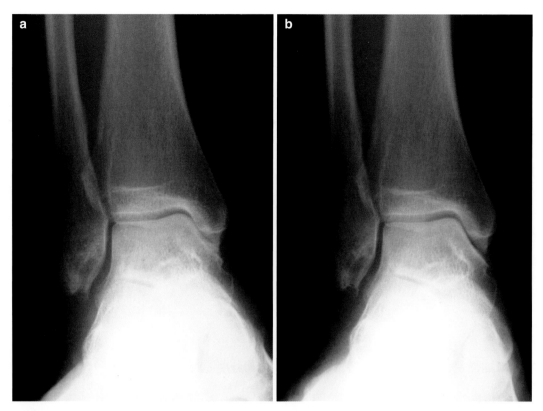

图 21.3　外侧楔形增厚鞋垫的效果。鞋垫可使内侧关节间隙打开。（a）未使用鞋垫。（b）使用鞋垫

制尚不清楚，但在采用踝关节置换术或融合术之前可作为一个尝试。

踝关节外侧韧带重建和胫腓远端韧带重建

大量研究表明，踝关节不稳定与踝关节骨关节炎的发生密切相关[22, 23]。负重时距骨在远端胫骨平台的前方发生半脱位，在关节表面产生剪切力，导致骨关节炎[24]。外侧韧带重建对于合并关节不稳的踝关节骨关节炎是有效的。Takao 等[25] 报道，韧带重建结合关节镜下清理术对于 II 期踝关节骨关节炎有积极效果。然而，关节不稳并不是导致骨关节炎的唯一原因。Lofvenverg 等[26] 对陈旧性外侧韧带损伤患者进行了长期随访（18～23 年），发现 46 例中仅有 6 例（13%）出现了骨关节炎改变，这提示除不稳定因素之外还涉及其他因素。外侧韧带重建手术常与截骨矫形手术结合使用[27]。由于下胫腓联合韧带损伤也可引起踝关节骨关节炎，因此这类病例也需要进行韧带重建手术。

截骨矫形术

截骨术是改善关节生物力学环境，促进关节功能恢复的一种重要手术方式。对于伴有轻度骨关节炎改变的踝关节骨折畸形愈合，其目的是矫正畸形。恢复外踝的解剖很重要。在腓骨短缩的情况下，距骨向外侧移位，这种情况需要进行外踝延长手术（图 21.4）[29]。如果有持续性的踝关节半脱位，必须彻底清理填充于内侧间隙的瘢痕组织。当软骨没有完全磨损时，可采用胫骨远端截骨术，如骺线早期闭合或胫骨骨折畸形愈合[30, 31]。

内翻型 OA 的踝关节形态特征包括内翻和胫骨远端关节面前缘开口，通过在负重前后位（AP）以及侧位片测量胫骨轴线与胫骨前缘关节面的夹角（TAS），以及侧位胫骨轴线与胫骨关节面之间的夹角（TLS）可得出此结论[32, 33]。踝关节内翻型 OA 时这些夹角均减小。II 期或 IIIa 期病例为胫骨远端截骨的良好适应证[8]。在某些病例，在踝关节负重位片可观察到较大的外侧间隙。在踝关节负重前后位片上，当距骨倾斜角（胫骨远端关节面与距骨穹窿关节面之间的夹角）小于 10° 时，也可采用此截骨方法[8]。该手术是在内踝尖近端 5 cm 处进行开放式楔形截骨，植入自体骨或人工骨，同时进行腓骨楔形截骨（图 21.5、图 21.6 和图 21.7）。目的是矫正胫

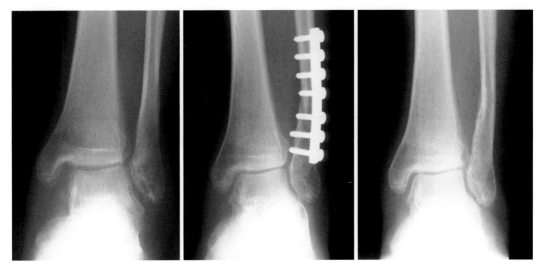

图 21.4　创伤性骨关节炎（Maisonneuve 骨折）腓骨截骨术。(a)术前。(b)术后 9 个月。(c)术后 2 年

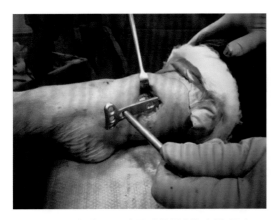

图 21.5　低位胫骨截骨时的微创钢板接骨术

骨远端关节面的内翻畸形，使集中于踝关节内侧的负荷重新分布到外侧，并将 TAS 角略微过度矫正至 93°～96°，TLS 角矫形至 81°～84°。矫正过度要优于矫正不足。然而，临床研究表明，在Ⅲb 期病例中，这种常规的胫骨远端截骨术的效果有限。Teramoto 等报道了Ⅲb 期患者采用胫骨远端斜截骨术（distal tibial oblique osteotomy，DTOO）的良好效果[34]。该方法不需要进行腓骨截骨，并在内踝尖近端 4～5 cm 处，即下胫腓关节上方进行斜行截骨（图 21.8 和图 21.9）。目的是闭合关节间隙向外侧的开口，使踝关节获得稳定。在负重位距骨倾斜角较大的情况下也可以使用此技术。

21.1.2.2　踝关节融合术

踝关节融合术目前被认为是终末期踝关节骨关节炎的最佳治疗方法。适应证包括有晚期改变的

Ⅲb 期或Ⅳ期骨关节炎，并且在生活或工作中经常用到足部的患者，例如需长时站立工作的从业者。在 pilon 骨折或距骨骨折后的创伤性关节炎中，保留关节功能非常困难；因此，常选择关节融合术进行治疗。与膝关节或髋关节的融合术相比，踝关节融合手术对患者的日常生活的影响程度更小。然而，融合术后邻近关节逐渐发生骨关节炎仍然是一个潜在的问题。

现已有超过 30 种踝关节融合手术技术，根据入路大致分为前入路、后入路、侧入路和内镜下手术。手术方式的选择因术者和医院而异。对于严重的踝关节内翻或外翻畸形，作者经常使用前移截骨植骨。术中从胫骨前表面收集大块的棱柱状骨性移植物（包括皮质骨部分），将其植入距骨颈处形成的三角形间隙中[36]。胫距关节通过门形钉进行固定，而植骨块和胫骨通过螺钉进行固定。术后 2 周开始行走靴部分负重，4 周开始完全负重，5 周或 6 周后去除行走靴。术后早期负重可将跟腱的张力转移至踝关节后部的关节面。踝关节应该固定在轻度外旋位，处于跖屈 / 背伸、内翻 / 外翻之间的平衡点。如果不能矫正内翻畸形，容易导致术后疼痛[36]。如果踝关节内翻或外翻不大于 15°，且骨质缺损不严重，可行关节镜下融合固定。使用刮匙清理残余的软骨，并用锋利的刨刀和打磨钻头打磨软骨下骨板，直到骨床出血为止（图 21.10），在透视引导下从胫骨远端内侧用空心螺钉进行固定。术后石膏固定的时间与前入路手术相同。与前入路手术相似的是，术后疼痛较轻，骨性融合发生较快（图 21.11）。如果由于严重

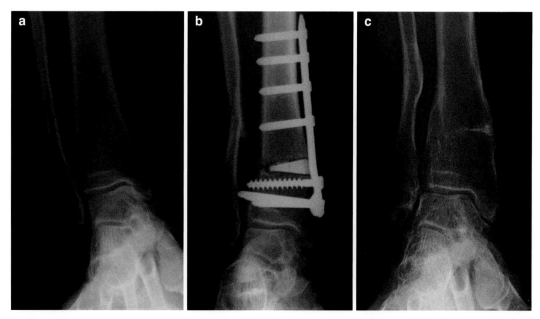

图 21.6 低位胫骨截骨术（Ⅲ 期，64 岁女性）。术后内侧关节间隙恢复。低位胫骨截骨术是 Ⅲ a 期骨关节炎的良好指征。（a）术前。（b）术后即刻。（c）术后 5 年

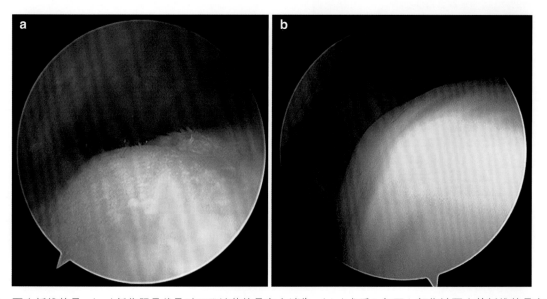

图 21.7 再生纤维软骨。（a）低位胫骨截骨时可见关节软骨完全消失。（b）术后 1 年同一部位被再生的纤维软骨完全覆盖

的足部畸形或距下关节骨关节炎而需要同时固定踝关节和距下关节，经外侧入路使用带横向锁定螺钉的髓内钉固定是有帮助的。使用这种手术方法，可以获得良好的视野，并可以将腓骨作为骨移植物。

21.1.2.3 全踝关节置换术

直到 20 世纪 80 年代，全踝关节置换术的不良预后都与其设计有关，因而全踝关节置换术（total ankle arthroplasty，TAA）很少受到关注。然而，从 20 世纪 90 年代开始，生物材料和外科技术的进步促使了几种新型人工踝关节的发展，显著改善了治疗效果[37, 38]。根据作者的研究，目前全世界使用的踝关节置换假体有 30 多种。三组件设计的非限制型假体是主流。自 20 世纪 80 年代以来就有使用 STAR 踝关节假体效果良好的报道[39]。然而，假体的 5 年生存率为 70%，有 16% 的患者选择不做关节置换手术，这表明存在一定程度的不满意[40]。两组件人工关节的设计经过不断改进，现已在世界各地使用。

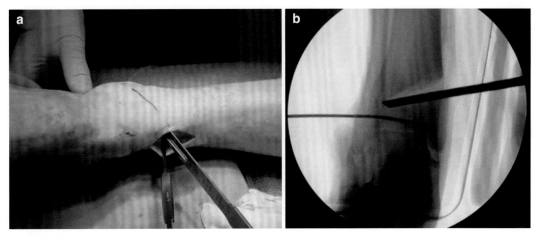

图 21.8 胫骨远端斜行截骨术。(a)在克氏针多次钻孔后,使用薄骨刀进行斜行截骨。(b)为防止医源性的关节内骨折,采用克氏针临时固定下胫腓关节。使用薄的骨刀轻轻撬开截骨部位

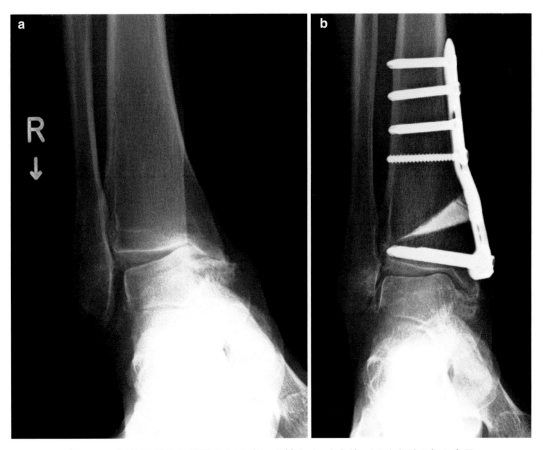

图 21.9 胫骨远端斜行截骨术(53岁,女性)。(a)术前。(b)术后2年3个月

奈良医科大学研制的半限制型 TNK 人工踝关节是这种类型的改进[41]。

在适应证方面,很难确定何时使用 TAA 或者踝关节融合术。Haddad 等[42] 对 TAA 和踝关节融合术疗效的差异进行了系统综述。在 10 篇(852 例)中期 TAA 的随访报告中,再手术率为 7%,主要原因

是假体松动。在 39 篇(共 1262 例)踝关节融合术的研究中,再手术率为 9%,主要原因为术后不愈合。根据美国骨科足踝学会的评分,TAA 的平均评分为 78.2 分,踝关节融合术的平均评分为 75.6 分(满分 100 分),结论是二者效果大致相当。因此,对于 50 岁以上、内翻或外翻畸形 ≤15° 的患者,一般推荐

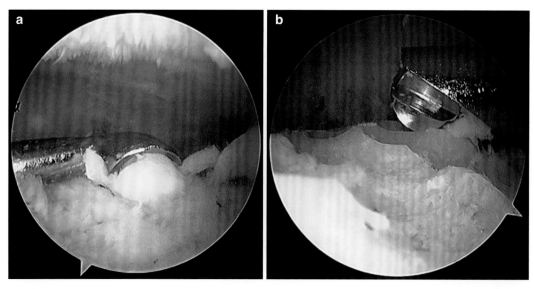

图 21.10   关节镜下踝关节融合术。（a）用刮匙去除残余的关节软骨。（b）用磨钻打磨软骨下骨板

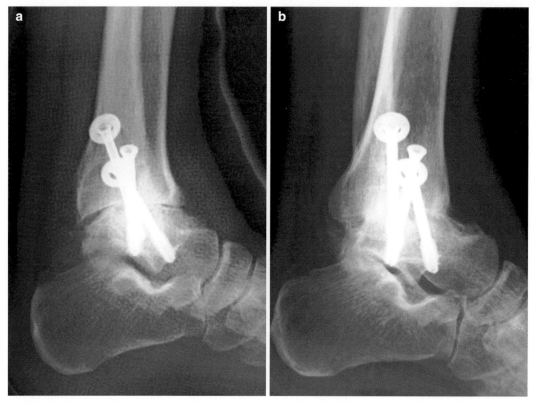

图 21.11   关节镜下踝关节融合术（57 岁男性）。术后即刻踝关节前后有间隙。术后 2 个月骨性愈合，间隙由再生骨填充。（a）术后即刻。（b）术后 2 个月

采用踝关节置换术；但对于严重肥胖的患者，良好的预后可能很难实现。而对于双侧受累或相邻关节有损伤的患者，TAA 是首选，因为关节融合术会严重限制活动度。

TNK 踝关节假体是由氧化铝陶瓷制成的，自 1991 年以来，它的表面已作特殊处理，以提高骨质的附着性能[41]。磷酸钙涂层于 2000 年开始临床使用。将其稀释到正常浓度的 2～5 倍后涂于假体表面。为进一步增加与骨质的结合，植入时将关节假体涂抹骨髓抽取物。总的来说，TNK 踝关节置换的特点是

翻修率低。作者的前70例患者中，仅有3例进行了翻修手术。此外，作者设计了一种人工全距骨假体，采用氧化铝陶瓷制成（图21.12）[43]。若距骨损伤严重，可选用全距骨假体（联合TAA）行踝关节置换术。在距骨严重变形的情况下，也可以使用人工距骨联合TAA（图21.13）。

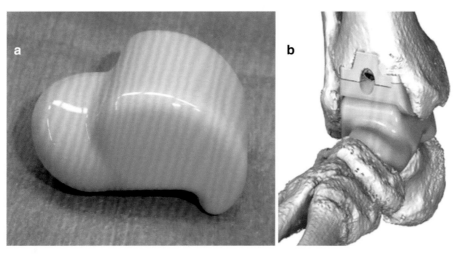

图21.12　氧化铝陶瓷距骨假体。（a）氧化铝陶瓷距骨假体。（b）复合型踝关节置换术

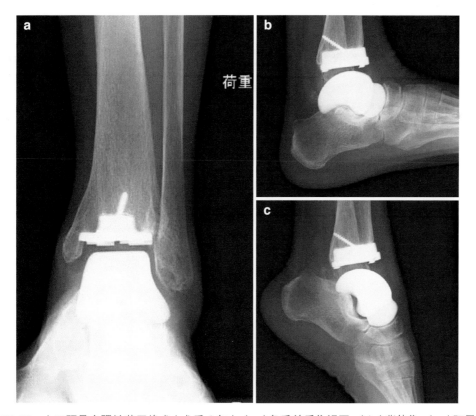

图21.13　人工距骨全踝关节置换术（术后4年）。（a）负重前后位视图。（b）背伸位。（c）跖屈位

（Yasuhito Tanaka 著　唐康来　陶　旭译）

参考文献

扫描书末二维码获取

第22章 Jones 骨折

22.1 引言

第五跖骨基底骨折最初由 Sir Robert Jones 于 1902 年报道。他在原文中描述"第五跖骨基底骨折由间接暴力所致",自此引入了这一充满争议的骨折类型。此后多年间我们对第五跖骨基底骨折的认识取得了进展,但对其治疗的争议依然持续存在。多种分类系统、治疗策略及手术技术用于处理这一类多样化的骨折。然而,由于第五跖骨近端复杂的骨性及韧带解剖、机械特性及血供[1],对于骨科医师及患者来说,第五跖骨基底骨折的治疗依然是一项重要的挑战。

22.2 流行病学及重要性

第五跖骨骨折是足部最常见的骨折,约占所有跖骨骨折的 68%[2]。Jones 骨折,即位于第四、五跖跗关节处的第五跖骨基底干骺交界部骨折(图 22.1),占所有跖骨骨折的 3%~10%。此部位远端、近端的骨折同样常见,粗隆近端的骨折最多[1]。腓骨短肌附着处的撕脱骨折通常称为假 Jones 骨折。第五跖骨应力骨折多发生于较远端、接近骨干处。应力骨折相对少见,一项大宗病例报道其约占所有跖骨骨折的 1%[3]。鉴于这些骨折类型的损伤机制、愈合率及后续治疗策略各不相同,了解上述情况十分重要。

第五跖骨基底骨折在庞大的患者人群中很常见,并不表现出其他创伤性骨科疾病标准的双峰分布模式。相反,第五跖骨基底骨折常见于运动人群,且

20~50 岁成人发病率最高[2]。正如 Jones 最初所述,这种分布模式很可能由损伤机制所致。近期研究提示内在的解剖学因素发挥着重要的作用。第五跖骨基底骨折可由多种急性损伤导致,或隐匿性发病。有时还表现为足部外侧难以解释的轻微疼痛。值得注意的是,这类损伤很多源于相对轻微的创伤或者体育活动中的反复冲击。因此,对于所有患者,尤其是存在中足外侧疼痛的运动员,应高度警惕此类骨折的存在。

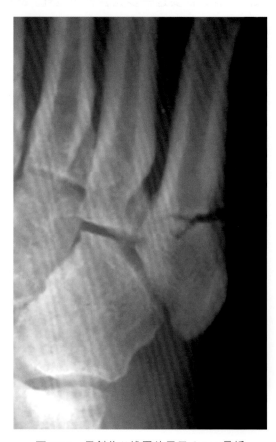

图 22.1 足斜位 X 线平片显示 Jones 骨折

22.3 评估及治疗注意事项

获取患者详细的病史并进行仔细的查体，对于评估第五跖骨基底骨折非常重要。通常，在询问病史的过程中，患者会回忆起在促使其前来医院检查的事件发生之前，已经存在数周不适感[4]。反之，部分骨折也可能是一次急性创伤所致，例如交通事故、高处坠落或运动员的剪切式动作。损伤机制的评估十分重要。第五跖骨基底亚急性或应力骨折更多见于存在高弓内翻足及跖内收畸形的患者[2, 5]，识别这些畸形对于成功治疗这类骨折十分重要。此外，有必要评估患者的其他合并症。第五跖骨基底是血供的分水岭，此处的血供相对贫乏。治疗任何潜在的、可能损伤血供的内科疾病理论上都会提高手术或非手术治疗的效果。

初次评估时，影像检查包括足负重前后位、斜位及侧位X线平片。由于部分患者为亚急性或慢性损伤，有时3～6周之后X线平片才能表现出骨折迹象[3]。对于有确切病史及阳性体征但X线平片无骨折迹象的患者，需要进一步完善影像检查。MRI或锝骨扫描可以显示隐匿性骨折的急性炎症反应。CT检查对于评估再次骨折、骨折愈合过程及皮质骨愈合具有特殊的作用。

第五跖骨基底骨折有多个分型系统。当今最为常用的分型包括Lawrence-Bottle解剖分型及Torg影像学分型[1, 4]。解剖分型系统将第五跖骨基底分为三个区域。1区位于第五跖骨近端腓骨短肌附着处，涉及跖骨骰骨关节；2区位于第五跖骨干骺交界处、第四五跖间关节水平，即Jones骨折；3区向远端延伸1.5 cm至第五跖骨骨干部位。Torg影像学分型系统试图定性描述骨折的发展过程。Ⅰ型是急性骨折，表现为骨折边缘锐利，较少的皮质增生及骨膜反应；Ⅱ型是延迟愈合，表现为早期髓腔硬化、骨再吸收，伴随骨膜反应；Ⅲ型是骨折不愈合：表现为骨折线较宽，骨膜成骨，以及髓腔完全闭塞、充满硬化骨。通过这两种分型可以帮助确定：①哪些骨折可以通过非手术治疗（使用或不使用矫形支具）获得良好的结果[6]；②哪些患者需要评估导致骨折的畸形因素[5]；③哪些骨折需要特殊的手术干预以获得理想的疗效[7, 8]，从而有助于指导治疗策略的制订。

大部分第五跖骨基底骨折可以非手术治疗获得愈合[1, 4, 6, 9]。1区骨折通常不需要手术治疗，即使在

移位超过2 mm的情况下也能愈合[9]。一些难以接受的骨折移位，尤其关节面处存在明显的台阶时，需要采用经皮穿针、张力带或钩钢板加以固定。骨骼尚未成熟时，例如Iselin病或第五跖骨骨突炎等，需要注意骨折线的方向，这些情况下X线平片仅能显示正常纵向排列的骨突。2区骨折非手术治疗通常也能愈合，但是对于运动员而言非手术治疗存在一些不足之处，这将在后续内容中进行深入探讨。3区骨折需考虑损伤机制及足部骨骼的力线，从而制订恰当的治疗策略[3, 5]。

22.4 非手术治疗

非手术治疗需要长期不负重，直到6～8周X线平片检查显示出愈合迹象、骨折处没有压痛。非手术治疗骨折的平均愈合时间约为15～19周，不愈合率约为30%，再骨折率也高于手术治疗组[10]。相反，手术治疗的愈合率可达约96%，愈合时间约为6～8周，可使患者早期重返运动，且再骨折风险较低[10]。3区骨折需鉴别急性与慢性损伤。非运动员的急性损伤给予非手术治疗，运动员的亚急性及慢性骨折通常建议手术固定，必要时予以植骨[5]。近期一项决策分析模型显示，考虑到第五跖骨基底骨折的愈合率，建议高水平运动员、希望降低不愈合风险的患者以及存在延迟愈合或不愈合的应力性骨折患者采用手术治疗[11]。

22.5 手术治疗

手术治疗第五跖骨基底骨折时，可根据特定的骨折类型、固定方式及是否为慢性骨折等，采用经皮、有限切开及切开固定技术。监护下的腘窝或踝部区域阻滞是合理的麻醉方式，但是作者更多选用全身麻醉，便于摆放体位并减少神经损伤。合适的患者体位对于获得良好的透视成像极为重要（图22.2）。要确保在铺单之前局部能够获得所有角度的透视，这对于经皮固定极为重要。患者仰卧于手术台并在伤侧肢体下方放置长枕，这样可以使其内旋从而充分显露足部外侧。患侧大腿准备止血带，但无须常规充气。切皮前给予静脉抗生素，下肢予以标准消毒和铺单。消毒范围应至止血带水平，这样

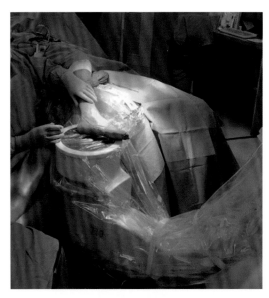

图 22.2　Jones 骨折的固定术中透视的体位摆放，无菌透视影像设备置于手术台边

可允许膝关节充分屈曲以便于透视成像。在获得良好固定并减小失败风险及医源性损伤方面，每种固定方式均存在相应的优点和缺点。术中透视成像在评估骨折复位情况、螺钉长度和直径、入钉点、髓内位置及骨折加压等方面的作用不能被过分夸大。

22.6　髓内螺钉固定

　　第五跖骨基底 2 区及 3 区骨折最常用的固定方法是使用单枚髓内螺钉固定。本节将详细探讨髓内螺钉初次固定急、慢性第五跖骨基底骨折。

　　采用经皮单枚髓内螺钉固定前需确定体表标志。沿跖骨远端骨干向近端触摸到基底部粗隆。通过透视确定髓腔的位置。平行于第五跖骨髓腔长轴在粗隆的近端做约 2 cm 皮肤切口。切开皮肤后钝性分离至第五跖骨基底。需要注意保护此处走行浅表的腓肠神经以及腓骨短肌和跖筋膜外侧束。评估入钉点并钻入克氏针。"高且内"（high and inside）的入钉点可在髓腔内获得良好的走行轨迹。此点位于第五跖骨基底最背内侧处，但未进入跖骨骰骨关节。随后在透视下钻入克氏针并使其位于髓腔的中央，前端止于远端的跖骨干弯曲部。在软组织套管保护下采用空心钻沿克氏针扩髓，避免穿破骨皮质。维持第 1 枚克氏针的位置，利用第 2 枚导针确定螺钉的长度。螺钉拧入前要通过透视确定所有的螺纹均位于骨折

线以远。

　　选择直径至少 4.5 mm 的实心螺钉。螺钉的直径要适合于髓腔，选取最大直径的螺钉。多数情况下使用 5.5 mm 或 6.5 mm 的实心螺钉。透视下置入螺钉，保证加压效果，并避免旋转畸形或医源性骨折（图 22.3）。螺钉直径不应过大，以免因径向应力导致骨折。因为第五跖骨的髓腔并非直线，所以螺钉不应太长，避免螺钉拧入皮质（图 22.4）。最终透视满意后，冲洗并关闭切口，钉头处的骨膜应尽量缝合，逐层缝合切口。

22.7　生物佐剂

　　手术治疗急性骨折及骨折翻修手术时可以考虑使用骨移植物或者生物制剂。这与市场及媒体上新产品的大量出现有关。新的微创获取方法及改良的处理流程使得这些产品更易得到。鉴于第五跖骨基底血供较差的特点，一些学者建议常规使用骨移植物或者其他生物制剂，其他学者则只在高风险病例或翻修病例中使用。

　　如果存在明显的硬化及不愈合，额外应用骨科生物佐剂有助于骨折的愈合。对于存在显著硬化的骨折，作者更喜欢采用经皮刮除及清理骨折部位（图 22.5a）。利用刮匙去除硬化骨，并用克氏针钻入骨质促进出血（图 22.5b）。骨折端的空隙可利用自体骨、异体骨或两者混合加以填充。我们先前报道了该技术良好的结果，应用于专业运动员也取得了很好的效果。需要进行更进一步的研究用来区分哪些类型的骨折或患者在新鲜骨折的治疗时能从使用骨移植物或生物制剂中获益。

22.8　加压钢板固定

　　在一些特殊的第五跖骨骨折、翻修病例、不愈合病例，以及存在不愈合或再骨折高风险的运动员中，使用钢板固定非常有效（图 22.6）[13]。特殊的薄型跖骨钢板可避免局部内固定物突出，并且能够对抗肌肉的牵拉应力，后者多见于对抗性运动员人群[10]。使用钢板固定时，切口以骨折处为中心，位于足的外侧且偏向跖侧。细致分离皮肤及软组织直到骨面，注意保护浅表的感觉神经（腓肠神经通常

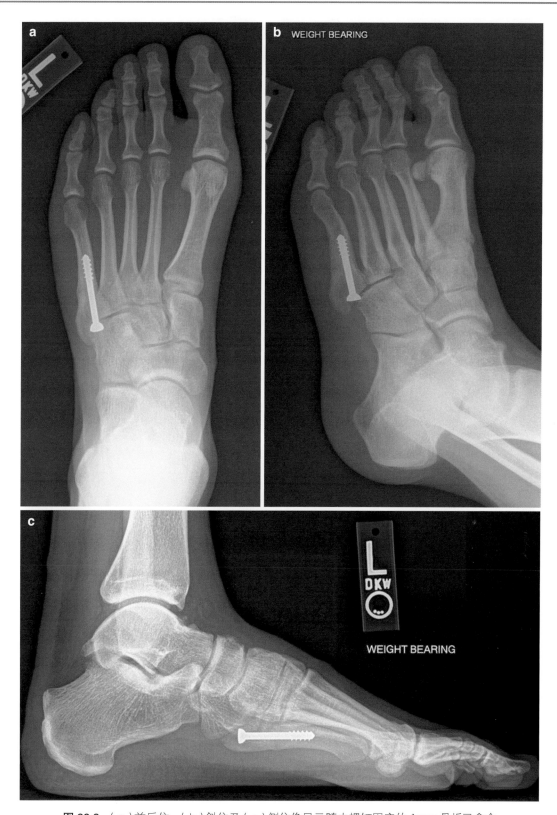

图 22.3 （a）前后位、（b）斜位及（c）侧位像显示髓内螺钉固定的 Jones 骨折已愈合

比切口更偏向背侧）。切开骨膜，清理骨折端，遵循骨折加压固定的标准原则，最少程度地暴露从而保护血供。骨折复位后采用手法或复位钳临时固定，

随后放置钢板。预塑形的薄型加压钢板可以很好地适应跖骨，便于在动力孔置入偏心螺钉实现骨折部位的加压固定。骨折的复位、加压及固定需要在相

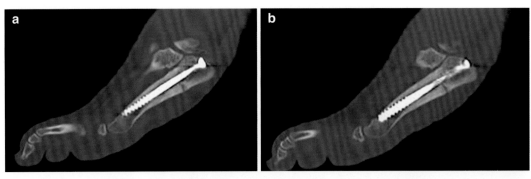

图 22.4　CT 影像证实长螺钉紧贴第五跖骨远端皮质，骨折未愈合

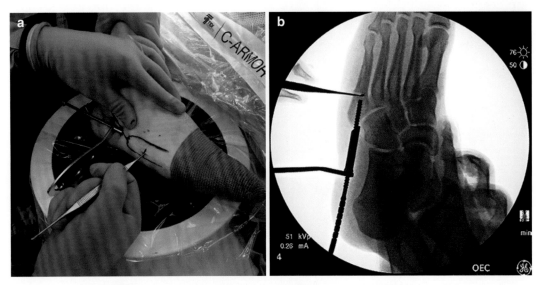

图 22.5　不愈合骨折部位进行刮除的外观（a）及透视图像（b）

互垂直的角度进行透视来确认。随后充分冲洗切口，尽量用骨膜覆盖内固定物，逐层关闭切口。图 22.7 显示钢板固定后的最终透视图像。

22.9　应用髓内螺钉及钢板固定（联合植骨）进行翻修手术

对于翻修手术、延迟愈合或不愈合的病例，我们建议在复位固定术的基础上常规使用生物制剂促进愈合。无论采用单切口或双切口入路，骨折部位应该充分显露。这样有助于去除骨折部位的骨痂或纤维瘢痕，去除原先的内固定物，确保解剖复位。骨折端硬化的边缘利用细克氏针钻孔直至出血呈现"红椒征"[11]。作者更喜欢使用取自髂嵴的自体松质骨在骨折部位进行植骨。翻修髓内螺钉固定的病例时，应选用至少比先前螺钉直径大 1 mm 的螺钉，并

按照前面介绍的方法置入。对于少见的存在较大或节段性骨缺损的病例，我们建议联合使用髂嵴处皮质 - 松质骨块及浓缩的骨髓抽吸物。

22.10　术后管理

患者术后需石膏或支具固定。术后 2 周拆除缝线；术后 2~4 周患者可穿戴短腿行走靴逐步负重；术后 6~8 周骨折部位通常有轻微疼痛，并且影像学检查有愈合的表现。如果患者在诊室可以无痛行走，可在术后 6~8 周逐步使用配有定制矫形垫的支持性运动鞋。对于初次及翻修手术，运动员患者通常可开始非对抗性跑步及针对运动专项的康复训练，并在术后 10~12 周进行运动。重返运动后，患者鞋内应使用向后延伸至骰骨近端的全长外侧支撑。这亦有助于适应后足内翻及跖内收畸形。

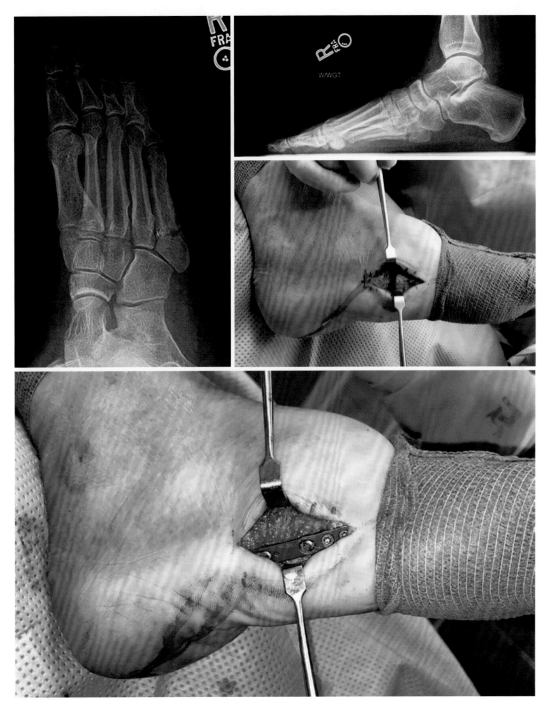

图 22.6　Jones 骨折不愈合进行钢板固定

22.11　结果

　　第五跖骨基底骨折包括了一大类损伤，针对其治疗策略及结果的研究报道也存在较大的差异。在两个大型的系统综述中，急性骨折非手术治疗的愈合率约为 75%，而髓内螺钉固定治疗的愈合率可达96%。多个研究报道翻修手术及不愈合病例手术治疗

的结果接近，愈合率均超过 95%[7, 8, 11, 12]。手术固定的另一个优势是骨折愈合较快，愈合时间较非手术治疗一般提前大约 8 ~ 10 周[9, 14]，这对早期重返运动极为重要。考虑到非手术治疗存在较高的不愈合率及再骨折率，手术治疗的优势更加明显。针对 NBA及 NFL 的职业运动员进行的多项研究显示，手术固定后可安全、成功地重返运动。

　　髓内螺钉固定或跖骨外侧钢板固定的选择取决

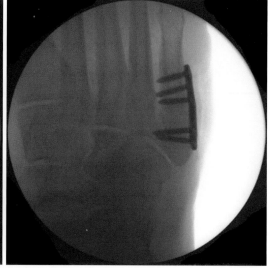

图 22.7　钢板固定后的透视影像

于骨折类型及患者的需求。理想的螺钉尺寸、空心或实心螺钉、全螺纹或半螺纹以及不同的置入角度均是文献争论的话题。比较不同螺钉的强度和抗应力的生物力学研究同样有很多[4, 6, 15]，美国骨科足踝学会（AOFAS）目前达成的共识是"单枚实心髓内螺钉固定是首选的治疗方法"。此外，一项共享决策模型分析强烈建议选择手术治疗[16]。采用跖外侧钢板固定与患者的特定需求有关。近期的生物力学研究显示钢板固定比髓内螺钉固定具有更高的循环载荷或最大的失败载荷[13]。这对于需要尽快重返运动，并且需要稳定持久固定的运动员来说都是重要的参考因素。在最佳的固定方式确定之前，需要更多研究分析比较髓内螺钉和钢板固定在愈合率、重返运动及临床效果方面的差异。然而，骨折准确复位、良好的生物和力学环境、稳定的固定是骨折能够顺利愈合的关键因素。

术的进步、对治疗结果的充分认识以及患者需求的增加，手术治疗的门槛逐渐降低。伴随非手术治疗的相关问题诸如愈合率、愈合时间、再骨折的风险等，需要与患者在共享决策过程中进行沟通。理想的固定策略及最佳的固定方式需要考虑到特定的骨折类型及患者自身的因素。对于依从性比较好的患者，急性骨折及翻修病例手术治疗均可获得良好的结果。目前，更倾向于采用保守的术后重返运动策略，这样可进一步降低再骨折率。随着第五跖骨基底骨折治疗方法的不断革新，更多的研究有助于阐明哪些患者能进一步从矫形手术、特定固定方式以及生物增强佐剂中获益。

（K. C. Doan, Kenneth J. Hunt 著
曾宪铁　王　佳　徐桂军 译）

22.12　总结

第五跖骨基底骨折是一大类多样化的骨折，其治疗对骨科医师而言具有挑战性。随着手术固定技

参考文献

扫描书末二维码获取

第23章 足部踇僵硬

23.1 背景

踇僵硬是指第一跖趾（MTP）关节的骨关节炎，是足部最常见的退行性关节疾病[1]。在运动员中，踇僵硬是第一跖趾关节最常见的病变，并造成明显的功能障碍[2]。尽管在运动员中相对发病率较高，但在体育文献中很少涉及到踇僵硬。在步态周期中，每走一步第一跖趾关节大约承受身体重量的119%[3]。踇僵硬的特征是第一跖趾关节疼痛和活动受限，背伸时更明显。这种疾病的自然过程包括软骨退化、背部骨赘形成以及疼痛，并逐渐发展累及整个第一跖趾关节[4]。确切病因尚未完全阐明，但存在几个潜在的原因：创伤和关节面的骨软骨损伤，以及生物力学和结构性因素，例如踇外翻、第一跖列的过度活动以及踇内收，这些只是几个相关的因素和潜在原因[5-7]。在运动员中，在足趾蹬地过程中的第一跖趾关节反复过度背伸往往是最初的损伤机制。

患者通常表现为第一跖趾关节疼痛和僵硬。最初，疼痛位于背部，然后发展为弥漫性关节疼痛。患者通常主述在活动过程中疼痛，特别是足趾蹬地时。他们还可能注意到关节背侧有隆起，穿鞋后局部炎症使其变得疼痛。体格检查时，除背伸受限（通常<30°）、背侧骨赘和滑膜炎外，还常有第一跖趾关节的压痛。踇僵硬按放射学表现分成3度。在X线片上，Ⅰ度踇僵硬表现为轻到中度骨赘，但保留了关节间隙；Ⅱ度则表现为中度骨赘形成，有关节间隙变窄和软骨下硬化的表现（图23.1）；Ⅲ度踇僵硬表现为重度骨赘，伴有第一跖趾关节间隙消失和软骨下囊肿形成[1]。

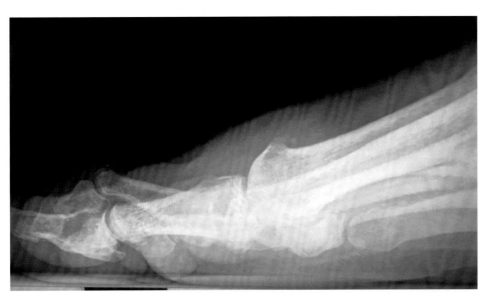

图23.1 前足侧位X线片显示背侧骨赘，关节间隙变窄

蹈僵硬的早期非手术治疗包括足部矫形器、鞋具修改或类固醇注射[1]。对于高水平运动员来说，改变运动方式是不现实的。对于保守治疗失败的有症状的患者，有多种不同的手术选择。最常见的外科治疗包括骨赘切除术、关节镜下骨赘切除术和关节融合术。关节破坏性手术例如关节融合术具有明确和可预测的结果；但是保留运动功能的手术，例如半关节成形术或人工软骨植入术，可能对一些患者更有利，尽管在运动员中此方面的数据还很少。目前的文献中，有合理的证据支持关节融合术（B级），而低等级的证据（C级）支持通过切除骨赘和关节置换治疗蹈僵硬[8]。

23.2 骨赘切除术

骨赘切除术包括切除跖骨头背侧骨赘和背侧 1/3 的关节面。此外，还会取出所有的游离体，并进行滑膜切除。该手术最先由 Mann 和 DuVries 于 1979 年报道[9]。目前，有多种方法进行骨赘切除术，包括切开、关节镜下和经皮切除。外科医生在选择骨赘切除的方式时，需要考虑运动员的功能期望和临床检查结果。影像片中背侧骨赘的大小、游离体和侧方骨赘的存在也都有助于手术方案的制订。侧方骨赘不适合微创的骨赘切除术；如果进行关节镜手术，可能需要使用辅助入路。切开的骨赘切除术仍然是治疗早期蹈僵硬的金标准；然而，经皮切除和关节镜技术是微创的。由于经皮骨赘切除术中不能观察到整个关节面，建议术前进行 MRI 检查，以评估在 X 线片上可能不明显的关节退行性变。当医生希望进行微创手术，并需要术中评估关节面的情况，

例如怀疑中央部位的骨软骨病变时，通常可选择关节镜下骨赘切除术。

骨赘切除术最常用于早期蹈僵硬（Ⅰ度和Ⅱ度）；然而，一些学者主张不考虑病变所处的阶段[10-12]。通常对于那些症状比较轻、MTP 关节背伸僵硬和背侧疼痛，而没有整个关节的症状、静息痛或跖侧疼痛，且研磨试验为阴性的运动员可实施此手术[13]。即使影像学发现有明显的关节退变，只要不存在严重的骨质缺损，也可以考虑实施骨赘切除术。这是因为放射学分度评估系统与实施保留关节手术的可能性没有很好的相关性，也不能预测手术效果[14]。

切开的骨赘切除术通常通过背内侧或背外侧切口进行。必须非常小心，以避免损伤 EHL 肌腱和背内侧皮神经或瘢痕形成。松解跖侧的粘连有助于恢复活动度，但对于运动员来说，这通常是不必要的。术中至少要达到背伸 80° 是很重要的，因为背侧瘢痕的形成有时会限制术后的活动度（图 23.2）。已经报道了关节镜和微创骨赘切除技术，这些技术可以减轻术后肿胀，更好地改善关节活动度[15]（图 23.3 和图 23.4）。

骨赘切除术具有许多优点，包括能够保留关节活动度并保持稳定。手术的创伤很小，也不影响以后的二次手术。此外，关节镜和经皮切除技术可以减轻肿胀，缩短术后恢复时间。骨赘切除可以减轻运动员的疼痛，但并不意味着蹈趾功能完全正常[2]。同时应该考虑力线对手术和治疗结果的影响。蹈僵硬患者很有可能合并蹈外翻、趾骨间畸形。采用截骨术，例如联合 Moberg 和 Akin 截骨，可以帮助恢复蹈趾正常的力线和生物力学特点[16]。

在多个回顾性病例研究中，早期蹈僵硬手术的成功率为 72% ~ 100%[17-20]，而在关节出现明显退变

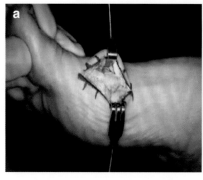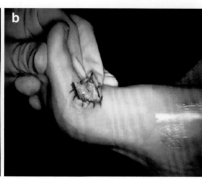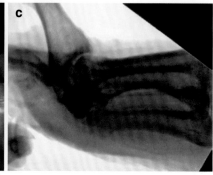

图 23.2 （a）第一跖趾关节背侧骨赘切除的术中图片。（b）骨赘切除后第一跖趾关节背伸角度至少增加到 80°。（c）术后 X 线片显示第一跖趾关节背伸角度增加情况

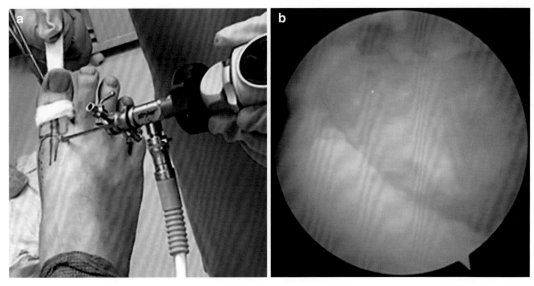

图 23.3　（a）关节镜骨赘切除术侧方入路。（b）关节镜显示骨赘切除后跖骨背侧的情况

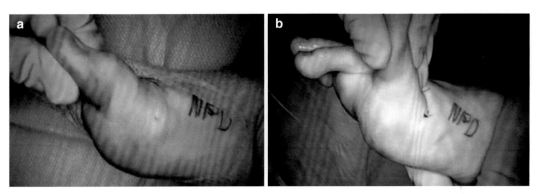

图 23.4　（a）术前和（b）术后第一跖趾关节背伸角度对比。关节镜下骨赘切除术后

后手术效果较差。在运动员中，切开的骨赘切除术在平均 5 年随访时 90% 结果优良[2]。两项关节镜下骨赘切除术的研究发现，67% 的患者疗效良好。然而，这两项研究的样本量都较小[21, 22]。在经皮骨赘切除术和切开骨赘切除术的对比研究中，术后两组患者满意度均较高[23, 24]。Loveday 等的研究显示，经皮骨赘切除术平均随访 12 个月，满意率为 94%，不满意的患者通常合并Ⅲ度关节退行性改变[25]。

23.3　跖趾关节置换术

跖趾（MTP）关节置换术最初设计的目的不仅是为了保留第一跖趾关节的活动，而且还能够减轻疼痛。目前，几乎没有证据证实 MTP 植入物对于运动员患者有效，并能维持较长时间。由于第一跖趾关节受力的大小和方向，许多运动可能会导致 MTP 植入物受到相当大的压力，使其面临早期失效的风险，并可能导致进一步的退行性变、畸形和关节功能障碍。

然而，对于非运动员人群，有一些假体可用于治疗终末期踇僵硬。包括金属假体置换、关节间隔植入和非金属半关节置换（图 23.5）。结果显示，对于Ⅱ度踇僵硬患者，聚乙烯醇半关节置换术（Cartiva）与 MTP 关节融合术效果相近，且术后关节活动度更好，FAAM 评分有显著改善[4]。这种假体提供了光滑的关节表面和缓冲空间，可以帮助减少 MTP 关节背伸时骨质间的摩擦。目前还没有关于这项技术与体育活动之间兼容性的数据。然而，对于合适的患者，这些植入物能有效缓解疼痛和保持关节活动度。

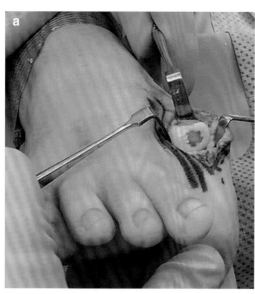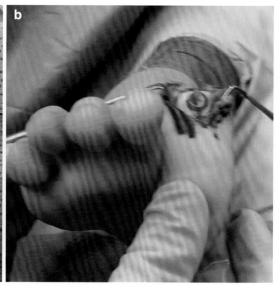

图 23.5 （a）术中图片显示第一跖骨头关节面巨大的中央性骨软骨缺损。（b）聚乙烯醇半关节置换修复软骨缺损

23.4 关节融合术

关节融合术是指第一跖趾关节的融合。关节融合术通常用于终末期退行性改变（Ⅲ度或Ⅳ度）或保关节手术失败后，故很少将其作为运动员跖僵硬首选的治疗方法。目前有多种方法可以促进关节的融合，包括拉力螺钉和背侧钢板、斜拉力螺钉或交叉克氏针。此外，关节表面的处理有许多不同的技术，包括简单的软骨切除和使用锯片、锥形锉或球窝锉切除跖骨头软骨，最后使用锥形铰刀[26-28]。虽然最终的固定方法可能取决于手术医生，但理想的固定方式应具有融合率高、并发症发生率低、可重复性好等特点。在 Politi 等的一项研究中，在促进跖趾关节融合方面，使用斜拉力螺钉结合背侧钢板进行固定可以产生生物力学最稳定的结构，其强度几乎是单独使用斜拉力螺钉的 2 倍[29]。关节镜下融合技术已经被描述，但是几乎没有有效的数据显示其短期或长期疗效优于切开手术[30]。融合术的并发症包括不愈合、畸形愈合、感染、内固定物突出和应力性骨折。在历史文献中，不愈合率高达 30%[29]。但是，近期关于新一代植入物的文献报道显示，它既可以提供加压作用，也可以坚强固定，不愈合率显著降低。

23.5 总结

跖僵硬是运动员中的常见问题，它会导致第一跖趾关节的疼痛和活动受限。大多数运动员经过保守治疗能够改善或解除症状。对于那些症状持续存在的患者，标准的手术技术包括切开清理及骨赘切除术。对于跖僵硬合并跖外翻、趾骨间畸形的患者，同时还需进行截骨术，以纠正力线和关节的匹配问题。关节镜和微创技术也越来越受欢迎。虽然第一跖趾关节融合术可以缓解疼痛，但融合术限制了跖趾背伸，这可能损害运动员跑步和跳跃的能力。需要进一步的研究来确定这些现代技术和植入物的长期效果。

（Stephanie L. Logterman, Kenneth J. Hunt 著
李文翠 译）

参考文献

扫描书末二维码获取

第24章　运动员踇外翻

24.1　发病机制

许多运动员有踇外翻并伴有疼痛主诉。但就其发病机制而言，研究发现即便像芭蕾舞演员这类前足负荷很大的人，其踇外翻程度也不见得比普通人重[1, 2]，也没有证据表明踇外翻在运动员中的发生率更高。就踇外翻症状发作与运动之间的关系而言，尽管健康人群参加运动也不会出现踇外翻，但那些有踇外翻倾向且参加高强度运动的人，可能更容易表现出症状，并且进展更快[3]。值得注意的是，当第一跖趾（MTP）关节外翻时，其内侧副韧带受到损伤，这往往导致踇外翻的发生[4, 5]（图24.1）。除这类创伤后发生的踇外翻以外，运动员踇外翻的病因与非运动员相同，即第一跖骨内翻或"埃及足"（踇趾比第二趾长）更容易发生踇外翻。在扁平足中，内侧纵弓降低，足旋前，踇趾内侧承重，造成踇趾更容易外翻。踇外翻在女运动员中更常见，所以部分原因可能是关节松弛。

踇趾外翻与第一跖骨内翻密切相关[6]。第一跖骨内翻的病因在于第一跖跗（TMT）关节的关节面内翻[7, 8]。第一跖骨头内侧的骨突在踇外翻病因学中十分重要，即使踇外翻程度较轻，较大的骨突也可能导致运动员出现症状。

当踇趾外翻不断进展，第一跖趾关节会出现半脱位，造成踇趾周围肌肉平衡的紊乱[9]。踇短屈肌（内侧头 / 外侧头）、踇外展肌和踇内收肌（横头 / 斜头）均为内在肌肉，均通过跖板止于近节趾骨。两粒籽骨也位于跖板内，这种结构被称为"籽骨复合体"。踇趾旋前，踇外展肌扭转至跖侧，最终导致第一跖趾关节半脱位（图24.2）。

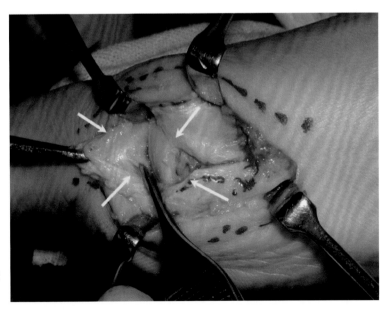

图24.1　内侧副韧带损伤引起的踇外翻。箭头：第一跖趾关节内侧副韧带撕裂的部分

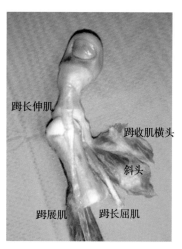

蹑长伸肌

蹑收肌横头

斜头

蹑展肌　蹑长屈肌

图 24.2 蹑外翻第一跖趾关节周围内在肌和外在肌

24.2 诊断

24.2.1 临床表现

疼痛是主要症状，最常见的表现是第一跖骨头向内侧突出部位的疼痛。大多数运动员不穿鞋时会有所改善，但由于他们的运动强度大，即使外翻畸形轻微，也可能发生皮肤改变。在急性期皮肤会变红，极端病例中患者甚至主诉静息时疼痛。可能会出现滑囊炎引起的肿胀。如果蹑趾旋前，背侧皮神经会向内侧扭转并受挤压，从而引起疼痛。负重集中在跖骨头内侧底部，导致胼胝形成。许多没有蹑外翻的运动员在这个区域已经长了胼胝，即使出现蹑外翻，在大多数情况下胼胝也不会出现症状。但是，由于畸形阻碍了蹑趾完全负重，使得胼胝集中出现在第二和其余跖骨头的位置，并出现疼痛。许多蹑外翻患者的第二至第五足趾会有锤状趾，导致中足疼痛和足趾背部形成胼胝。尽管蹑趾与第二足趾交叉的严重蹑外翻在运动员中很少见，但第一跖列功能障碍也就意味着负重会转移至外侧跖列，可能导致第二或其余跖骨应力性骨折或 Morton 病[10]。

24.2.2 影像学诊断

评估畸形的基本方法是负重足正位片。根据第一跖骨和近节趾骨的轴线形成的蹑外翻角（hallux valgus angle，HV 角）评估外翻严重程度（通常 ＜15°）。HV 角 ＜20°、≥20° 且 ＜40°、≥40° 分别为轻度、中度和重度。即使 HV 角 ＜15°，一些运动员也可能会出现疼痛。第一和第二跖骨轴线形

成的跖骨间角（M1M2 角，通常 ＜10°）可用于评估第一跖骨内翻。第一跖趾关节匹配性和关节炎改变也需评估。尽管病变早期关节仍然匹配，但如果病情进展也会发生半脱位。在较年轻的患者中，尽管存在严重的蹑外翻畸形，但由于第一跖骨的远端关节面存在外翻[11]（图 24.3a），关节仍可保持匹配。在决定手术时必须考虑到这一点，并应测量第一跖骨轴线的垂线与第一跖骨头关节面之间的跖骨远端关节角（distal metatarsal articular angle，DMAA）（图 24.3b）。籽骨脱位也表明内在肌的异常状态。

24.3 治疗

24.3.1 保守治疗

24.3.1.1 鞋

应首先检查患者通常穿着的运动鞋。足趾前方应该有大约 1 cm 的剩余空间，穿鞋后足趾可以自由移动，这点很重要。此外，还要检查足背是否被鞋带牢牢固定住，防止足在鞋内向前滑动。如果鞋不合脚，应建议患者更换。如果穿鞋后对于前足跖骨头部位的挤压明显，可以尝试在穿上之前尽量将这个部位撑开一些，这样可能有助于减轻穿鞋后对第一跖趾关节内侧的挤压。如果只在穿运动鞋时出现疼痛，不运动时应尽可能脱掉运动鞋，避免长时间穿着。

24.3.1.2 拉伸和运动疗法

通过拉伸保持关节灵活性很重要。用一只手压住中足两侧以矫正第一跖骨的内翻，另一只手保持牵引力，慢慢向内侧牵拉蹑趾。可以同时进行跖屈/背伸的牵拉。拉伸跟腱和跖筋膜对于减轻前足的压力也很重要[10]。热身时，患者应将这些拉伸运动与全身拉伸运动一起进行。改善足趾功能，尤其是蹑趾功能，对于缓解中足疼痛至关重要。抓毛巾和其他运动疗法也很有效，患者应该在走路时有意识地练习弯曲足趾。还应教他们如何进行蹑外展肌锻炼，例如通过蹑趾内翻运动来矫正畸形、消除疼痛（图 24.4）[12]。最初，尝试移动蹑趾使其张开，这可能会使其跖屈，但通过手法干预并坚持，许多哪怕是严重蹑外翻的患者都可以实现将蹑趾向内侧移动。这种技巧对积极性较高的运动员是有效的，应该作为常规疗法。

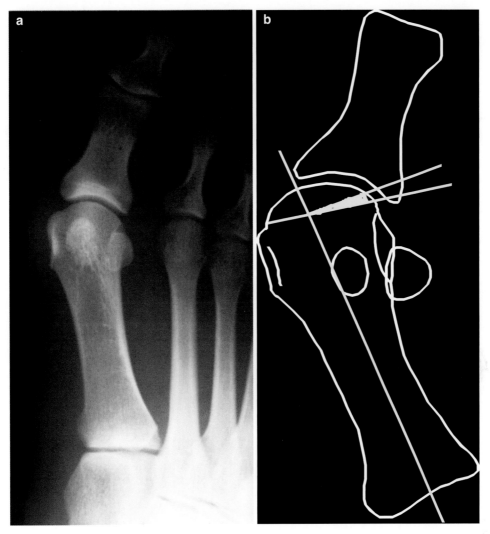

图 24.3 跖骨远端关节角（DMAA）。（a）踇外翻合并较大的 DMAA。（b）DMAA 的测量方法：第一跖骨轴线的垂线与第一跖骨头关节面之间的夹角

24.3.1.3 鞋垫、矫形器、胶带

鞋垫可用于纠正足部或腿部的力线异常并分散压力，缓解疼痛。如果第二至第四跖骨头跖侧有胼胝，踇趾功能会受损，行走时的负重压力往往会转移到外侧。使用鞋垫的目的是恢复内侧足弓来矫正前足旋前和第一跖骨内翻，并在中足形成一个缓冲垫对导致中足疼痛的第二至第四跖骨头进行减压。增强踇外展肌的锻炼可产生有助于在负重过程中纠正踇外翻畸形的力量。不适于穿在鞋内的矫形垫，不能在体育活动中使用，应改用足趾间佩戴的软矫形垫。使用绷带容易被运动员接受，应教给他们简单的绷带缠绕方法来矫正踇外翻。

24.3.1.4 超声引导下神经阻滞术

许多踇外翻患者在第一个跖趾关节背侧出现趾神经的假性神经瘤，超声引导的神经阻滞术可能对部分病例有效（图 24.5）。可以尝试一下保守治疗。舞者特别需要跖趾关节能够过度背伸，并且踇外翻手术必然会减小跖趾关节的活动度，所以原则上，如果他们仍需要跳舞则应使用保守疗法。

24.3.2 手术治疗

在创伤后踇外翻的病例中，可行手术修复内侧副韧带[5]。对运动员行手术治疗需慎重考虑。在需要行第一跖趾关节周围软组织松解的手术中，关节力线的改变可能会减小活动度[12]。这会显著降低运动员在

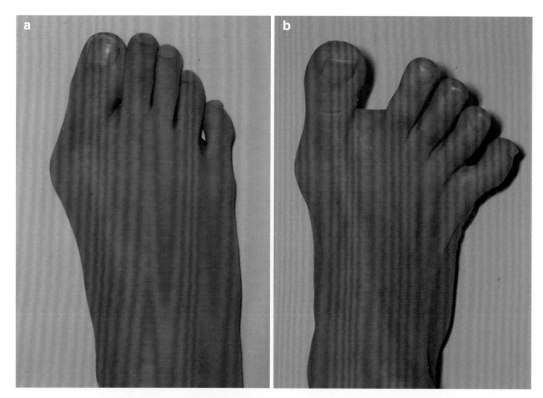

图 24.4 拇外展肌锻炼。(a)闭拢拇趾。(b)张开拇趾

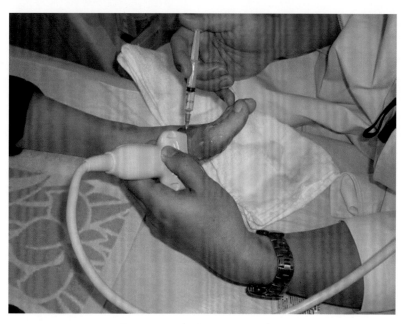

图 24.5 超声引导下神经阻滞术

需要拇趾关节过度背伸的运动项目中的竞争力,例如舞蹈和短跑项目。第一跖骨截骨术是目前最流行的术式。对于运动员来说,应该在轻度畸形时进行矫正,因为严重情况下还需要行软组织松解[13]。由于单独使用 Chevron 或 Mitchell 截骨术进行远端截骨时可以保持良好的活动度,因此如果疼痛影响了运动能力,建议采取该类术式(图 24.6)[10, 13-15]。对于青春末期刚停止生长的患者而言,轻度或中度畸形时可以进行这种手术,且恢复速度很快[13]。通过尽可能减少对软组织的损伤,可以避免术后活动度受限。然而,对于舞者,可以考虑神经切断术(图 24.7),因为它不会减少第一跖趾关节活动度。成年患者的重度拇

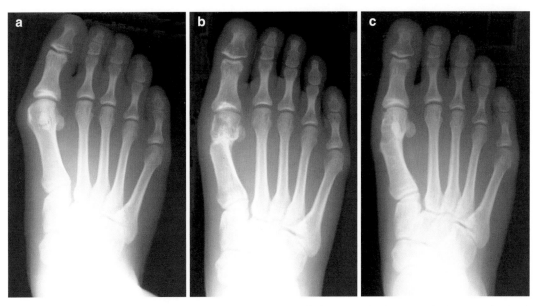

图24.6 Mitchell术式。女，18岁，半职业垒球运动员。（a）术前X线片，（b）术后11周X线片，（c）术后4年X线片。术后1年可以参加全国比赛，术后4年仍在继续垒球运动。第一跖趾关节可背伸70°

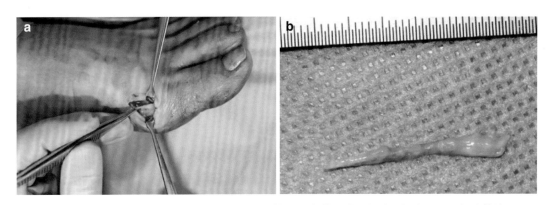

图24.7 踇趾背内侧皮神经切断术。（a）在假性神经瘤的近端进行神经切除。（b）切除的神经

外翻，在患者停止舞蹈运动后，才建议进行根治性手术治疗[13, 16, 17]。一项研究报道了对此类患者的治疗，通过双截骨术，包括远端截骨术和近节趾骨截骨术，但不进行软组织松解[18]。

参考文献

扫描书末二维码获取

（Yasuhito Tanaka 著　马　昕 译）

第 **25** 章　草皮趾（跖板损伤）

25.1　引言

足部损伤是 NCAA（美国全国大学生体育协会）运动员因伤退出比赛的第三大主要原因，大部分是跖趾（MTP）关节的损伤。当第一跖趾关节复合体出现拉伤时，就会发生草皮趾（turf toe）损伤。运动员骨骼肌肉损伤发生率的增加与在人工草皮上进行体育运动有关。人工草皮的减震能力往往较差，导致更大的力量分布在全身。前足损伤，例如草皮趾损伤，在橄榄球或其他接触性运动的运动员中很常见。既往的调查显示，多达 83% 的职业橄榄球运动员足趾受伤发生在人工草皮上 [1]。与训练相比，运动员在激烈的比赛中遭受草皮趾损伤的可能性要高 14 倍 [2]。生物力学研究表明，与天然草皮相比，在人工草皮上前足受到更大的扭矩和应力 [3]。草皮趾损伤可能会使竞技能力下降，甚至导致职业生涯结束。在伤势不严重的情况下，受伤运动员重返赛场的时间平均为 10 天。

25.2　解剖关系

第一跖趾关节连接中足与前足的拇趾，其稳定性依靠由几个结构共同构成的跖侧复合体维持。拇短屈肌（FHB）沿跖骨跖侧走行，止于近节趾骨基底，跨越跖趾关节。FHB 分为内侧肌腱和外侧肌腱，分别与拇外展肌和拇内收肌相连（图 25.1）。胫侧和腓侧籽骨是位于拇屈肌腱鞘内的两个骨性结构，由籽骨间韧带连接（图 25.2）。完全负重时籽骨分担施加在前足上的负荷。内侧籽骨因位于跖骨头的正下

方而承受更多的负荷。它们的功能也类似于拇指上的滑轮系统，并在拇趾背伸时帮助屈肌腱的活动。厚实的纤维状跖侧结构包裹籽骨，构成关节囊韧带复合体。在 MTP 关节的内侧和外侧是侧副韧带，它能确保关节在内翻和外翻应力下保持力线正常。这些结构协同作用，提供日常活动及高水平体育运动时需要的稳定性。

25.3　初步评估

初步评估应评估与草皮趾损伤相关的危险因素，例如发生损伤时运动鞋的类型或地面的类型。应详细评估损伤机制、遭受的暴力和可能损伤的结构。对特定症状和体征的评估有助于将草皮趾与其他损伤区分开来。其他损伤包括爪形趾、锤状趾、跖趾关节脱位、骨折和（或）籽骨损伤。

25.3.1　损伤机制

跖侧复合体承担了人体 60% 的重量，并在背伸时稳定 MTP 关节 [4]。在跳跃和跑步活动中，MTP 关节囊韧带复合体可以承受高达体重 8 倍的重量 [5]。在草皮趾损伤中，通常会有第一跖趾关节的跖侧复合体的一个或多个结构受到损伤。患者主诉损伤时处于僵硬的马蹄足状态，第一跖趾关节被动背伸。这种典型的轴向负荷应力导致了跖板和第一跖趾关节的籽骨复合体的被动过伸（图 25.3）[6]。患者可能会抱怨拇趾僵硬，局部肿胀，足趾接触鞋子或袜子时感到疼痛。背伸受限的患者可能伴随肌腱损伤。

内侧　　　　　　　　　　　　　　　　　外侧

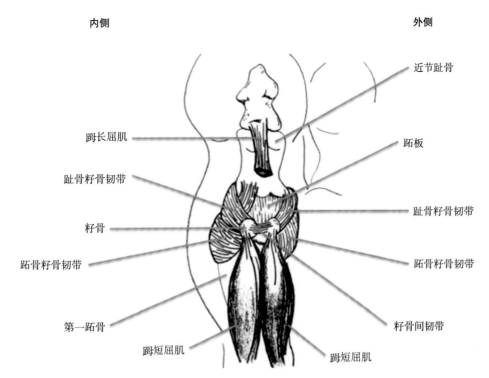

图 25.1　第一跖趾关节跖侧复合体的解剖示意图（跖侧）（ Original artwork by Stephanie M. Jones, BA; University of Pittsburgh, Pittsburgh, PA ）

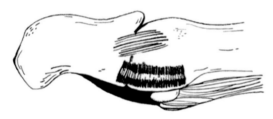

图 25.2　跖板籽骨复合体的示意图（内侧）。跗短屈肌跨越第一跖趾关节的跖侧，内侧（胫侧）籽骨位于第一跖骨头正下方

25.3.2　体格检查

通常在患者跖趾关节或足底有淤斑或肿胀的表现。局部触诊压痛可能出现在足底或内侧。跗趾力线不正也可能存在，这些可在体格检查和放射线检查中看到。还应该通过垂直 Lachman（背侧 - 跖侧抽屉）试验来检查是否有明显的不稳定，以及对 MTP 关节施加内翻和外翻应力评估侧副韧带。因严重的损伤以及屈肌腱和（或）伸肌腱的受累，被动和主动活动范围都可能受到损害。此外，应评估患者跗长屈肌（FHL）的完整性和跗趾背伸的能力。患者的步态也可能发生改变，在步态周期中很快进入到足跟触地阶段。

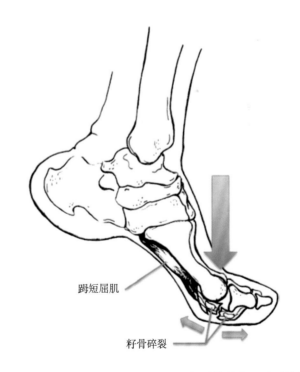

图 25.3　草皮趾损伤机制示意图：足部过伸状态下受到轴向负荷

25.3.3　诊断评估

过度伸展损伤的患者必须通过足负重前后位、侧位和斜位 X 线片进行评估。还需要进行籽骨轴位

片检查。X 线片可以比较籽骨相对于关节的位置，判断位于跖骨头正下方的内侧籽骨是否向近端移位。患者承受明显的轴向应力可能会导致籽骨骨折的发生。

影像学评估与临床评估若有差异应进行更进一步的影像学检查。骨扫描显示跖趾关节炎性摄入增加，可能是近节趾骨或籽骨应力性骨折。如果骨扫描为阳性，还应进行磁共振（MRI）检查。MRI 能够评估近节趾骨的应力性骨折，并更清楚地显示跖板复合体的断裂或部分撕裂（图 25.4）。

25.4　术前优化与风险评估

从软组织损伤到跖趾关节脱位，损伤的严重程度可能不同。

根据跖板复合体的损伤程度对草皮趾进行了分度。损伤分度有助于指导治疗，并有助于判断预后（表 25.1）。Ⅰ 度和 Ⅱ 度损伤的患者通常采用保守治疗，遵循 RICE 原则，使用行走靴进行固定。抗炎

药物也可以帮助减轻急性炎症，控制疼痛和肿胀。在此期间，运动员应在可忍受的范围内负重行走。在完全恢复运动之前，应该逐步过渡到低强度的运动。

保守治疗失败或损伤较严重的患者应做好手术治疗的准备。对于年轻的运动员，应该对合并损伤和手术效果不佳的风险进行评估。应该就患者未来对运动的期望进行深入讨论，以适当地调整其期望值。教练、运动员和家庭成员都可以成为讨论的一分子。应该以患者的身体、精神和情感的最佳利益为基础来指导医疗决策。

25.5　外科技术

草皮趾轻度损伤非手术治疗失败，或者重度损伤，通常需要手术治疗。出现籽骨回缩、籽骨骨折合并分离、蹞外翻畸形和关节内骨折块，则为重度损伤。这些因素导致运动过程中籽骨和蹞趾关节不匹配，进而导致跖趾关节的不稳定[7]。相对指征包

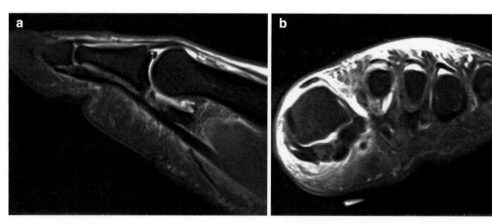

图 25.4　矢状位（a）和横断位（b）MRI 显示跖板复合体断裂的高信号影

表 25.1　草皮趾的分度及治疗

分度	简称	描述 / 症状	处理	预后
Ⅰ	扭伤	• 跖侧复合体拉伤 • 局部压痛点 • 轻微肿胀	• RICE 原则 • NSAIDs • 绷带	重返运动 在可忍受的范围内负重行走
Ⅱ	部分撕裂	• 广泛的压痛和淤斑 • 因为疼痛和中度肿胀导致 ROM 受限	• 行走靴 • 休息 3 ~ 14 天 • 非手术治疗失败则进行手术修复	2 周后重返运动（10 ~ 14 天不能参加运动）
Ⅲ	完全断裂	• 严重的肿胀 / 淤斑 • 负重疼痛或被动活动疼痛 • 无法负重行走	• 石膏固定 • 手术修复	需较长时间恢复（术后 3 ~ 4 个月）

括足趾推地力丧失、进行性畸形或爪形趾[8]。特别是竞技运动员在比赛中前足蹬地推进时，常常会感觉到跖侧稳定性的严重受损。运动人群进行外科手术需要考虑到运动项目和其中的位置。

外科手术的目的是通过恢复解剖结构来恢复功能[9]。将跖板向前与近端趾骨基底固定在一起，在背伸时籽骨能够与姆趾一起活动。如果跖板损伤只是关节囊侧的缺损，修复时用不可吸收的缝线进行直接的端端缝合即可[8]。如果没有残留的软组织连接，则建议采用锚钉或骨道进行重建[8]。

对混合损伤的类型，包括姆外翻畸形和相关的蹬地推进力丧失，必须特别注意内侧结构的损伤。手术治疗的重点包括通过切断内收肌肌腱减小外翻应力，以及通过改良 McBride 术修复内侧结构（包括外展肌和关节囊）以矫正畸形[9]。患者仰卧，下肢使用止血带，并常规消毒铺单。术中进行透视，动态评估术前、术后跖趾关节的背伸。

手术通常使用足底内侧切口，可采用关节外或关节内的方式。其他的手术入路选择包括背外侧入路或跖侧入路[7]。治疗的重点包括根据骨折类型修复或切除籽骨，修复骨折，清理明显的骨软骨缺损，修复或重建跖板。

25.5.1 跖侧入路

跖侧入路可采用通过跖间隙的 S 形切口，或 J 形切口[10]。足底外侧趾神经的走行越过外侧籽骨，手术时把跖骨脂肪垫向内侧拉开，以保护神经。锐性解剖姆收肌腱和姆短屈肌腱以显露籽骨。籽骨显露后，可用小咬骨钳或刮匙进行局部清理。然后检查软组织结构，包括姆长屈肌和跖板。最初的修复从外侧到内侧进行。稳定性可通过临床检查或术中透视进行评估。进一步的修复可以用带线锚钉或经骨的骨道以及无头螺钉将跖板固定到近节趾骨的基底部[10]。然后用 2-0 可吸收缝线缝合籽骨表面的关节囊缺损。皮下组织用 3-0 可吸收缝线缝合。皮肤可以用 3-0 丝线进行简单的间断缝合或垂直褥式缝合。最后可以用标准的带侧方保护的 AO 夹板或短腿石膏固定。要特别注意确保有跖侧的夹板或石膏以保护足趾。通常在术后 14 天门诊复查时拆除缝线。术后康复方案强调早期被动活动，以防止挛缩和籽骨活动受限。患肢术后早期不负重，术后 2 周复查后开始进行性负重。患者要从硬性固定过渡到硬底鞋，

然后再恢复正常穿鞋。重返运动的时间通常在术后3~4个月。

25.6 术后康复

术后应用夹板将姆趾固定在跖屈 5°~10°。患肢术后不负重，术后 2 周复查后可开始进行性负重。然而，术后方案强调早期被动活动，以防止挛缩和籽骨活动受限。可以在术后 1 周开始进行被动活动练习。适度活动有助于减少籽骨 - 跖骨关节的纤维化。术后应避免过多的背伸，以保护重建的跖板[11]。患者应使用保护靴或可拆卸夹板保持非负重状态 4 周。睡觉时，应佩戴带约束足趾活动的可拆卸姆趾夹板。4 周后，开始穿行走靴在保护下负重[6]。在这个时候可以开始泳池疗法。进行性负重活动应根据个体患者的临床表现，即疼痛和僵硬程度来确定[11]。大约 8 周后，患者可以停止穿保护靴，过渡到硬底鞋。患者可进行中等强度的活动，例如椭圆机练习[8]。当患者能够舒适地完成中等强度的活动时，就可以开始进行高强度的活动，例如慢跑。只有当患者能够无痛冲刺时，才能开始急停和跳跃运动[11]。大多数患者在 16 周内恢复正常运动。然而，部分患者可能需要 6~12 个月的时间才能完全恢复[11]。

25.7 并发症

在第一跖趾关节扭伤的手术治疗中，应注意减少感染和神经血管损伤的风险，特别是在手术中注意不要损伤跖内侧趾神经[10]。姆僵硬是草皮趾损伤的晚期并发症。然而，根据严重程度的不同，姆僵硬可能需要进行关节骨赘切除术或关节融合术治疗。由于姆趾 - 趾间关节屈曲挛缩，草皮趾损伤也可能导致进行性前足畸形，如姆外翻、姆内翻或"爪形趾"[6]。

25.8 预后

大多数草皮趾损伤是轻微的，早期诊断可以进行非手术治疗。然而，严重的草皮趾损伤有可能导致职业生涯的终结[12]。保守治疗失败的 Ⅲ 度草皮

趾损伤患者经过手术治疗取得了良好效果[13]。关于草皮趾损伤的手术和非手术治疗，已有多项研究报道。Anderson 等对 19 名患有严重草皮趾损伤的运动员进行了研究[14]。在这些运动员中，9 名需要手术修复，术后没有并发症发生。此外，只有 2 名运动员无法完全恢复体育运动。Coker 等[15] 和 Clanton 等[1] 都认为关节僵硬和疼痛是最常见的长期并发症。Brophy 等最近的一项研究评估了既往患有草皮趾损伤的美式橄榄球职业运动员，研究显示跚趾跖侧压力增加、跖趾关节被动背伸角度减少[16]。关于康复，Nihal 等[12] 报道在康复 6 个月后有 25%～50% 的患者仍有背伸受限和疼痛。

25.9 结论

草皮趾损伤持续困扰着参加高冲击性或接触性运动的运动员。遭受草皮趾损伤的运动员缺席比赛的时间显著增加，甚至导致运动生涯提前结束。对草皮趾损伤进行详细评估和处理可能会对预后产生重大影响。对于损伤较轻的患者，通常无须手术干预即可恢复运动。手术治疗的要点包括籽骨切除和（或）固定，以及软组织修复强度不足时的肌腱转位。然而，如果有适应证，则有必要进行手术治疗以恢复正常功能。草皮趾损伤的手术治疗通常包括籽骨切除、籽骨固定和（或）肌腱转位。改良 McBride 术也常用于恢复内侧和外侧软组织平衡。有必要进行进一步的调查，以确定运动员的特有因素和环境因素，例如跚外翻畸形和运动场地，这些可能容易导致草皮趾损伤。还需要更完善的随访研究，以评估运动员草皮趾损伤后的长期功能结果和再损伤的可能性。

（ Monique C. Chambers, Lorraine Boakye, Arthur R. McDowell, Stephanie M. Jones, Alan Y. Yan, MaCalus V. Hogan 著

李文翠 李正勋 译）

参考文献

扫描书末二维码获取

第26章 踝关节置换

26.1 引言

26.1.1 全踝关节置换术概述

因为有成熟的治疗程序，骨科医生对于髋和膝关节晚期骨关节炎的治疗比较清楚。但是对于从早期到晚期踝关节骨关节炎的治疗，骨科医生甚至足踝专科医生都感到具有挑战性。不像髋膝关节，踝关节的原发性骨关节炎（退行性）较少见，而继发于创伤后的踝关节炎更为常见[1]。手术治疗踝关节晚期骨关节炎的方法包括关节置换术和关节融合术。踝关节融合后可以引起邻近关节过度负重，导致这些关节出现骨关节炎，影响正常步态。全踝关节置换（total ankle arthroplasty, TAA）可以保留踝关节的活动度从而使步态接近正常，可以在不平坦的路面行走，对邻近关节也没有不良影响[2]。Courville 等[3]报告全踝关节置换术比融合术有更好的性价比。过去 30 年间全踝关节置换术有很高的失败率，主要归咎于假体设计缺陷，器械不佳，外科技术不成熟，使用骨水泥不当，过度截骨；这些不足使得踝关节失去正常的稳定性，丧失正常的力学特性[4]。尽管早年间踝关节置换术的疗效不佳，但由于融合术效果不满意，且髋膝关节置换术获得了优良效果，使得提高踝关节置换术的研究仍然在不断进行。继第二代假体之后，第三代假体已应用于临床。新近使用的假体克服了原有的缺陷，取得很好的生存率和临床疗效[5]。在 Pyevich 等[6] 踝关节置换术后 3～10 年的随访研究中满意率可达 93%，Knecht 等[2] 报道术后假体 5 年生存率为 90%。

26.1.2 全踝关节置换术简史

全踝关节置换术（TAA）由 Lord 和 Marotte[7] 于 1970 年最先用于临床，他们使用的第一代踝关节假体是由聚乙烯的胫骨部分和金属的距骨部分组成。第一代踝关节假体包括非限制性假体，例如 Smith、Newton；以及限制性假体，例如 Mayo、Oregon 和 TPR。第一代全踝关节假体总体疗效不佳，Dini 和 Bassett 等[8] 报道 Smith 假体术后 3 年随访结果，创伤性关节炎患者的满意率为 50%，类风湿关节炎患者的满意率仅为 40%。Kitaoka 和 Patzer[9] 使用 Mayo 假体，术后随访 2 年，失败率达到 36%。第一代假体失败的原因，包括使用骨水泥，假体过度限制或不限制，对韧带软组织的平衡缺乏足够认识，临床技术不成熟。限制性假体由于骨水泥-骨界面之间应力集中容易出现松动，而非限制性假体容易发生脱位。另外，第一代全踝关节假体出现假体下沉和骨溶解的比率比较高。

基于第一代全踝关节假体的失败，第二代假体做了很多方面改进。第二代假体在表面进行了多孔喷涂处理，打压固定取代了骨水泥固定，聚乙烯垫成分也更加耐磨。假体的设计更加符合解剖和生物力学。第二代人工关节假体根据组件数量和衬垫的成分可分为两种：两组件踝关节假体拥有固定的衬垫，三组件假体拥有可移动的衬垫。因为聚乙烯垫和胫骨部分固定在一起，所以两组件假体有更高的限制性和一致性。因此两组件假体脱位率很低，但是需要承担较高的剪切应力。然而距骨部分与聚乙烯垫的接触面积较小，导致限制性较低，聚乙烯垫磨损较严重。具有可移动衬垫的三组件假体较好地平衡了假体的一致性和限制性，从而减低了剪切应力。然而，三组件假体的手术操作较为困难，并且有衬垫脱位的风险，也会导致胫骨部分和衬垫之间的磨损。市场上固定衬垫的两组件假体包括：Agility, INBONE, Eclipse, SALTO, Talaris, ESKA Rudigier, 以及 TNK。三组件假体包括：HINTEGRA, STAR, Mobility, Buechel-Pappas, Ramses。

第三代人工踝关节假体是非骨水泥的，强调软组织平衡。假体设计仅需要较小的截骨量，多数假体有可活动的衬垫[10]。它可以通过胫骨和衬垫间的界面减少应力，减低对关节和韧带的应力，聚乙烯垫的磨损也有所减低[11]。假体的金属成分有钴铬钼合金、钛合金，并进行羟基磷灰石或钛金属多孔喷涂处理以促进假体和骨面的融合。

26.1.3 全踝关节置换术与踝关节融合术

全踝关节置换术（TAA）和踝关节融合术（ankle arthrodesis, AA）都是治疗晚期踝关节骨关节炎的有效方法。虽然踝关节融合曾被认为是治疗晚期踝关节骨关节炎的标准方法，但是由于它改变了步态以及关节活动受限，使得关节功能受到限制[12, 13]。踝关节置换术可以恢复踝关节的运动学特性及功能，但是也有较高的再手术率和较高的并发症发生率等缺点。对于治疗晚期的踝关节骨关节炎是融合好还是置换好，现在仍有争论，因为现有的证据不足以证明哪种方法更好[2, 3]。

有作者对 13 篇证据等级为Ⅳ级的文章进行系统分析后表明，第二代或第三代假体的全踝关节置换术 5 年的总体失败率在 10% 左右，但在不同医疗中心的差异较大（0%～32%）[17]。还有作者对在挪威、瑞典、新西兰的应用第二和第三代全踝关节假体置换进行分析，术后 5 年的再手术率为 21.8%，10 年为 43.5%[18]。有文献报道踝关节融合后不愈合发生率在 3% 到 15% 之间[19]。在最近的一篇证据等级为Ⅱ级的文献中比较了踝关节置换术和融合术，全踝置换组的再手术率是 17%，是融合组 7% 的 2 倍多[6]。全踝关节置换术后的高翻修率与关节置换手术的复杂性，以及踝关节特殊的生物力学特性有关。全踝关节置换术并发症的发生率也比关节融合术要高，在 5 年的随访中关节置换组平均翻修率为 21%，而踝关节融合组为 11%[6, 9, 16]。

26.2 患者选择

26.2.1 适应证

全踝关节置换术治疗踝关节骨关节炎是为了减轻疼痛并保留关节的活动度。由于外科手术效果的提高，踝关节置换的适应证最近得到扩大。总的来讲，全踝关节置换术的适应证为晚期的踝关节骨关节炎，且有足够的胫骨和距骨骨量来支撑假体。与膝关节和髋关节不同的是，踝关节骨关节炎主要是创伤性关节炎[20, 21]。全踝关节置换的最佳适应证是较年轻患者，非肥胖，不吸烟，患者的活动要求较低，踝关节没有畸形，以及关节活动度相对较好。

其他常见的全踝关节置换术适应证为系统性（类风湿）关节炎[12, 13, 19]。

由于其他疾病造成的继发性骨关节炎的手术疗效差异很大，是否适合关节置换术仍有争议，这些疾病包括血友病[14, 15]、痛风[16, 22]、感染后关节炎[6]以及距骨缺血性坏死[23]。双侧的踝关节骨关节炎是关节置换的良好适应证，因为如果双侧做关节融合，对步态和功能的影响很大[17, 18, 24]。

另一类踝关节置换术的适应证是由于既往踝关节融合术后不愈合或者畸形愈合且有疼痛症状[25, 26]。将这些融合的关节再次进行踝关节置换手术的难度较大，需要考虑残余骨量是否足够，以及软组织条件是否允许再次手术[26]。

26.2.2 禁忌证

急、慢性感染和夏科氏关节病是关节置换术的绝对禁忌证[5, 27]。

对于距骨缺血性坏死的患者使用标准的假体可能导致假体下沉和松动[28, 29]，从而导致手术失败。距骨缺血性坏死也是踝关节置换术的绝对禁忌证。神经肌肉性病变、严重的糖尿病患者血糖控制不佳也是关节置换术的禁忌证。全踝关节置换术的相对禁忌证包括严重的踝关节不稳定，以及踝关节严重内外翻畸形[30, 31]。

相对禁忌证还包括严重的骨质疏松，应用免疫抑制剂，以及吸烟[5]的患者。吸烟是关节置换的相对禁忌证，因为吸烟患者的并发症发生率很高，包括伤口裂开等[32]。研究发现，吸烟对于融合以及骨折愈合具有不良影响。众所周知，与非吸烟的全踝关节置换患者相比，吸烟患者容易出现伤口愈合困难的问题[33]。

26.2.3 术前评估

对于全踝关节置换术后的长期疗效，年龄是需要考虑的因素。年轻患者对运动的高要求可能导致关节置换的失败。踝关节炎的患者常有创伤史，软组织已经在前次创伤时受到一些损伤。与进行关节置换手术的其他关节相比，踝关节前方的软组织较薄弱。因此，可能影响软组织愈合的问题都需要进行评估。

对病史中有糖尿病、吸烟、炎性病变（类风湿关节炎）、血管疾病、神经病变、免疫抑制和骨质疏松的患者，手术前要仔细评估。Althoff 等[34]发现年龄小于 65 岁、BMI 低、肥胖、糖尿病患者、有炎性关节病变、周围血管病变以及甲状腺功能低下与关节置换术后感染有明显的相关性。Whalen 等[32]发现与不吸烟患者相比，长期吸烟患者踝关节置换术后伤口裂开率明显增高，在统计学上有明显差异。

没有良好控制的糖尿病以及血管功能不佳，被认为是术后足踝部伤口愈合不良的重要因素。糖尿病患者的血糖控制良好且不合并神经病变时可以进行踝关节置换手术。

Raikin 等[35]证实类风湿关节炎是伤口感染的重要的危险因素；炎性关节炎患者更有可能需要额外的治疗或手术来处理伤口的并发症。类风湿关节炎通常需要使用免疫抑制剂治疗，也被认为是增加伤口裂开和术后感染的因素。

神经性病变也可以影响假体的寿命以及功能。由于肌肉痉挛导致的踝关节内翻或外翻畸形可以导致假体的边缘负重增加，从而导致假体早期失效。

对运动有较高要求的年轻患者可能导致假体边缘的负重增加以及假体磨损，从而导致假体失效[36, 37]。对这些患者应该限制跑步和过度锻炼。

术前应该评估踝关节的活动度、肌肉（胫骨肌和腓骨肌）的功能以及韧带的稳定性。跟腱挛缩和短缩可能导致踝关节背伸度减少。胫后肌腱功能失效的后足外翻可能导致内侧韧带复合体松弛。腓骨肌功能不全的后足内翻畸形可能导致外侧韧带复合体松弛。这些问题必须在术前认真评估，确定进行踝关节置换时是否需要进行额外的手术同时解决这些问题。

骨质疏松的患者胫骨远端和距骨的骨质和骨量都较差，骨质支撑假体能力减弱。这会导致骨的长入较少，假体容易发生不稳定。特别是胫骨侧假体的松弛和下沉更容易出现。为了减少这个问题，可以使用较大的胫骨侧假体，但是容易造成内踝的骨折。

拍摄踝关节负重位 X 线片以明确在冠状面是否存在内外翻畸形需要纠正非常重要。评估膝关节和髋关节的力线也很重要。良好的力线可以确保假体的寿命。如果有下肢畸形存在，应拍摄下肢全长 X 线片。应当注意是否存在胫骨远端和距骨体的缺血性坏死（avascular necrosis, AVN），因为坏死可以使骨长入困难而导致假体的塌陷和下沉。磁共振（MRI）检查有助于评估是否存在坏死以及其严重程度[38]。

26.3 术前计划

详细了解病史和体格检查是必要的。应当评估肢体力线、步态、关节活动度和肌肉功能，同时应进行 X 线检查。

26.3.1 临床检查

在不同的体位检查足踝关节是非常必要的（例如坐位、站立及行走），因为这样可以区别负重和非负重时的活动。应该注意评估皮肤及软组织的条件，特别是关注以前的手术瘢痕。患侧的病理改变应该与健侧相比较。站立位可以观察踝关节的力线，而后足的稳定性应当在坐位时检查[39, 40]。仅靠视觉观察下肢力线可能不够准确，需要更全面仔细地评估踝关节和后足的力线[41]。

可以用测量仪来评估踝关节的活动度，测量时将其放在足和小腿的外侧。这种测量应当按照 Lindsjo[42] 所描述的在负重的情况下进行。Iowa 踝关节活动度测量法是另一种评估踝关节背伸或僵硬的方法。应当常规检查肌肉的功能，因为很多晚期踝关节骨关节炎的患者都有肌肉萎缩[44]。

26.3.2 影像学检查

影像学的检查包括负重位踝关节正侧位片（图 26.1），负重位 X 线检查是必要的，非负重位 X 线片

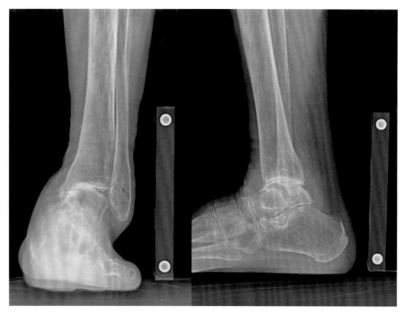

图 26.1　84 岁女性，左踝关节骨关节炎，手术前负重位正、侧位 X 线片，可见踝关节内翻畸形

可能导致误诊[45,46]。

应当注意观察并分析邻近关节的畸形和潜在的退行性改变。踝关节骨关节炎的患者可能同时存在其他关节的畸形。站立位的负重位 X 片可以比较术前、术后关节的改变。后足力线的 X 线摄片可以评估后足畸形的情况。

在制订术前计划的时候应当对关节的畸形和稳定性进行全面评估。因为这两者都可能使超高分子聚乙烯衬垫发生半脱位和边缘过度负重，从而导致假体的失效[47-50]。很多作者都同意，关节置换手术纠正内翻和外翻畸形的能力是有限的，所以超过 20° 的畸形被认为是全踝关节置换术的禁忌证[51]。

在站立负重时拍摄前后位 X 线片，用胫骨的解剖轴线与距骨穹窿关节面垂线之间的夹角来评估踝关节力线[47,52]。如果两条线夹角小于 10°，则认为踝关节是中立位的。如果两条线的夹角大于 10°，就认为踝关节存在内翻或外翻畸形[47]。距骨的倾斜角是指胫骨关节面与距骨关节面形成的夹角。如果距骨的倾斜角大于 10° 就被认为是踝关节不匹配[48]。关节的畸形可以发生在关节水平，通常是由于解剖畸形，或者是踝关节的退行性改变；畸形也可以发生在关节近端的水平，通常是由于胫骨骨折后畸形愈合[53]。关节近端的畸形不论发生在哪个平面，应在全踝关节置换手术前予以纠正。如果内翻畸形发生在关节水平，包括三角韧带及其他内侧软组织的松解是必要的[54]。

CT 检查可以评估关节的不匹配和骨缺损情况。有周围邻近关节退行性改变时，可以做 SPECT-CT 检查以了解是否有活动性炎症[55,56]。术前磁共振检查可以用来评估肌腱病变、缺血性坏死和韧带损伤的情况[57]。

26.4　假体

26.4.1　Buechel-Pappas 假体

Buechel-Pappas 假体是旋转非限制性的，有可活动衬垫（图 26.2）。假体由三组件组成，平滑的胫骨部分、聚乙烯衬垫、双凹滑车样的距骨部分。深凹的滑车沟可以防止衬垫半脱位。Buechel 等[58] 报道

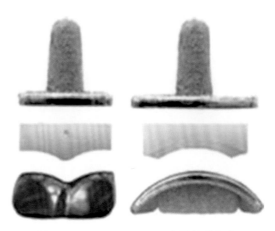

图 26.2　Buechel-Pappas 全踝关节假体

12 年的假体生存率为 92%。Doets 等[47] 报道 10 年生存率为 89%。尽管长期随访有不错的结果，现在临床上不再使用此假体。

26.4.2　Agility 假体

Agility 假体是半限制性两组件假体，包括钛合金的胫骨部分和钴铬钼合金的距骨部分（图 26.3）。手术需要切除的骨量较少，下胫腓联合需要融合以增加假体 - 骨质的接触面积，防止胫骨部分下沉。

Agility 假体在美国最为常用，而且有最长的随访时间[27,59,60]，但是它的翻修率和再手术率比较高[61,62]，目前这种假体已经被其他假体所替代[63]。

26.4.3　Hintegra 假体

Hintegra 假体是非限制性的三组件假体，可以提供内外翻的活动（图 26.4）。胫骨部分是 4 mm 厚的平板样结构，并有 6 个金字塔样的突起。距骨部分是一个锥形结构，内侧曲率半径较小，它的两侧有 2.5 mm 高的边缘，可获得更好的稳定性，同时可引导衬垫在前后方向上活动。这种假体前方的盾形边

缘可以增加初始的骨性支撑[64]。

Barg 等[65] 分析了 722 例踝关节置换后 5 年和 10 年 Hinterfra 假体的生存率，分别为 94% 和 84%。中期随访假体的生存率与其他第三代踝关节假体相近。

26.4.4　Star 假体

Star 假体是有可活动衬垫的三组件假体，是历史最久的踝关节假体之一（图 26.5）[66]。假体的胫骨和距骨部分都是由钴铬钼合金制成，表面经过喷涂处理，有利于骨质的长入。

Nunley 等[67] 评估了 82 例连续的 Star 假体全踝关节置换术的效果，患者的疼痛、功能和生活质量都有所改善。

Daniels 等[68] 报道，使用 Star 假体中期和长期随访均有较好的临床结果，但是聚乙烯衬垫的更换率和（或）金属组件的翻修率为 29%。

26.4.5　Salto 假体

Salto 假体具有可活动衬垫（图 26.6）。胫骨部分有一个光滑的朝向衬垫的平面。假体允许旋转和平移。内侧高 3 mm 的边缘可防止聚乙烯衬垫撞击内踝。胫骨部分有一个固定的脊。距骨部分模仿正常距骨的形态，前宽后窄，外侧的曲率半径大于内侧。

Wan 等[69] 报道了 59 例 Salto 关节假体的短期生存率为 94.9%。Hofmann 等[70] 报道了 81 例平均随访 5.2 年的 Salto 假体生存率为 97.5%。Stewart 等[71] 报道 Salto 假体 5 年以上的随访，假体生存率为 95.8%，手术后 VAS 和 AOFAS 评分都有改善。

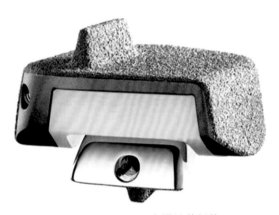

图 26.3　Agility 全踝关节假体

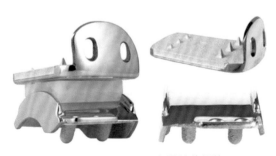

图 26.4　Hintegra 全踝关节假体

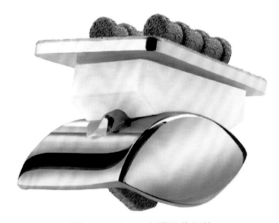

图 26.5　Star 全踝关节假体

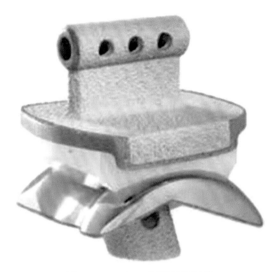

图 26.6 Salto 全踝关节假体

26.4.6 Inbone 假体

胫骨和距骨假体部分是由钴铬钼合金构成，并有钛浆喷涂的表面。假体有特殊设计以减少失效，距骨部分有一个中央切迹以提供冠状面的稳定（图 26.7）。

Inbone 假体与其他假体不同的是胫骨部分放置在髓内，这种假体的手术需要更多的 X 线透视。

26.4.7 Mobility 假体

Mobility 假体是非限制性的三组件假体，胫骨和距骨部分是钴铬钼材质及微孔喷涂的表面，有可活动的聚乙烯衬垫（图 26.8）。胫骨部分有一平坦的关节面以及短锥形的柄。距骨部分设计成能保留内外踝关节面的完整性，并且中央有一纵行切迹。距骨部分的稳定性通过在非关节面一侧的两个柱状钉进行加强，表面有微孔结构利于骨质长入[72]。聚乙烯衬垫在距骨侧与纵行切迹相匹配，而在胫骨侧形成光滑、平坦的界面，可以减少剪切应力。

Muir 等[73]进行了 178 例 Mobility 假体全踝关节置换术，在平均 4 年的随访中超过 85% 的患者满意其疗效，但是术后持续性疼痛的发生率较高，特别是在内侧，这一点无法解释。

26.4.8 TNK 假体

TNK 踝关节假体是半限制性两组件假体（图 26.9）。假体的材质是氧化铝陶瓷，界面喷涂了氧化铝颗粒。假体结合了氧化铝陶瓷的生物相容性及易于骨质固定的设计。第三代假体克服了第一代和第

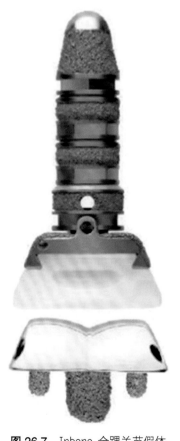

图 26.7 Inbone 全踝关节假体

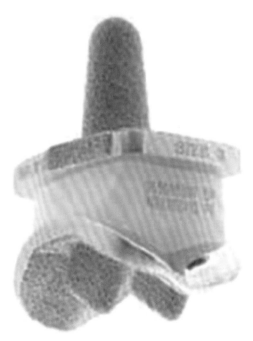

图 26.8 Mobility 全踝关节假体

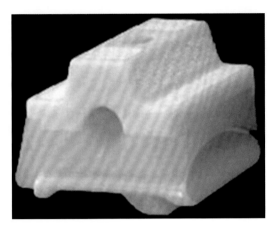

图 26.9　TNK 全踝关节假体

二代假体容易发生无菌性松动的缺陷。设计者报道了第三代 TNK 假体优良的临床疗效 [74]。

26.5　韧带平衡和纠正力线的外科技术

大多数晚期踝关节骨关节炎的患者都存在一定程度的不稳定、畸形和软组织挛缩。软组织挛缩通常继发于创伤或长期的成角畸形。一般来讲，内外侧软组织平衡需要在畸形的踝关节的凹侧进行松解。内翻畸形踝关节的内侧软组织松解与外翻畸形踝关节的外侧软组织松解有很大的不同。

虽然截骨可以建立正常解剖学力线，但是软组织的松解是维持全范围关节活动中对线良好的重要步骤。因此，掌握软组织松解技术以及其他手术技术，对于初次踝关节置换手术中内外翻畸形的纠正是很重要的。

26.5.1　前方入路

大多数踝关节的假体都是由前方入路植入。沿胫前肌腱的外侧与踇长伸肌腱之间做一纵行的 10～15 cm 切口。暴露腓浅神经的内侧支并向外侧牵开。接下来沿着踇长伸肌腱走向切开伸肌支持带，并把踇长伸肌腱牵向内侧，应用该切口时应注意不要损伤踇长伸肌腱深方的神经血管束。显露关节囊并纵行切开，切口应当足够大以充分暴露踝关节。确认内侧沟和外侧沟，切除胫骨和距骨颈的骨赘。应当正确截骨和确保软组织平衡以保证假体的稳定。放置引流管并逐层缝合。

26.5.2　内翻畸形踝关节置换的手术步骤

如果畸形位于踝关节水平，推荐使用以下流程来处理软组织平衡（图 26.10）。

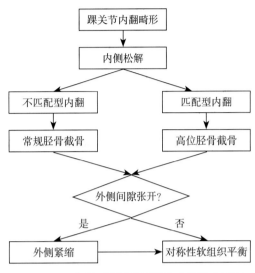

图 26.10　内翻型踝关节骨关节炎的手术流程

26.5.2.1　内侧松解和间隙平衡

应当按步骤松解内侧软组织直到其长度与外侧相同从而达到软组织的平衡。软组织松解程度是否合适，可以通过不时地用椎板撑开器或韧带张力仪来测量。还可以通过插入假体试模，施加内外翻应力来判断软组织的平衡。

按步骤暴露并切除关节周围的增生骨赘，可以有效地松解内侧的关节囊等软组织。胫骨后方的骨赘要小心清理，那里容易形成异位骨化或者限制踝关节在矢状位的活动度 [75]。在截骨前应当纠正距骨的任何倾斜。可以使用弧形骨刀逐步松解三角韧带远端的止点（图 26.11）。松解三角韧带深层的各个结构是非常重要的，包括胫距前韧带、胫舟韧带和胫距后韧带。应用这种逐步松解技术，可以避免由于广泛的距骨侧剥离而出现内侧的不稳定（或者距骨的坏死）。此时应插入假体试模，施加内外翻应力来判断软组织的平衡。将踝关节置于中立位检查内侧的紧张程度或外侧的间隙。中重度内翻畸形的踝关节炎往往内侧结构仍然较外侧紧张，此时可再做进一步的内侧松解。需要观察包括关节外其他紧张的软组织结构，例如胫后肌腱，可通过另外切口进行松解。

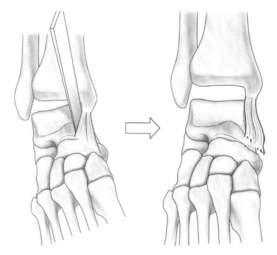

图 26.11 使用骨刀行内侧软组织松解

26.5.2.2 外侧加强——腓骨长肌转位至腓骨短肌

任何残留的旋后位不平衡可能导致负重时高分子聚乙烯衬垫的半脱位或全脱位。

首选改良 Bröstrom 术 [76] 来修复外侧韧带结构。长期内翻畸形的患者往往存在慢性踝关节外侧不稳定。踝关节内翻通常伴随距腓前韧带和跟腓韧带缺如，同时距骨有向前脱位的表现。这种情况常需要一些非解剖重建手术。Kilger 等 [77] 报道将腓骨长肌腱转位到第五跖骨基底获得了满意的疗效 [54]。这一手术加强了踝关节外侧的稳定性，减弱了第一跖骨跖屈的力量，是全踝关节置换时经常用的辅助手术。

实施这个手术时，在第五跖骨基底处做一纵行小切口。在此处皮下组织中有腓肠神经和小隐静脉。暴露腓骨短肌腱在第五跖骨基底的止点，腓骨长肌腱与之相邻。将踝关节跖屈和外翻，在最远端将腓骨长肌腱横行切断。可以在第五跖骨基底腓骨短肌止点处的跖侧、外侧置入带线锚钉。将足踝放置在轻度跖屈和外翻位，把腓骨长肌腱在适度张力下用锚钉固定，然后再与腓骨短肌腱腱 - 侧缝合，这样可以获得较好的外翻力量。因长期内翻畸形腓骨肌腱可能存在退变和撕裂，应清理去除严重损伤的组织，将剩余肌腱组织管状化缝合。

26.5.2.3 跟骨截骨

在软组织平衡纠正后，通过后足力线来确定是否需要进行跟骨截骨。后足内翻常常伴有内翻型踝关节炎。在进行关节置换手术前或术中同时纠正后足的内翻畸形，对获得更好的长期疗效是十分重

要的。有很多跟骨的截骨方法在临床上获得了良好疗效。例如跟骨的外移截骨，可以将跟骨外移 5 ~ 10 mm[78]。也可以做三平面的截骨，包括跟骨截骨块外移同时进行外侧闭合楔形截骨，并将跟骨结节向近端移位而调整跟骨位置，也可行距下关节融合。外侧楔形闭合截骨最早由 Dwyer[79] 提出，做全踝关节置换时常常应用，这个手术技术上比较简单也不费时间。手术时在跟骨外侧沿腓骨肌腱后缘做短斜形切口，在跟骨上截除一个底边在外侧的楔形骨块，闭合后就可纠正内翻畸形。当截骨位置满意后用 2 枚空心钉导针将截骨块临时固定，以便随后使用空心松质骨螺钉固定。打入第一枚导针以后将其外展，以便消除截骨面之间的间隙并取得加压。使用 2 枚 6.5 mm 的空心钉垂直截骨面从后外侧向前内侧固定（图 26.12）。

26.5.2.4 第一跖骨背伸截骨

当踝关节和后足畸形矫正以后，医生可以通过将足放置在中立位感受距骨头的位置。纠正完踝和后足内翻畸形可使第一跖列趋向跖屈。第一跖列的跖屈若使足跟和踝关节内翻，就需要行第一跖列的背伸闭合截骨。在第一跖骨背侧做一个小切口，距离跖跗关节 1 cm 处行基底在背侧的楔形截骨。截骨线应当是斜行以便螺钉固定牢固。常见的并发症是由于截骨量过多而过度背伸出现转移性跖痛。注意保证截骨近端跖骨基底的长度以避免拧入螺钉困难。跖骨头抬起后，应用 2 枚无头螺钉从近端背侧向远端跖侧拧入。螺钉沿导针拧入并穿出对侧皮质以获得较强的加压力量（图 26.13）。

26.5.3 外翻畸形踝关节置换的手术步骤

踝关节外翻畸形少见，常由于骨折畸形愈合和胫后肌腱功能失效。踝关节骨折畸形愈合常因为固定不牢固而发生腓骨短缩和外旋畸形 [81]。纠正踝关节外翻畸形时，可以在下胫腓联合近端进行腓骨横行截骨，切开下胫腓联合，用复位钳向远端牵拉外踝。取自体髂骨移植物嵌于其中，然后用钢板螺钉固定。腓骨需要延长的程度以及腓骨旋转需要纠正的角度可能难以确定。可与对侧比较或者观察距骨外侧面与外踝的匹配来判断畸形矫正的情况。

大多数外翻畸形是继发于胫后肌腱失用而形成的。进行性的畸形出现前足旋后，内侧柱不稳定，

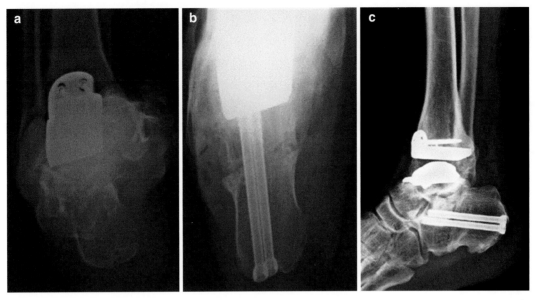

图 26.12 踝关节置换后存在后足内翻畸形，应考虑跟骨闭合楔形截骨。（a）术中显示后足的内翻畸形。（b）术后的后足力线片。（c）术后侧位片

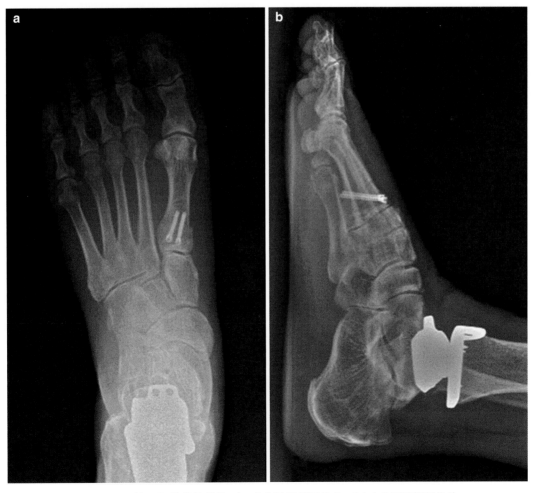

图 26.13 第一跖骨背伸截骨。（a）术后足部正位片。（b）术后足部侧位片

最终形成平足。在进行踝关节置换手术之前，应确保足部畸形得以纠正并获得稳定。纠正胫后肌腱失用的手术包括跟骨内移截骨、外侧柱延长、软组织手术（例如：屈趾长肌腱转位、内侧三角韧带和弹簧韧带修补）和（或）第一跖列跖屈截骨。对于僵硬性的后足畸形，可以做多关节融合，包括单独的距下关节融合，单独的距舟关节融合，距下和跟骰关节融合，以及三关节融合[82]。这些手术可以将足跟与地面的接触点位外移，从而获得稳定的足部，以减少胫距关节外侧部分的应力。图 26.14 是治疗踝关节外翻畸形的流程图。

26.5.4　其他手术

26.5.4.1　跟腱延长术

晚期踝关节炎行全踝关节置换的患者常有腓肠肌 - 比目鱼肌复合体的挛缩。跟腱挛缩会使踝关节背伸受限，如果置换完成后踝背伸还不到 10° 应考虑行跟腱延长。可根据 Silfverskiold 试验来决定是做腓肠肌腱膜松解还是做经皮跟腱延长手术。

腓肠肌腱膜松解术也称为 Strayer 手术，适合用于跟腱挛缩主要由腓肠肌挛缩引起的患者。取小腿中段后方的纵行切口，位于肌肉 - 肌腱交界处，暴露腓肠肌腱膜并横行切断。医生可以将踝关节背伸到合适的角度（10° 以上）来控制跟腱的张力。腱周组织和深筋膜要认真缝合修复从而预防肌腱与皮肤粘连。

经皮跟腱延长适用于腓肠肌和比目鱼肌都有挛缩的患者，可以切开或经皮延长跟腱。Hatt 和 Lamphier 等[83] 首先描述了一种经皮跟腱延长的方法[84]，沿跟腱两侧做 3 个经皮小切口，每个切口处切断一半的跟腱组织。这种经皮的跟腱延长方法简单快速，并发症少，容易与全踝关节置换手术同时进行。应注意不要将跟腱完全撕断，这通常是因过度用力背伸造成的。

26.5.4.2　后足融合

晚期踝关节骨关节炎常存在冠状面的力线不正和邻近关节的退行性改变[51,85,86]，因此治疗还需要除置换外其他的辅助性手术以确保获得跖行足。有研究报道，年轻患者、对运动要求高的患者，以及后足融合的患者在踝关节置换术后效果不佳[87]。近期 Kim 等[88] 报道，在处理后足有关节炎和畸形的患者时，置换手术的同时或者在置换手术之前进行各种后足融合手术，中期疗效良好。

距下关节融合和（或）距舟关节融合是踝关节置换时最常进行的手术。有时还需要做三关节融合。跟骰关节如果没有症状尽量不予融合，这样可以避免不愈合[89,90]以及邻近关节骨关节炎的发生[91,92]。

后足的手术可以与踝关节置换手术同时进行或分期进行。同时进行时手术创伤较大，需要考虑患者的身体条件及医生的技术水平。

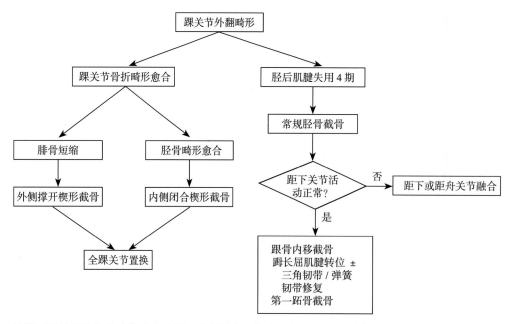

图 26.14　外翻型踝关节骨关节炎的手术流程。全踝关节置换术必须在胫后肌腱失用引起的畸形得到矫正之后才能进行

26.6　并发症

26.6.1　手术切口问题

　　与内踝骨折相同，手术后与伤口有关的并发症最常见，发生率可达10%[93, 94]。负压伤口疗法对于治疗较大范围的伤口裂开和保护切口周围组织非常有效。当伤口与关节腔相通时，需要采取假体取出、游离皮瓣或者关节融合的方法（图26.15）。

26.6.2　内踝骨折

　　内踝骨折的发生率是20%[47, 93]，其原因包括：摆锯使用不当，过度牵拉内踝，假体放置位置不正和假体的胫骨部分型号过大。由于内踝骨折可能在术后拍片时发现，所以术中要仔细观察（图26.16）。

26.6.3　关节力线不正

　　报道的关节力线不正可达4%～45%[6, 47]，为防止其发生，手术中需要在冠状面和矢状面确定截骨试模对线良好。术前存在的力线不正可以分期治疗或者在置换手术时通过截骨或肌腱转位来纠正。

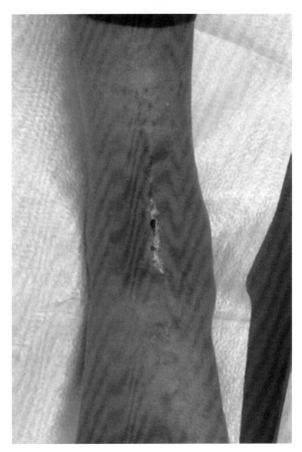

图26.15　踝关节置换术后沿切口出现伤口裂开

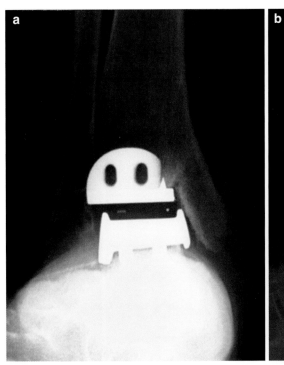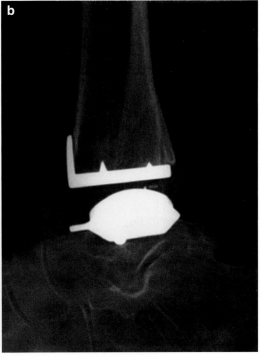

图26.16　踝关节置换后5个月，X线片可见内踝的应力骨折。（a）正位片。（b）侧位片

26.6.4   术后感染

全踝关节置换术后感染的发生率为 0% ~ 2%，较为少见，与全髋、全膝关节置换术后的感染率相当[6, 47, 94]。术前患者选择对于预防感染非常重要。对于既往有踝关节感染和骨髓炎病史的患者应当确认当前没有感染存在。需要评估患者是否有血管疾患、皮肤病、长期应用皮质激素或免疫抑制剂。这些都是全踝关节置换术后发生感染的危险因素。术中彻底止血、减少软组织损伤可以降低术后感染的风险。踝关节置换术后感染的治疗流程与膝关节和髋关节置换术相同。如果术中伤口逐层严密缝合，术后发生皮肤浅表感染或蜂窝织炎，而没有关节内感染，可通过冲洗、清创、抗生素治疗等获得治愈。急性化脓性感染需要灌洗、清创、更换聚乙烯衬垫、使用抗生素治疗。亚急性和慢性感染的患者需要取出假体，使用抗生素骨水泥，行分期翻修手术或关节融合术。

26.6.5   假体下沉和移位

假体下沉通常是由于骨质长入不良或负重后骨组织支撑不足造成的。康复练习过度或者体重过大使假体承担过大应力可引起下沉。距骨体骨质严重破坏或类风湿关节炎患者假体下沉的发生率较高[95]。进行性假体的下沉还与假体的胫骨部分过小或术前有大于 10° 的畸形有关[6, 47]。由于非骨水泥踝关节假体的稳定需要 6 个月的时间，所以轻度的假体下沉和移位通常发生在术后早期。

26.6.6   无菌性松动和骨囊肿

假体的移位与早期不稳有关，而骨溶解则是由于聚乙烯磨损颗粒引起的溶解反应和囊变反应造成的。骨溶解的主要原因是假体的对线不良以及假体和聚乙烯衬垫不匹配造成的边缘应力增加。Hintermann 等[96]利用影像学评估对假体移位进行了分类（图 26.17）：α 角代表正位片胫骨轴线与假体胫骨部分的夹角。β 角代表侧位片胫骨轴线与假体胫骨部分的夹角。γ 角代表侧位片假体距骨部分和距骨形成的角。

Hintermann 等[96]定义胫骨假体松动为 α、β 角变化大于 2°，或者透光线大于 2 mm，距骨松动是指 γ 角变化超过 5°，或者 c 或 d 的长度变化超过 5 mm（见图 26.17）。然而，X 线平片可能低估骨溶解的程度和范围，且标准的正侧位平片也难以在每次复查时获得，使用 Picture Archiving Communication 软件系统也不够精确。所以 Hintermann 的方法有一定局限性。Hanna 等[97]认为 CT 扫描可以早期观察到骨溶解，能够更为准确地测量其范围。

26.6.7   撞击和异位骨化

全踝关节置换术后出现撞击和异位骨化很常见，有的研究报道撞击的发生率大约是 63%[87, 98]。在截骨边缘暴露出的松质骨可能发生异位骨化（图 26.18）。为防止这一现象，可以将骨蜡涂于截骨边缘或者使用高压水冲洗局部。选择大小合适的假体以及切除骨赘可以减少术后撞击的发生。如果发现

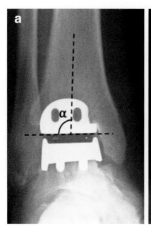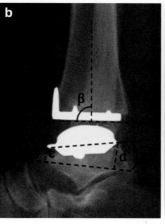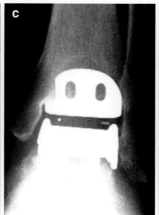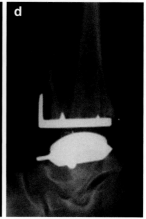

图 26.17 （a）（b）正、侧位片上的参考线。（c）（d）随访时正、侧位片显示胫骨和距骨假体周围出现骨溶解

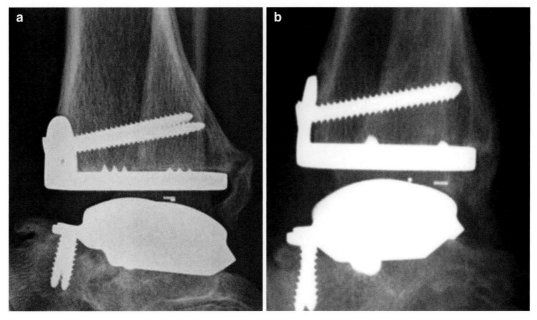

图 26.18 （a）（b）不同患者的术后侧位片，显示全踝置换术后的异位骨化

有撞击，推荐使用较小号的距骨假体。踝关节置换术后异位骨化的发生率为 7%～64%。Bai 等[99] 报道异位骨化可能导致疼痛和挛缩[93, 100]。

26.6.8　不稳定

踝关节置换术中保持韧带的平衡非常重要。内翻畸形患者进行关节置换时需根据不稳定的程度，进行三角韧带松解、改良 Bröstrom 加强、改良的 Evans 手术，移植自体或异体肌腱（腓骨短肌或腘绳肌腱）重建韧带。外翻畸形的患者可能需要重建三角韧带。但是手术技术复杂，疗效尚不确定。

26.6.9　邻近关节的骨关节炎

全踝关节置换后可能出现邻近关节疼痛。如果疼痛来源于后足，应做 CT 检查或局麻药注射，应考虑同时或分期行距下关节融合术。虽然踝关节置换术后出现后足关节炎的概率较融合术低一些，但却不能完全避免。对 Agility 假体踝关节置换术后 9 年的随访研究显示，距舟关节炎发生率为 15%，距下关节炎发生率为 19%[101]。

（Jin Woo Lee，Kwang Hwan Park 著　武　勇 译）

参考文献

扫描书末二维码获取

第四篇

肌腱损伤

第 **27** 章 生物疗法在足踝运动损伤中的应用

27.1 流行病学

肌腱损伤在运动中很常见，且治疗难度较大。在美国，每年肌腱损伤所需的治疗费用就占到了肌肉骨骼系统损伤总支出（约 300 亿美元）的 30%[1, 2]。Raikin、Garras 和 Krapchev 通过对美国大学生体育协会中共 37 种运动的一级运动员进行观察研究，发现足踝部的损伤占到了所有肌肉骨骼系统损伤的 27%[3]。其中篮球运动中肌腱损伤的发生率远高于其他运动[4]。Lievers 等调查了美国大学橄榄球运动中的足踝损伤发生率，每赛季约为 15/10 000[5]。在肌腱愈合过程中，Ⅰ期愈合时间较长，且损伤复发率高达 30%[6-8]。考虑到治疗足踝损伤的巨额支出，我们有必要了解目前治疗肌腱损伤的主要挑战，并确定最有效的治疗方法，从而帮助运动员有效康复。

27.2 肌腱生物学

肌腱是连结肌肉和骨骼的结缔组织，通过将肌肉的收缩力量传递给骨骼结构完成运动功能[9]。肌腱借由 4 种力学强度依次增加的移行组织止于骨骼，分别是肌腱、非钙化纤维软骨、钙化纤维软骨和骨[2]。肌腱是具有高度组织性的层次结构，由三螺旋胶原蛋白组成的原纤维是最小单位[10]。原纤维束形成纤维，与腱细胞一起组成纤维束[2]。纤维束排列在一起形成肌腱，其间有腱内膜，外面包绕着腱鞘[11]。腱内膜和腱鞘都是疏松结缔组织，腱内膜有成纤维细胞，主要产生Ⅰ型胶原，并参与到肌腱愈合的过程中[2]。腱鞘的外面是腱周组织，与腱鞘一起形成

了腱围，是肌腱的最外层[2, 10]。肌腱的胶原成分高达 90%，其中主要是Ⅰ型胶原（图 27.1 和图 27.2）[10]。

27.3 肌腱愈合

肌腱愈合的过程主要分为三个阶段：①炎症期；②增生期；③重塑期[9]。这三个阶段相互独立，但在时间上会有不同程度的重叠[9]。在炎症期的初始阶段，肌腱损伤部位释放细胞因子，吸引内在免疫系统细胞（如中性粒细胞、单核细胞和巨噬细胞）[6]。这些免疫细胞到达损伤部位，通过吞噬细胞碎片来清除受损细胞[6]。同时，成纤维细胞也被募集到损伤区域，开始合成Ⅲ型胶原和细胞外基质（ECM）的其他成分[9]。成纤维细胞的募集以及产生Ⅲ型胶原和 ECM 是肌腱愈合过程中的关键步骤[6, 11]。

接着，增生期开始并持续数周[12]。这一期的主要特点是，由成纤维细胞合成的Ⅲ型胶原不断沉积，与 ECM 的其他成分共同组成腱鞘的多细胞层，取代了损伤或撕裂的肌腱组织[10]。成纤维细胞同时也能合成分泌一些生长因子，如 TGF-β、BFGF、IGF-1 以及 VEGF 等，刺激修复部位的血管新生[10]。这些成纤维细胞的谱系以及与之相关的各种生长因子是理解肌腱修复的关键研究领域[6]。

第三个阶段是重塑期，大约在伤后 6~8 周开始[12]。在这一阶段，Ⅲ型胶原逐渐被Ⅰ型胶原取代，同时细胞数目和基质合成量开始减少[13]。目前普遍认为有外源性愈合和内源性愈合两种机制共同促进细胞增生和 ECM 的合成[9]。外源性愈合是指来自外周组织的成纤维细胞和炎症细胞浸润到损伤部位，刺激肌腱修复和重塑，而内源性愈合是指动员来自腱内

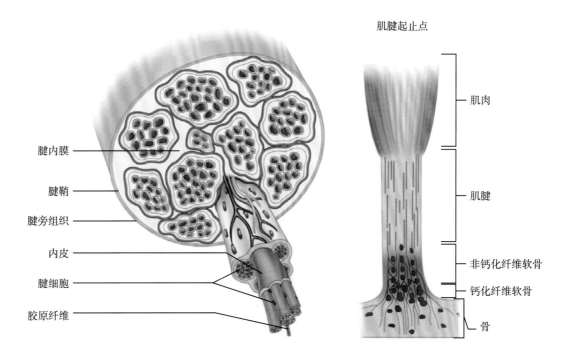

图 27.1 肌腱止点：肌腱借由 4 种力学强度依次增加的移行组织止于骨骼：肌腱、非钙化纤维软骨、钙化纤维软骨和骨 [2]

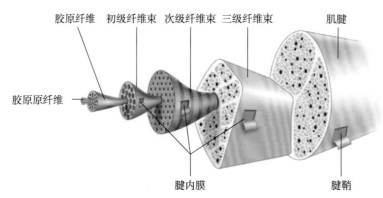

图 27.2 肌腱组织结构：腱鞘外面的腱周组织与腱鞘一起形成了腱围，这是肌腱的最外层 [2, 10]

膜和腱鞘的细胞 [13, 14]。随后胶原纤维开始沿着肌腱长轴排列，逐渐恢复肌腱的刚度和抗张强度 [9, 14]。大约 10 周以后进入成熟阶段，胶原纤维的交联开始增加，形成更加成熟的肌腱组织 [9]。

目前的研究主要集中于肌腱愈合的不同阶段及其机制，从而确定肌腱再生的最佳方式，提高肌腱损伤后的生物力学性能。在本综述中主要讨论生长因子、干细胞以及含有前两者的富血小板血浆，同时也会讨论递送技术、支架和多种生物因素构成的组织工程技术。

27.4 富血小板血浆

富血小板血浆（platelet-rich plasma, PRP）是一种被批准用于骨、软骨、韧带和肌腱组织再生的生物制剂 [9]。PRP 注射能够为肌腱损伤部位提供浓缩的活化血小板，并释放生长因子 [7]。PRP 曾在 2018 年 7 月登上体育新闻的头条，是因为洛杉矶湖人队的首轮比赛朗佐·鲍尔在左膝受伤后接受了 PRP 治疗，并且这让他缺席了 2017—2018 赛季的 8 场比赛[15]。然而，很多关于 PRP 治疗肌腱损伤疗效的研究得到了不同的结果[7, 16]。活化的 PRP 在注射到肌腱局部后会立即释放生长因子，其半衰期仅有几小时甚至几分钟，因此注射的时机是非常关键的[7]。研究发现，在肌腱愈合的过程中过早地使用 PRP 会打破内在的生物因子平衡，产生不利影响[7]。相比术中添加 PRP，术后第 7 天向动物模型中加入血小板来源的生长因子能够更好地改善细胞成熟度和抗张强度（图 27.3）[17]。

关于 PRP 的实验和临床研究的 meta 分析发现，PRP 能够有效提高愈合率，但并不能改善最终的预后[8, 18]。Seijas 等研究发现，相比对照组，PRP 能够加速约 48% 前交叉韧带修复中肌腱移植物的重塑过程，然而并没有改善术后 1 年的最终结果[18]。另一

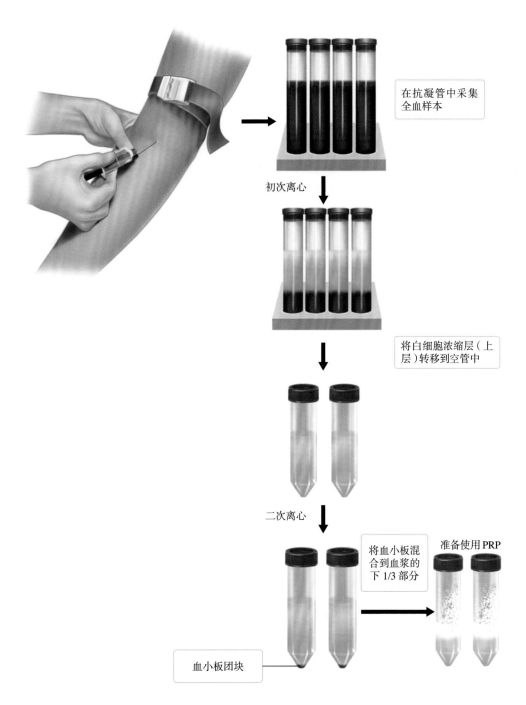

在抗凝管中采集全血样本

初次离心

将白细胞浓缩层（上层）转移到空管中

二次离心

将血小板混合到血浆的下 1/3 部分

准备使用 PRP

血小板团块

图 27.3　富血小板血浆的制备：PRP 注射可以提供一定浓度的激活血小板，这些血小板能释放生长因子到受损的肌腱部位。这一研究首先由 Dhurat 和 Sukesh 发表[4]，由 Springer 出版社再次发表[5]

项前瞻性的对照研究发现，使用 PRP 基质将生长因子缓慢释放到后上部肩袖撕裂处，能在术后 13 个月时使再次撕裂的风险从对照组的 50% 降低到 14%，但肩袖的长期功能未见改善[19]。

27.5　生长因子

生长因子是一类小分子肽，它调控着炎症细胞和干细胞的募集、细胞增殖和分化以及 ECM 合成等肌腱修复的多个过程[20]。生长因子与细胞表面受体结合，启动细胞内反应，导致 DNA 的转录或调控[12]。肌腱损伤会刺激很多生长因子的合成，包括 bFGF、BMPs、CTGF、IGF-1、PDGF、TGFβ1-β2-β3 以及 VEGF[9]。生长因子在肌腱损伤后上调，并在肌腱愈合过程中的多个阶段保持活跃[20]。生长因子对于肌腱愈合的作用已经得到了广泛研究，包括体外培养的肌腱细胞和干细胞研究，以及肌腱损伤动物模型的体内研究。尽管研究结果令人振奋，但是目前还没有关于生长因子对于肌腱愈合的人体临床研究[9]。我们需要更深入地了解生长因子之间以及与其他分子之间的协同和拮抗作用，也要从药物的空间分布和时间分布方面改进生长因子治疗的递送技术，从而推动生长因子的临床应用[20]。

27.5.1　PDGF

血小板源性生长因子（platelet-derived growth factor, PDGF）能在肌腱损伤后即刻促进愈合，主要通过刺激 IGF-1、TGF-β 等其他生长因子的合成，促进组织中的血管生成、趋化以及有丝分裂活性。PDGF 在损伤部位持续聚集超过 6 个月，在重塑期发挥重要的作用，能够促进蛋白聚糖、胶原蛋白、非胶原蛋白以及 DNA 的合成[21, 22]。重组人 PDGF 能够在动物模型中促进肌腱的修复[2]。Hildebrand 等将 PDGF-BB（最高亲和力受体）注射到兔子内侧副韧带损伤的部位，通过力学测试发现其能够显著提高愈合质量[23]。Tokunaga 等研究发现，在大鼠肩袖损伤模型中使用 PDGF-BB 水凝胶，与对照组相比能够改善 12 周时的胶原纤维排列、最终载荷、刚度以及应力[24]。关于 PDGF 疗效的临床试验已经开始，结果显示其能够改善牙周骨缺损术后的愈合[25]。

27.5.2　TGF-β

转化生长因子（transforming growth factor beta, TGF-β1, β2, β3）在肌腱愈合的几乎所有阶段都保持活跃[20]。TGF 超家族的其他成员由于在肌腱愈合中的作用也得到了广泛研究，包括骨形态发生蛋白（bone morphogenetic proteins, BMPs）和生长分化因子（growth differentiation factors, GDFs）[6, 9]。TGF-β1 是参与肌腱发育的主要生长因子，在腱细胞等间充质来源的细胞系中负责谱系特异性分化[6, 12]。TGF-β1 在愈合和瘢痕形成的过程中含量丰富，在动物模型中被证实能改善肌腱愈合[26]。尽管 TGF-β1 的正向作用是剂量依赖性的，但是超生理水平的 TGF-β1 与肌腱粘连、纤维性和软骨样组织沉积相关[6, 20]。

因此，在肌腱愈合的动物模型中，抗体或寡核苷酸导致的 TGF-β1 信号降低能够减少瘢痕和粘连的形成[27-29]。这一结论在胎儿肌腱组织愈合的相关研究中也得到了证实[6]。在牛的无瘢痕愈合肌腱模型中发现，成年肌腱愈合过程中 TGF-β1 的表达和炎症细胞浸润显著高于胎儿肌腱，而胎儿肌腱中的异构体（TGF-β2 和 TGF-β3）有助于再生愈合时不形成瘢痕组织[6]。通过抑制 TGF-β1 的表达和外源性补充 TGF-β2、TGF-β3 来平衡不同 TGF-β 异构体之间的表达，或许会成为一种促进肌腱再生愈合、减少瘢痕形成的治疗方法[6, 12, 20]。

27.5.3　IGF-1

胰岛素样生长因子（insulin-like growth factor-1, IGF-1）在肌腱愈合的早期作用突出[9]。IGF-1 对于肌腱愈合的作用主要为促进有丝分裂发生，炎症期刺激成纤维细胞和腱细胞增殖，以及重塑期促进胶原和 ECM 的生成[20]。在兔的屈肌腱中，IGF-1 能够刺激腱细胞的增殖并增加胶原和蛋白聚糖的合成[6]。在马的趾浅屈肌腱炎模型中，相比对照组，局部注射 IGF-1 促进了细胞增殖和胶原合成，减小了病变区域并提高了肌腱的机械强度[30]。目前还没有 IGF-1 应用于人体屈肌腱的报道，但是重组 IGF-1 用于赛马的屈肌腱断裂能够提高恢复运动的概率[12]。作为炎症级联反应的主要成分之一，高浓度的 IGF-1 可能会通过负反馈途径关闭炎症相关基因的早期表达[20]。

27.5.4　bFGF

碱性成纤维细胞生长因子（basic fibroblast growth factor, bFGF）是参与肌腱发育的主要生长因子之一，在肌腱愈合的早期，成熟腱细胞、成纤维细胞和炎症细胞中的 bFGF 表达会有所上调[9]。Fukui 等利用纤维蛋白凝胶携带不同浓度重组 bFGF 治疗兔的内侧副韧带损伤，发现相比于对照组，实验组修复组织的形成更早[52]。Kobayashi 等在研究 bFGF 促进犬的前交叉韧带损伤修复时也发现了相似的结果[31]。在愈合潜能相对较低的前内侧束造成缺损，然后利用浸渍了 bFGF 的颗粒治疗缺损区域。与对照组相比，bFGF 对于肌腱的早期愈合有正向作用，改善了肌腱组织的新生血管、组织学以及胶原纤维的排列[31]。总之，关于 bFGF 在调节肌腱愈合中的治疗价值需要更多的研究来证实[6]。

27.5.5　VEGF

血管内皮生长因子（vascular endothelial growth factor, VEGF）能够促进血管生成，在肌腱愈合的所有阶段都保持活跃[9]。VEGF 在肌腱的成纤维细胞中表达，其 mRNA 在术后 10 天达到顶峰[6,9]。Zhang 等在小鼠的跟腱病模型中注射 VEGF，发现愈合肌腱的抗张强度比对照组显著提高[32]。在大鼠的髌腱局部注射 VEGF 能够提高髌腱的断裂载荷[9]。VEGF 能够促进 TGF-β1 的表达，但目前仍不清楚这一作用是直接来自 VEGF 本身还是来自次级信号通路[6,9]。

生长因子在肌腱愈合中的协同作用引起了大家对于联合治疗的兴趣。然而，涉及多种生长因子的实验所得出的结果并不一致[9,20]。这更加强调了对于表达模式、浓度和生长因子最佳治疗所需的动力学进行更多研究的必要性[33]。由于生长因子在体内的半衰期较短，直接局部递送的效果非常有限，我们需要研究出更先进的可持续、安全、可重复递送的方法[2]。关于智能支架、微球、涂层缝线、有孔缝线、纤维蛋白 - 肝素转运系统等的发展已经做了大量研究，这些有可能实现在一定的时间内可控地释放适当剂量的细胞因子[2,9]。利用生长因子转导的干细胞和通过基因治疗实现直接调节是其他一些正在探索的技术[2,6]。虽然关于生长因子体内治疗的最佳方法仍未达成共识，但进一步的研究会阐明控制生长因子在一定的时间和空间内释放的方法，改善生长因子的长期稳定性和表达模式，最终提高肌腱损伤的愈合效果[34]。

27.6　递送支架

支架能够严格地控制细胞因子的递送速度，同时为修复肌腱提供机械强度和结构支撑[35]。支架作为新组织生长的填充物，可以在其中植入干细胞或外源性生长因子[33]。由失活组织制成的支架保留了大量内源性的生物因子，已在市场中销售多年[33,35]。脱细胞骨基质（demineralized bone matrixes, DBM）最早出现于 50 年前，是支架技术的一个早期实例[33]。

支架可以是天然的、合成的或是混合的，每种都有相应的优缺点[34]。在肌腱自然愈合的过程中，组织重塑通常不会广泛发生，但是能够改善预后[36]。天然支架是指含有肌腱固有 ECM 的脱细胞肌腱支架（decellularized tendon scaffolds, DTS）[36]。这些含有生物性 ECM 的支架能够改善肌腱的修复，使得其愈合在胶原排列、生长因子、生物相容性和生物力学特性等方面与正常腱细胞非常相似[36]。DTS 的一个优点是体内生物可降解性，配合宿主细胞产生新的 ECM，可以帮助受损的肌腱组织完成重塑和修复[36]。

合成支架相比生物支架能够提供更好的力学特性和更可控的生长因子递送方式[34]。Wang 等发现植入带生长因子的自体或异体成纤维细胞的合成支架能够提高兔跟腱的整体强度、承重能力以及杨氏模量[37]。在术后第 7 个月和第 13 个月时的机械力学分析发现，自体植入的支架能够提供最接近正常跟腱的力学性能，优于无细胞支架或异体植入的支架[37]。细胞植入的支架能够引导新生细胞沿着纤维的方向排列，从而促进 ECM 的合成[34]。

一些更先进的技术，如智能人工支架或组织工程学，能够根据周围的组织环境动态调节递送细胞因子或干细胞的速率[33,34]。植入干细胞的支架能够以最适宜的方式递送细胞因子，刺激细胞分化和成熟[35,38]。间充质干细胞（mesenchymal stem cells, MSCs）尤其是骨髓来源的间充质干细胞（bone marrow derived mesenchymal stem cell, BMSC）与支架联合应用已经得到了广泛研究，可能会潜在改善肌腱损伤后的生物力学[35]。组织工程学试图利用自体细胞制造组织替代物，从而避免排斥反应[39]。组织工程提供了一种令人振奋的递送方式，然而研究人员目前还不能明确哪种生物制剂，以何种剂量，在愈合过程中的哪一个时间点治疗可以获得最佳的效果[33]。

27.7　间充质干细胞

间充质干细胞（mesenchymal stem cells, MSCs）是一种多能干细胞，具有分化为成纤维细胞、腱细胞、软骨细胞、成骨细胞、肌细胞和脂肪细胞的潜能，也能产生多种生长因子[35]。MSCs 还具有旁分泌功能，能够促进血管生成和组织愈合[40, 41]。早期的研究认为 MSCs 的作用来自于其多分化潜能；然而最近发现刺激和支持愈合组织的再生才是 MSCs 对于肌腱愈合最突出的作用[40]。研究表明，MSCs 的愈合潜能是剂量依赖性的[40]。Chamberlain 等在大鼠的内侧副韧带模型中分别使用低剂量（1×10^6）和高剂量（4×10^6）MSCs，发现低剂量的 MSCs 在 M1 巨噬细胞及其炎性诱导细胞因子的驱动下表现出更轻微的炎症反应[40]。其他的研究则表明愈合效果取决于治疗的时机和持续的时间[42]。Kraus 等在大鼠组织模型中发现，相比愈合晚期的第 14～28 天，在愈合早期的前 14 天使用 MSCs 能够改善修复肌腱的负载能力和刚度。与对照组相比，愈合晚期使用 MSC 治疗可能会产生一些有害影响（图 27.4）[42]。

多能干细胞能够通过化学或物理方法定向选择性地分化为腱细胞[43, 44]。Hoffman 等发现，通过转染 BMP 的信号介导分子 Smad8 能够使 MSCs 向腱细胞分化，并抑制其成骨途径[44]。Scx（Scleraxis）是碱性螺旋 - 环 - 螺旋家族（basic helix-loop-helix family, bHLH）的一个转录因子，能够控制胚胎中肌腱的形成[43, 45]。研究表明，表达 Scx 的 MSCs 更优先分化为腱细胞[43, 45]。向 MSCs 中加入 Scx，能够在转录过程中与特定的启动子结合，增加靶基因的表达，从而引导 MSCs 向腱细胞分化。与单独使用 MSCs 相比，这种诱导性的腱细胞分化能够改善损伤肌腱的组织结构和成熟度[43, 45]。

利用病毒载体将工程生长因子导入干细胞也取得了一系列成果。使用腺病毒或腺病毒相关病毒（adeno-associated virus, AAV）等载体将生长因子转染到干细胞中，与天然干细胞相比，能获得更好的肌腱修复效果[12]。利用 AAV 将 VEGF 转染到 MSCs，其合成代谢性生长因子 TGF-β 的表达增加[12]。另一项以马的肌腱炎为模型的研究显示，相比于天然 MSCs，利用腺病毒转染了 IGF-1 的 MSCs 能够改善腱细胞的形态和生物力学[12]。这些带有转染生长因

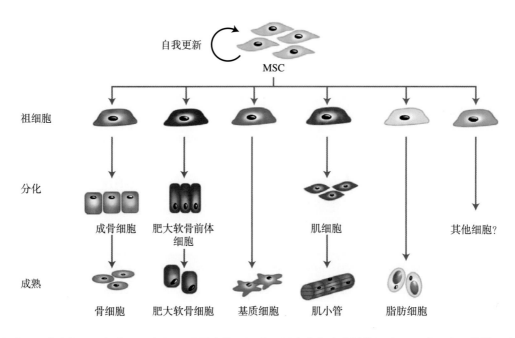

图 27.4 间充质干细胞分化：间充质干细胞（MSC）是多能干细胞，具有分化为成纤维细胞、肌腱细胞、软骨细胞、成骨细胞、肌细胞和脂肪细胞的潜能，同时能产生多种生长因子

子的基因表达增强的干细胞可以直接注射到肌腱修复部位或植入到支架中发挥作用[12]。在大鼠的肩袖模型中，转染了 PDGF-β 和 IGF-1 并植入合成支架的成纤维细胞能够促进腱细胞增殖、细胞修复以及胶原合成[12, 46]。这些通过基因修饰使 MSCs 选择性分化为腱细胞的方法为将来研究肌腱修复的最佳方法提供了一个有前景的方向[44, 47]。

27.8　脂肪源性干细胞

虽然 MSCs 尤其是 BMSCs 最早用于干细胞治疗肌腱的研究，但近年来的研究发现脂肪源性干细胞（adipose-derived stem cells, ASCs）同样有效，且比 MSCs 具有更快的增殖速度和更强的分化能力[39, 48]。植入前在体外培养 MSCs 费时费力，而 ASCs 在体外就具有肌腱再生的潜能，且对供体损伤较小[39, 48]。使用 ASCs 进行细胞治疗有希望实现一步化治疗，在一台手术中即可采集干细胞并将其递送到肌腱修复的部位[48]。如果 ASCs 修复肌腱的效果不劣于 MSCs，就能提供一种成本更低、耗时更少的治疗方法[48]。

已经有研究将 ASCs 分为具有不同分化潜能的亚群，其中一些亚群具有腱细胞分化潜能[49]。Goncalves 等的研究显示，相比一般未分类的 ASCs，通过鉴定和单独使用表达肌腱韧带标志物 tenomodulin（TNMD）的 ASC 亚群，能够上调腱细胞的生成以及 I 型和 III 型胶原的表达[49]。研究人员向 TNMD$^+$ 的 ACSs 中补充生长因子，能够促进腱细胞的生成。即使不添加生长因子，TNMD$^+$ 的 ACSs 仍然能够高剂量地表达腱性标志物[49]。这一项研究发现并使用了由腱细胞驱动的 ASCs 亚群，开辟了肌腱组织工程研究的新领域[49]。

27.9　腱细胞定向分化

促使其他干细胞定向分化为腱细胞的研究仍

在进行中，最近的一项研究成功地将人胚胎干细胞（human embryonic stem cells, hESC）诱导为腱细胞[50]。研究人员使用 BMP12、BMP13 和抗坏血酸培养 hESCs 40 天，获得了形态上与天然腱细胞相似的新生腱细胞[50]。

神经嵴干细胞（neural crest stem cells, NCSCs）来源于诱导多能干细胞（induced pluripotent stem cells, iPSCs），具有多种分化潜能，也能够分化为腱细胞[51]。一项研究发现 iPSCs 来源的 NCSCs 在 4 周时改善了肌腱修复，生成了胎儿肌腱相关基质蛋白、腱分化因子，提高了内源性修复率[51]。这些使干细胞选择性分化的方法为组织工程学的进步奠定了基础[50]。

27.10　总结

当谈到肌腱愈合时，内部的平衡状态和愈合时机是最关键的因素。如今，许多研究和肌腱治疗方案都将上文提到的一些创新方法结合起来。人工设计的生长因子、干细胞、各种递送支架和病毒载体为我们提供了多种选择，并展示了令人鼓舞的结果。除了这些新技术，还有很多正在进行的研究尝试将 NCSCs 和 hESCs 等多能干细胞定向选择性分化为腱细胞，从而生成改良的再生肌腱组织[50, 51]。在目前的临床研究中，损伤后再生的肌腱组织仍难以媲美天然肌腱。不过，组织工程学方面的进步仍然显示了令人鼓舞的进展，为未来肌腱修复最佳方法的突破奠定了基础。

（Kimberly Allen, Enrique Feria-Arias, Christopher Kreulen, Eric Giza 著　史尉利　郭秦炜 译）

参考文献

扫描书末二维码获取

第28章 腓骨肌腱损伤

28.1 引言

近期文献表明，腓骨肌腱损伤是急性或慢性踝关节扭伤后踝关节后外侧疼痛的一个重要原因[1, 2]。然而，这些损伤常被误诊为踝关节外侧韧带损伤，因而导致治疗效果欠佳，可能出现长期后遗症和需要手术治疗的慢性病变。因此，早期准确诊断和及时治疗是非常重要的[2, 3]。充分了解腓骨肌腱的解剖结构和相关病理的临床表现，是优化腓骨肌腱损伤治疗的关键。本章将概述腓骨肌腱的解剖学和相关损伤的临床表现、诊断及治疗。此外，还将对腓骨肌腱镜检查过程进行逐步讲解。

28.2 腓骨肌腱的解剖学和功能

腓骨肌有 2 块：腓骨短肌（peroneus brevis, PB）和腓骨长肌（peroneus longus, PL）。它们共同构成小腿的外侧间室，或"腓骨肌间室"。腓骨肌腱主要作用是使足部外翻和外展。通过这种方式，它们在提供主动的外侧踝关节稳定性、足部外翻力量以及站立时稳定足部外侧柱方面起着重要作用。目前尚不清楚其中一条肌腱的收缩力是否比另一条肌腱强。虽然早期的研究发现，腓骨长肌产生的力量是腓骨短肌的 2 倍，但最近的一项研究表明，腓骨短肌是更有效的足部外翻肌[4]。

腓骨长肌起源于胫骨外髁、腓骨头近端外侧面、肌间隔和邻近筋膜。腓骨短肌起源于远端腓骨干和骨间膜。在腓骨尖近端 3~4 cm 处，腓骨长肌变为

腱性，而腓骨短肌通常再向远端延伸 2 cm[5]。在某些情况下，腓骨短肌腱腹交界处在腓骨尖以远，通常称为低位肌腹[6, 7]。这种变异是否容易导致肌腱发生病变，文献尚无共识[7]。

在腓骨尖水平，两根肌腱共有一个骨纤维管道。在该管道中，腓骨短肌位于腓骨长肌前内侧，并与腓骨平齐。这个管道是由腓骨肌上支持带（SPR）、后深间隔筋膜和腓骨后肌沟（边缘有纤维软骨嵴[8]）构成的。SPR 为沟槽内的肌腱提供了稳定性，因此在防止肌腱脱位方面具有至关重要的作用。

在腓骨尖端远端，两条肌腱被腓骨肌结节分隔开。在这里，每条肌腱进入一个单独的纤维管道，由腓骨肌下支持带固定。尸体研究发现，29% 的标本中腓骨肌结节过度突起，这可能会导致疼痛和肌腱损伤[7]。

肌腱绕过腓骨尖后向后下外侧走行；腓骨短肌止于第五跖骨基底部，腓骨长肌肌腱向远端延伸，在骰骨沟处转向足底，止于内侧楔骨跖侧和第一跖骨基底（图 28.1）。在腓骨长肌绕过骰骨的水平上，高达 4%~30% 的骨骼标本可见腓骨肌籽骨（os perineum, OP）[9, 10]。腓骨肌籽骨在从足部外侧转向内侧的位置时保护腓骨长肌肌腱免受损伤，但也与腓骨肌腱病变有关[9, 10]。

两条肌腱由腓浅神经支配，血供由腓动脉和胫前动脉分支提供。分支穿过由腓骨短肌肌腹远端纤维形成的腱纽，贯穿于肌腱全长[11, 12]（图 28.2）。过去人们认为腓骨远端和骰骨周围的腓骨肌腱有重要的无血管区，在病变的产生中起重要作用[13]。然而，最近的研究发现，没有证据支持无血管区的存在[12]。

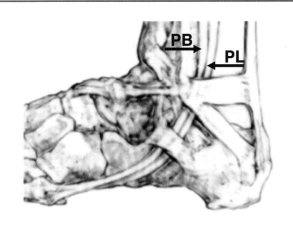

图 28.1　肌腱绕过腓骨尖后，向后下外侧走行。腓骨短肌（PB）腱止于第五跖骨基部，腓骨长肌（PL）腱向远端延伸，在骰骨沟处转向足底后止于内侧楔骨跖侧和第一跖骨基底部

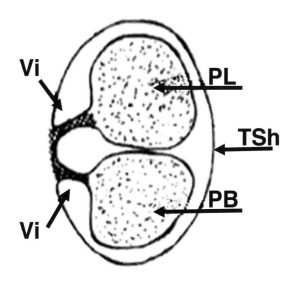

图 28.2　总腱纽（Vi）轴位图。血管分支穿过由腓骨短肌腹远端纤维形成的腱纽，并贯穿肌腱整个长度。TSh 腱鞘，PL 腓骨长肌腱，PB 腓骨短肌腱

28.3　腓骨肌腱损伤

在踝关节内翻的过程中，腓骨肌腱承受较高的机械负荷，并且踝后肌沟内的压力也显著增高[1, 14, 15]。反复的踝关节扭伤增加了这些负荷，腓骨短肌在腓骨长肌和肌沟之间受到慢性的挤压[15]。这种情况下，腓骨短肌易发生肥厚性肌腱病变、复发性狭窄、撕裂或肌腱断裂[1]。正如在 28.2 一节中讨论的那样，一些解剖上的变异可能使肌腱易于发生病理变化。其他易感因素包括类风湿关节炎、银屑病性关节炎、糖尿病性神经病变、跟骨骨折、氟喹诺酮的使用和

局部注射类固醇[16-22]。

腓骨肌腱的病变可发生在肌腱走行的任何地方，但最常发生在肌腱承受最大应力的区域：外踝周围（PB）、腓骨肌结节（PB 和 PL）或骰骨沟内（PL）。一般说来，与腓骨肌腱有关的病变可分为三种类型：①肌腱病（肌腱炎、腱鞘炎、肌腱病和狭窄）；②部分或完全（"断裂"）性腓骨肌腱撕裂；③半脱位或脱位[23]。其他导致踝关节后外侧疼痛的病变包括慢性踝关节外侧不稳、后踝撞击、距腓后韧带（PTFL）撕脱或钙化、骨刺、类风湿关节炎和距下关节后间隙病变[24]。

28.3.1　肌腱病变：肌腱炎、腱鞘炎、肌腱病和狭窄症

慢性腓骨肌腱炎和腱鞘炎可能导致肌腱的每根胶原纤维退化，也称为肌腱炎。然而，在最近的文献中，人们更倾向于只使用"肌腱病"这个术语。显微镜下，肌腱炎的特征是黏液基质增多、胶原连续性丧失、腱细胞或成纤维细胞增生、血管增生和坏死[15, 25]。宏观上，肌腱表面变暗，主要为棕色和（或）灰色），伴不规则增厚。如果不加以治疗，慢性肌腱病最终会导致腱鞘内的肌腱纤维化、滑膜增生、肥大和狭窄[26]。

28.3.2　撕裂和断裂

最近 ESSKA-AFAS 关于腓骨肌腱的共识将撕裂定义为部分（简单或复杂）肌腱纵向撕裂，而不导致肌腱单元完全中断。断裂则被定义为横向不连续，即导致该水平处的肌肉和肌腱完全断离[23]。

腓骨肌腱撕裂在普通人群中的患病率尚不清楚，但尸体研究发现 11%～38% 的标本有撕裂[27, 28]。由于腓骨短肌肌腱被挤压在腓骨长肌肌腱和腓骨肌沟之间，故在该水平最容易撕裂[29, 30]。一项尸体研究发现，87.5% 的标本中有腓骨短肌肌腱撕裂，而只有12.5% 的标本中发现腓骨长肌肌腱撕裂[31]。另一项研究发现，因腓骨肌腱撕裂而接受手术治疗的患者中 38% 两条肌腱都有撕裂[3]。

28.3.3　腓骨肌腱半脱位、脱位

据报道，在所有创伤性踝关节损伤中，腓骨肌

腱脱位的发生率为 0.3% ~ 0.5%，最常见于需要做短切动作的运动员，如足球、体操和滑雪运动[32]。

脱位时一条或两条肌腱从踝后肌沟中脱出，通常由于腓骨肌突然离心收缩以对抗急性内翻跖屈或外翻时的强迫背伸而诱发。腓骨长肌肌腱比腓骨短肌肌腱更容易脱位，因为其解剖位置位于腓骨短肌肌腱和 SPR 之间。

腓骨肌腱脱位一般分为 4 型[23, 33, 34]。Ⅰ型，超过 50%，SPR 从腓骨骨膜下撕脱；Ⅱ型，约占 33%，SPR 和纤维软骨嵴一起撕脱；Ⅲ型，约占 13%，SPR 与皮质骨片一起从腓骨完全撕脱[33]；Ⅳ型，很少被诊断，SPR 后部断裂[34]。最近，Raikin 增加了一个鞘内半脱位分类，SPR 保持完整但腓骨肌腱在腓骨肌沟内的自然位置发生变化[35]。A 类，腓骨长肌移位于腓骨短肌深面；B 类，腓骨长肌通过腓骨短肌内的纵向撕裂而半脱位[35]。

28.3.4 *疼痛性腓骨籽骨综合征*

疼痛性腓骨籽骨综合征（painful os peroneus syndrome, POPS）是一种相对少见的疾病，是与腓骨籽骨相关的不同类型病变的总称[9]：①腓骨肌结节肥大导致腓骨籽骨和腓骨长肌肌腱卡压；②（部分）腓骨长肌撕裂；③腓骨长肌断裂；④腓骨籽骨急性骨折或多分腓骨籽骨碎裂；⑤腓骨籽骨的慢性骨折伴腓骨长肌狭窄性腱鞘炎。

28.4　病史和临床检查

作者认为，仔细的病史采集和临床检查是正确诊断腓骨肌腱损伤的关键。急性损伤常被报道为"无法痊愈的踝关节扭伤"，而慢性损伤发生在有严重踝关节内翻伤或慢性踝关节外侧韧带不稳定病史的患者。患者通常表现为踝关节外侧疼痛或沿腓骨肌腱走行的疼痛，疼痛随活动而加重。其他症状包括肿胀、压痛、错动感和踝关节外侧不稳。在体格检查中很难区分腓骨肌腱病和肌腱撕裂；肌腱撕裂可能会表现为疼痛较轻，但力弱和肿胀明显。在脱位的情况下，患者可能主诉有弹响或跳动的感觉。

体格检查可发现腓骨肌腱处可辨别的压痛、摩擦感和肿胀。主动背伸和外翻往往加剧疼痛，肌肉力量比对侧更弱。在肌腱撕裂的患者中，诱发试验

时可能因突然放松抵抗而导致疼痛加剧[29, 36]。在体格检查中，主动背伸联合外翻可能诱发肌腱脱位[37]。

28.5　辅助检查 / 诊断

虽然详细的病史和体格检查是准确诊断的关键，但在大多数情况下，需要辅助检查来排除其他病变，并制订最佳的治疗方案。

为了排除急性和慢性骨性病变，例如骨折、骨刺或钙化，建议进行负重前后位和侧位 X 线检查。此外，Ⅲ型腓骨肌腱脱位时，在正位片可看到外踝小撕脱骨折或"斑点征"（图 28.3）[38]。

对于腓骨肌腱及其周围结构的评估，MRI 仍是标准诊断方法[29]，据报道其敏感度和特异度分别为 84% ~ 90% 和 72% ~ 75%[39, 40]。正常腓骨肌腱在 T1 和 T2 加权像上信号均匀。异常包括 C 形肌腱、裂隙、肌腱轮廓不规则、肌腱鞘内积液导致信号增高（图 28.4）[41, 42]。然而，在无症状患者中也可以看到信号的增高，这是由于所谓的魔角效应所致[26]。虽然这种效应只出现在 T1 加权像上，但在撕裂病例中，这些异常信号在 T1 和 T2 加权像上都可以发现。这就强调了在这两种加权像上评估肌腱的重要性。

超声（US）与 MRI 相比有几个优点：价格便宜，可在门诊使用，并具有动态评估肌腱的能力。最后一个特点使动态损伤的诊断变得更容易，例如 MRI 上是看不到的（偶发性）半脱位、脱位和撕裂。然而，必须考虑到，US 的质量与检查者的水平密切相关。超声上可见的异常包括肌腱增厚、腱鞘内的肌腱周

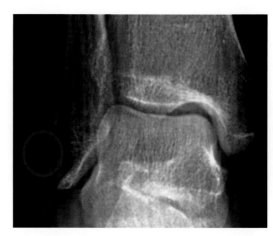

图 28.3　Ⅲ型腓骨肌腱脱位病例，在前后位可看到外踝小撕脱骨折或"斑点征"

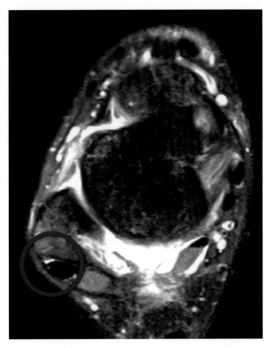

图 28.4　腓骨短肌腱呈 C 形不规则，肌腱鞘内积液信号增高，提示腓骨肌腱撕裂

围积液、断裂和腓骨尖处的肌腱脱位。

临床高度怀疑腓骨肌腱病变，但影像学上没有阳性发现或无明确异常的患者[40, 43]，可以进行腓骨肌腱镜检查。其对静态和动态损伤都具有很高的敏感度和特异度，并可方便地转换为微创治疗[40, 44]。

28.6　治疗

虽然证据有限，但保守治疗仍是治疗腓骨肌腱损伤的第一步。包括休息、制动以减轻症状或改变活动方式[23]。建议进行物理治疗，以加强腓骨肌和周围肌肉的力量。当症状持续超过 3 个月，越来越多的证据表明应该使用冲击波疗法[23]。

如果保守治疗无效，应考虑手术治疗。特别是撕裂和脱位的情况，因为这些病变很少自愈，大多数情况下都需要手术治疗[3, 31, 45]。根据 ESSKA-AFAS 最近的关于腓骨肌腱的共识，腓骨肌腱撕裂的手术治疗首选包括病灶清理，同时进行一条或两条肌腱的管状化手术。只有在修复不可行的情况下，才建议采用一期自体腘绳肌腱移植或侧 - 侧肌腱固定术。如果其中一条肌腱被认为是不可修复的，建议对可修复的肌腱进行清理和管状化，对不可修复的

肌腱进行自体肌腱移植或肌腱固定术。如果两条肌腱都不能修复，且近端肌肉组织是健康的，推荐一期行自体肌腱移植[2, 3, 23]。

在治疗脱位时，已经存在多种手术技术。所有这些技术的主要目的都是通过恢复腓骨后管道的解剖结构，将脱位的肌腱重新稳定地固定在腓骨肌沟内。根据不同的技术可将手术分为 4 类：①修复或重建 SPR；②加深腓骨肌沟；③骨块阻挡；④通过其他软组织结构再排列来增强 SPR。后两类手术相关的并发症发生率相对较高，因此在过去几年里，人们关注的是前两类手术。关于修复 SPR 的研究，无论是否伴有肌沟加深，都显示出效果良好、满意度高以及 83% ~ 100% 的重返运动率[35, 46]。有证据表明，与单纯 SPR 修复相比，SPR 修复与腓骨肌沟加深相结合具有更高的重返运动率（p=0.022）[47]，因此在运动员中推荐采用（内镜下）肌沟加深与支持带修复相结合的术式[23]。

在过去的 1 年里，腓骨肌腱镜检查作为一种治疗方式越来越受到重视[11, 43, 48, 49]。它不仅是如上一节所述的一种准确的诊断工具，还能够改善腓骨肌腱损伤患者的功能。腓骨肌腱镜检查的主要指征是腱鞘炎、半脱位或脱位、部分撕裂或术后粘连引起的后外侧疼痛[11]。最近的研究表明，与传统的切开手术相比，内镜手术并发症发生率相对较低，成本更低，恢复更快[40, 50-53]。

解剖异常的处理不当可能导致长期的持续性疼痛和功能障碍。因此，在腓骨肌腱损伤的手术治疗中，还应评估其他易感因素[54, 55]。在后足内翻的情况下，可能需要实施跟骨外移截骨术[14]。

28.7　腓骨肌腱镜检查：操作步骤

腓骨肌腱镜检查可在门诊进行，采用局部麻醉、阻滞麻醉、硬膜外麻醉或全身麻醉。最佳体位是在患侧足部在上的侧卧位，当需要进行切开手术时，可以同时处理踝关节的前侧和后侧。如果关节镜检查与肌腱镜检查相结合，最好将患者置于半侧位，以便于做踝关节的前方和外侧入路。

实施麻醉之前，让患者主动外翻足部，以便定位肌腱并在皮肤上画出它们的走行。此外，入路和腓浅神经走行也要标记。接下来，在大腿根部使用止血带以保证视野清晰，并在小腿下方放置一个支

撑物，以增加踝关节在手术过程中的活动范围。

在大多数情况下，使用两个入路就足够了。首先，远端入路位于外踝尖远端 2～3 cm 处（图 28.5）。切开皮肤，然后用蚁式钳穿透腱鞘。使用 2.7 mm 30° 关节镜，并用 50～70 mmHg 的低压低流量泵将腱鞘充满盐水。一些医生更喜欢 4 mm 的内窥镜，在较低的压力下可以产生更大的流量[44]。然而，将直径较大的内镜穿过支持带是一项挑战[48]。在内镜直视下，在外踝后缘近端 2～3 cm 处用腰穿针定位，做第二个入路（图 28.5）。

于外踝后缘近端 6 cm 处开始进行肌腱的探查。在这个水平，一层薄膜将腱鞘内空间分隔成两个独立的腔室。向远端走行时，肌腱共用一个腔室。在肌腱之间和腱鞘内旋转内镜，可以全程评估肌腱。在腱鞘炎严重的情况下，可以使用刨刀进行彻底的腱鞘切除术，以便更好地观察可能存在的病变，包括撕裂、破裂、脱位和狭窄[44]

对于肌腱半脱位或脱位的患者，可以使用肌腱镜技术来加深腓骨肌沟。然而，应该考虑到腓骨尖端周围有限的操作空间使得这个过程耗时且具有挑战性。因此，在进行肌腱镜加深腓骨肌沟的手术时，最好在后外侧入路近 4 cm 处增加一个入路[56]。为了将医源性肌腱损伤的风险降到最低，可使用 2 根克氏针使腓骨肌腱远离工作区域。可使用 3.5 mm 的磨钻在腓骨肌沟中制造凹槽。为了防止肌腱受到损伤，将凹槽的表面磨平并尽可能地将锐边打磨光滑。

操作完成后，测试肌沟内肌腱的稳定性。如肌沟加深后仍存在持续不稳定的情况，才使用带线锚钉缝合撕裂的 SPR[23]。作者倾向于采用后足双入路的内镜下肌沟加深技术，因为这样能够更好地观察肌腱和肌沟。此外，也能够更好地判断加深量的宽度和深度[56]。

当发现有肌腱撕裂时，应用小切口技术，彻底清理变性组织。根据清理的组织量，使用埋结、连续缝合技术将肌腱管状化（图 28.6）。

手术结束时，缝合入路以防止窦道形成。

28.8 康复

充分的康复治疗是优化腓骨肌腱损伤治疗的重要因素，对每位患者都应该做到个体化康复[57]。为达到最佳康复效果，术者必须区分是否修复了 SPR。

如果没有进行 SPR 修复，康复应以促进早期活动为目标，而不是基于时间。如果手术包括支持带的修复，术后前 2 周应该使用非负重小腿石膏固定，然后再进行 4 周的负重石膏或步行靴锻炼。术后 2 周，开始进行主动活动练习。重要的是，在 SPR 修复术 6 周后肌腱才能负担载荷[23]。

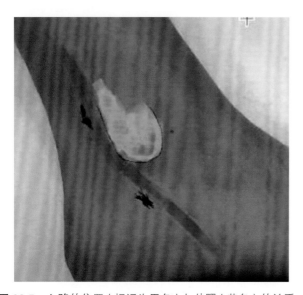

图 28.5 入路的位置（标记为黑色）与外踝（黄色）的关系：（a）远端入路在外踝尖后缘远端 2～3 cm 处。（b）近端入路位于外踝后缘的近端 2～3 cm

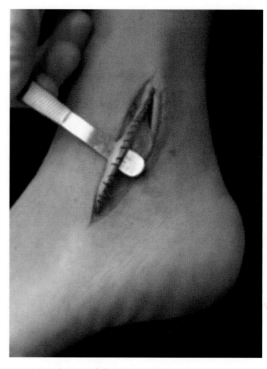

图 28.6 如果腓骨肌腱有撕裂，应做一个小切口，彻底清理变性组织，将剩余肌腱进行管状化缝合

28.9 总结

近期的文献证实，腓骨肌腱损伤是急性或慢性外踝扭伤后，外侧踝关节出现疼痛等症状的一个重要原因，可以严重影响关节功能。为了防止肌腱的慢性损伤和恶化，早期诊断和治疗很重要。准确的病史和临床检查是正确诊断和治疗的关键，MRI 和超声也是诊断腓骨肌腱损伤的有效方法。保守治疗仍然是首选的治疗方法，但大多数的腓骨肌腱撕裂、断裂和脱位需要手术干预。与切开手术相比，腓骨肌腱镜具有独特的优势，已经成为诊断和治疗腓骨肌腱损伤的重要工具。这不仅是一种具有低并发症风险的微创技术，而且获得了较高的患者满意度。

28.10 要点和误区

1. 虽然 MRI 和 US 可作为诊断腓骨肌腱损伤的有效方法，但准确的病史和临床检查是充分诊断和治疗的关键。
2. 对于临床高度怀疑腓骨肌腱病变但在影像学上没有阳性发现的患者，应保留腓骨肌腱镜检查。它对静态和动态损伤都具有高度敏感度和特异度，并且可以轻松地转换成（微创）治疗。
3. 在腓骨肌腱镜检查中，在开始手术前，要求患者主动外翻足部并在皮肤上画出肌腱的走行，以此来确定腓骨肌腱的位置。此外，定位最明显的疼痛点并在皮肤上进行标记。这样，就为手术入路和术中参考点建立了一个明确的标志点。
4. 在腓骨肌沟加深手术中，开始处理腓骨远端后表面之前，应确定距腓后韧带和跟腓韧带以避免医源性损伤。
5. 手术器械的操作必须平顺，无任何阻力，以防止医源性肌腱损伤。在肌腱镜检查过程中增加注水压力可以提供更多的工作空间，从而防止医源性损伤。
6. 在缝合入路时不要包括支持带组织，以防止粘连。

（P. A. D. van Dijk, G. M. M. J. Kerkhoffs, C. N. van Dijk 著

刘 波 译）

参考文献

扫描书末二维码获取

第29章　后足内镜技术

29.1　引言

后足疼痛经常在运动员和活动量较大的人群中出现。多种病变可能与踝关节后方疼痛和不适有关。关节内，位于踝关节后方或跟距后关节的骨软骨损伤，以及游离体、骨赘和滑膜炎，均可引起后足的疼痛。关节外病变包括姆长屈肌（FHL）腱鞘炎、距后三角骨引起的后撞击综合征、炎性组织、增生肥厚的后关节囊和踝间韧带。

由于解剖较复杂且位置较深，切开手术的视野有限，尽管采用较大的皮肤切口和广泛的软组织暴露，仍会遇到困难。切开手术术后疼痛明显，康复过程缓慢。

与切开手术相比，踝关节后方的内镜微创手术具有良好的视野和较小的损伤。在2000年，van Dijk等[1]首次介绍了双后入路后足内镜技术，因其操作简单、并发症发生率低而迅速得到普及[2-6]。

外侧后足内镜技术的概念包括后踝关节镜、距下关节镜和后足内镜技术（图29.1）。当关节镜被用在关节外时，"关节镜"就成了一个不恰当的名称，因此"内镜"更恰当。实际上，由于手术方法的相似性，区分这两个术语就显得不那么重要了。因此，当内镜被用于治疗踝关节后部的关节内和关节外病变时，"后足内镜"可以作为一个通用术语来使用。

29.2　手术技术

29.2.1　患者的体位和术前准备

患者俯卧于手术台上。在大腿根部使用充气止血带。在踝关节下放置一个小垫子（图29.2）。

位于关节外的病变进行内镜手术时不需要牵引关节。对于大部分位于距骨后部的病灶，背伸踝关节时通常可以显露出来。在这种情况下，通过稍微屈曲膝关节来放松腓肠肌有助于踝关节的背伸。

29.2.2　入路的建立和方法

标准的后足内镜[1]使用两个入路：后外侧和后内侧入路。入路位于外踝尖同一水平，距离跟腱的外侧和内侧边缘约5 mm（图29.3）。

由于关节镜检查器械对跟腱的损伤会导致局部的跟腱增粗和慢性疼痛，因此应注意入路不要太靠近跟腱。同时，建立后外侧入路时应避免损伤腓肠神经。

通常先建立后外侧入路。使用小刀纵行切开皮肤，用蚊式钳分开皮下组织。然后将蚊式钳指向第一个趾蹼，直至尖端接触到骨性结构（图29.4）。用

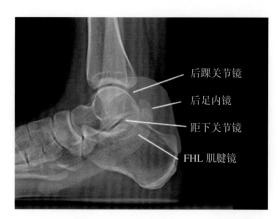

图29.1　后足内镜是一个综合性的术语，包括后踝关节镜和距下关节镜、后足内镜和FHL肌腱镜

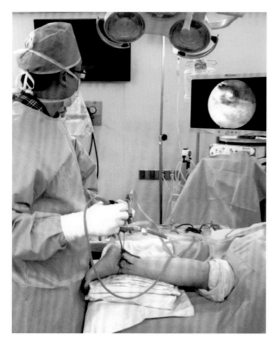

图29.2 患者体位和关节镜设备的放置。患者俯卧于手术台上，在大腿根部使用充气止血带。踝关节下面放置一个小垫子。大部分后足内镜手术可以在没有关节牵引的情况下进行

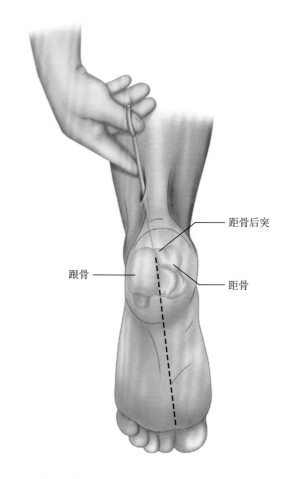

图29.4 蚊式钳的方向。将一把直的蚊式钳经后外侧入路插入，朝向第一趾蹼，向深方、前方移动，直至尖端触碰到骨性结构

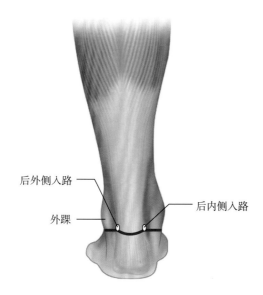

图29.3 建立入路：入路与外踝尖处于同一水平，距离跟腱内、外侧缘 5 mm

钝性关节镜套管替换蚊式钳。通过套管置入 4 mm 的关节镜[1]。

以同样的方式在跟腱的内侧建立后内侧入路。刨刀头经后内侧入路向关节镜近端方向插入。一旦刨刀头的尖端接触到关节镜套管，将刨刀头的尖端沿着关节镜套管，向前朝踝关节间隙的方向移动。

当刨刀头尖端接触到骨组织时，关节镜轻微后退，就可以看到刨刀头尖端。一旦看到刨刀头，就可以通过刨刀切除关节镜前方的关节外软组织创建出工作空间[1]。

29.2.3 技巧和陷阱

作者发现另一种有用的方法是使用两个直的蚊式钳来建立最初的工作空间（图29.5）。通过后外侧入路将一把蚊式钳置入，指向第一个操作通道。蚊式钳的顶端通常落在距骨或距后三角骨上。

第二把蚊式钳通过后内侧入路置入，指向第一把蚊式钳的尖端。一旦两把蚊式钳的尖端以三角方式接触时，将蚊式钳撑开几次，就可以在距骨的后部创建出一个工作空间。注意在内侧不要插得过深。一旦创建了工作空间，一把蚊式钳与关节镜在外侧入路交换，另一把与刨刀在内侧入路交换。

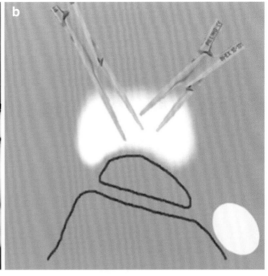

图 29.5　作者偏爱的两把蚊式钳技术。（a）将第一把蚊式钳从后外侧入路插入，朝向第一趾蹼，直至尖端触碰到骨性结构。第二把蚊式钳从后内侧入路插入，以三角操作方式，朝向先前插入的蚊式钳的尖端。（b）蚊式钳在骨性结构的后方撑开几次，有助于创造工作空间，可以减少对软组织的刨削

应用这种方法，刨除的软组织比较少，可以更快地看到距后三角骨。

由于神经血管束远离初始的工作空间，因此将两把蚊式钳朝向后方距骨结节处的盲插是非常安全的。一项尸体研究发现，在俯卧位的情况下，将关节镜器械经踝关节后侧置入，可以安全地进行操作，不会对后侧神经血管结构造成明显损伤。研究发现关节镜套管与邻近解剖结构的平均距离分别为：距离腓肠神经 3.2 mm（范围 0~8.9 mm），距离小隐静脉 4.8 mm（范围 0~11 mm），距离胫神经 6.4 mm（范围 0~16.2 mm），距离胫后动脉 9.6 mm（范围 2.4~20.1 mm），距离跟内侧跟骨支 17 mm（范围 19~31 mm），距离跛长屈肌腱 2.7 mm（范围 0~11.2 mm）[7]。

一旦置入内镜，找到距后三角骨或 Stieda 突起内侧的跛长屈肌腱是后足内镜手术的第一步。跛趾的屈伸运动有助于识别跛长屈肌腱（FHL）。

跛长屈肌腱是将肌腱外侧安全区与内侧危险区分隔开的重要标志。由于神经血管束与跛长屈肌腱（FHL）非常接近，所以要特别注意不要在跛长屈肌腱内侧使用刨刀。

29.3　距后三角骨和后足内镜

距后三角骨是后足内镜最常见的适应证之一[2]。距后三角骨是距骨后部的副骨或分离的 Stieda 突起。在踝关节跖屈时，三角骨在胫骨和跟骨之间直接撞击可引起疼痛。它也可能合并炎症引起的积液和软组织撞击。

在踝关节后方进行关节镜检查的开始阶段，由于视野不佳，很难找到三角骨。然而，由于三角骨位于或接近关节镜器械指向的第一趾蹼的方向上，所以很容易被刨刀头触及，刨除骨质周围的软组织就可以显露三角骨了。

为了切除三角骨，应使用镜下剪刀松解外侧的距腓后韧带和内侧的跛长屈肌腱的支持带。如果三角骨与距骨完全分离，可以很容易地用夹钳取出。如果三角骨部分附着于距骨体，则可使用磨钻切除（图 29.6）。

Weiss 等[8]报道了 24 例有症状的三角骨经内镜切除的满意结果。完全恢复日常活动的平均时间为 1.5 个月，在术后平均 7.8 个月时活动不受任何限制。24 例患者中，1 例发生过暂时性胫后神经跟骨支麻痹。Lopez Valerio 等[9]报道了 20 名足球运动员在内镜下切除三角骨后有类似的结果。重返伤前运动水平的平均时间为 46.9 天（SD=25.96 天）。

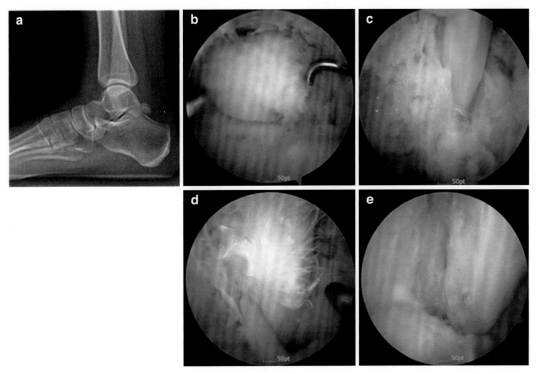

图 29.6　距后三角骨伴跨长屈肌腱撕裂。(a) 距骨后方的三角骨。(b) 内镜下所见的距后三角骨。(c) 跨长屈肌腱 (FHL) 走行靠近三角骨。(d) 三角骨和骨纤维管道反复撞击导致 FHL 肌腱撕裂。(e) 切除三角骨并清理 FHL 肌腱后

29.4　距骨骨软骨损伤和后踝关节镜

大部分骨软骨损伤位于距骨穹窿的前 2/3 处[10]，经常规的前踝关节镜可进行治疗[10]。后方病变占 13%，如果关节间隙狭窄，这种病变就不能从前方入路处理到。

若采用俯卧位，可通过后方入路处理到后方的骨软骨病灶。可以使用标准的后内、后外侧入路，在标准入路近端大约 1.27 cm (1/2 英寸) 的入路可以更好地处理踝关节。

为了进入关节间隙，需要切除后关节囊和踝关节后方的脂肪组织。注意不要损伤 FHL 内侧的神经血管组织。一旦切除关节囊，即可看到下胫腓联合后韧带和踝关节间隙 (图 29.7)。

一项尸体研究报告显示，在无牵引的情况下[7]，经后方关节镜入路可观察到平均 54% (42% ~ 73%) 的距骨穹窿。踝关节背伸时可以显露超过 1/3 的距骨后穹窿。膝关节轻度屈曲使腓肠肌松弛，可以帮助腓肠肌紧张患者的踝关节进行背伸。用手牵引后足或使用牵引带无创牵引踝关节，可打开胫距关节间隙，能够处理到更前方的病变。

29.5　跨长屈肌 (FHL) 腱鞘炎和肌腱镜

FHL 腱鞘炎是后踝疼痛另一常见原因。跨趾反复屈曲和过度使用 FHL 会引起腱鞘炎。软组织肥大引起的骨纤维管道狭窄可导致 FHL 肌腱的磨损和撕裂。与三角骨相撞击也可损伤 FHL 肌腱。

MRI 扫描很容易诊断出 FHL 腱鞘炎。T2 加权像滑液增多即可诊断 FHL 腱鞘炎。然而，仅仅是由于踝关节或距下关节的积液过多而导致的 FHL 腱鞘内积液，应与腱鞘炎进行鉴别。

清理 FHL 腱鞘炎可以使用传统的后内侧和后外侧两个入路[6]，或利用足底额外的跖侧入路[3]。

将骨纤维管道入口处增生性瘢痕组织进行清理后，关节镜就可以伸入到 FHL 腱鞘内。为了顺利进入腱鞘，建议使用 2.7 mm 或 2.9 mm 的关节镜。清除炎性滑膜和退变的小结节。由于 FHL 肌腱与后外侧入路成角，同时观察和器械进入到腱鞘内只能局限于近端。

如果需要进一步的检查，则需要使用交换棒单独建立额外的入路 (图 29.8)。关节镜在后外侧入路时，交换棒通过后内侧入路插入 FHL 腱鞘内。交换

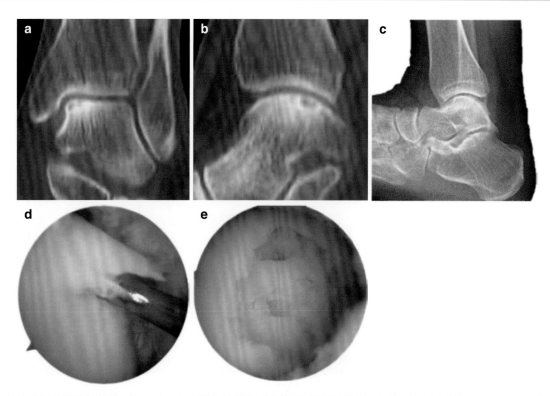

图 29.7 距骨后部的骨软骨损伤。(a, b)患者在前方关节镜手术失败后被转到我们诊所。关节间隙紧密，特别是韧带结构完整，使得处理距骨后部的骨软骨损伤变得很困难。(c)踝关节背伸显露超出胫骨覆盖的距骨后穹窿。(d, e)采用后入路关节镜成功清除损伤的软骨，同时行微骨折处理

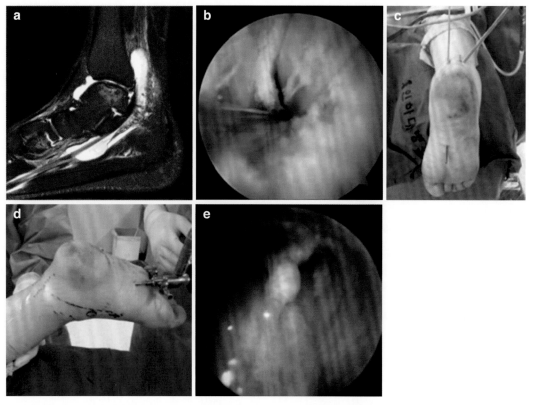

图 29.8 FHL 肌腱腱鞘炎，利用额外的跖侧入路进行肌腱镜检查。(a)沿 FHL 腱鞘增多的积液。(b, c)关节镜位于后外侧入路，通过后内侧入路将交换棒穿过 FHL 肌腱鞘，并从跖侧足底穿出。(d)以交换棒为引导，通过跖侧入路插入关节镜套管，然后将交换棒换成关节镜。(e)肌腱镜显示 FHL 腱鞘炎和退变的小结节

棒钝性穿透足底的肌肉。顶住皮肤后切一个小口，帮助创建跖侧入路。此时交换棒放置于跖侧入路和后内侧入路之间，关节镜的套管以交换棒作为引导通过跖侧入路插入，这样可以安全地将关节镜套管置入FHL 腱鞘中。然后把交换棒移除，转换成关节镜。

关节镜通过跖侧入路置于 FHL 腱鞘内，关节镜工具可以通过后内侧入路进入 FHL 腱鞘内。如有必要，跖侧入路和后内侧入路可互换用于监视和操作。

FHL 肌腱镜可能的并发症包括足底内、外侧神经损伤[3, 11-13]。由于神经走行与 FHL 肌腱非常接近，所以需要特别小心、温柔地操作器械。Lui 等[11] 进行的一项尸体研究发现：腱鞘近端一半，厚且呈纤维状；远端一半，薄且呈膜状，暴露出附近的神经有较大的损伤风险。因此，刨刀开口要朝向肌腱，远离腱鞘，同时建议尽量减小吸引，特别是在进行FHL 肌腱远端一半的操作时[11, 12]。此外，由于踝关节背伸使神经更接近腱鞘，增加损伤风险，因此应注意避免踝关节背伸[12]。

与三入路技术相比，使用传统双入路技术的FHL 肌腱镜检查更容易，并发症的风险也更小。然而，双入路只能提供有限的视野和操作。使用跖侧入路的三入路技术要求更高，并发症的风险也更高，但可以进行全面检查和器械操作。因此，作者建议从双入路开始，先检查 FHL 肌腱的近端，再根据需要进行更深部位的操作，以决定是否继续建立跖侧入路。

29.6　Haglund 畸形和内镜下跟骨成形术

跟骨后上增大的突起又称为 Haglund 畸形，可由于反复的机械刺激而引起肿胀和疼痛。增厚的皮肤形成老茧不仅使穿鞋困难，也可能成为美容问题。

Haglund 畸形可以通过切开手术或内镜技术切除[14]。内镜下切除 Haglund 畸形具有微创的优点，包括术后疼痛少、恢复快、美容满意度高[14-16]。

患者俯卧在手术台上，踝关节下放置一个软垫。根据医生的喜好，第一个入路可在跟骨上方水平的内侧或外侧建立。入路位于跟骨后间隙，透视引导会有帮助。建议将第一个入路放置在尽可能靠近跟骨上缘的位置，同时尽可能靠近后方[16]。建立入路时注意不要损伤腓肠神经。轻微的跖屈可以使器械进入跟骨后间隙。使用交换棒技术在对侧建立第二个入路。用关节镜磨钻切除增大的跟骨后上突起（图 29.9 ）。

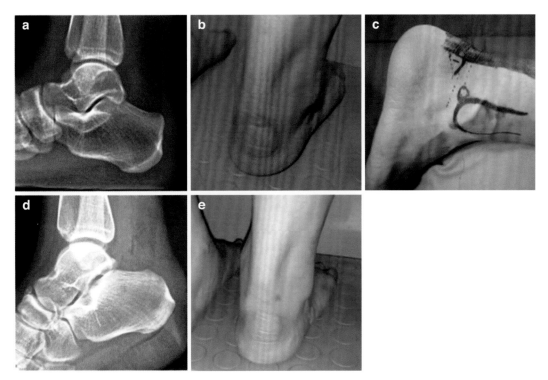

图 29.9　内镜下切除 Haglund 畸形。(a, b) 突出的跟骨后上隆起，导致疼痛的胼胝。(c) 建立内镜下切除 Haglund 畸形的入路。入路位于跟腱两侧跟骨结节上缘的水平。(d) 成功地切除骨性突起。(e) 术后 3 个月胼胝减小

在跟骨后间隙行内镜检查时，应特别注意避免损伤邻近跟腱。跟腱的损伤会导致术后跟腱病变或迟发性断裂。建议用磨钻的罩面保护好跟腱。此外，应避免将入路建立的太靠近跟腱边缘，以减少器械损伤到跟腱的风险。

29.7 并发症

内镜手术治疗后足和踝关节病变是安全的，且并发症的发生率低。Donnenwerth 和 Roukis[17] 进行了一项系统回顾研究，其中包括共 452 个接受后足内镜检查的踝关节。总的来说，出现了 17 例并发症（占 3.8%），包括伤口愈合问题 5 例，症状复发 4 例，跟骨内侧神经炎 3 例，暂时的切口麻木 3 例，创伤性腓肠神经瘤 1 例，暂时性腓浅神经炎 1 例。在这些并发症中，只有 8 例（1.8%）持续存在症状，需要额外的治疗或手术干预。2 例伤口问题需要外科清创术，2 例因为症状复发需要再手术，1 例因为症状复发需要封闭，有 2 例持续性跟骨内侧神经炎和 1 例创伤性腓肠神经瘤需要手术。

Kim 和 Choi[18] 报道了 10 例接受姆长屈肌肌腱镜检查的结果。其中 9 例效果满意，但 1 例患者出现持续的足底外侧神经症状。Lui 等 [12] 也报道了

在 FHL 肌腱镜使用三入路时术后发生了 2 例足底外侧神经麻痹症。由于在肌腱镜检查时，踝关节背伸会使胫后神经与关节镜接触，因此应避免踝关节背伸 [12]。

Lui 和 Chan[19] 进行的一项尸体研究表明，通过后内侧入路进行踝关节后内侧的操作可能损伤神经血管束，但是通过后外侧入路是安全的。因此在处理踝关节后内侧病变时，建议采用后外侧入路作为操作入路，改良的或在更近端建立的后内侧入路可作为观察入路 [19]。

内镜下跟骨成形术或 Haglund 畸形切除术是一种微创技术。Van Dijk 等 [14] 报道了在内镜下行跟骨成形术 21 例，总体疗效满意，无任何手术并发症。Ortmann 及 McBryde[15] 报道了 30 例在内镜下对跟骨后间隙进行骨性和软组织减压患者，其中 1 例术后 3 周发生跟腱断裂，还有 1 例切除不足。

（Jin Woo Lee, Bom Soo Kim 著　顾海峰 译）

参考文献

扫描书末二维码获取

第 **30** 章　足踝肌腱镜技术

30.1　引言

1995 年 Wertheimer 首次报道使用肌腱镜技术[1]。随后 van Dijk 拓宽了肌腱镜技术在足踝外科领域的应用[2-4]。世界各地的许多医生尝试过肌腱镜技术，特别是 Lui 博士，他报道了肌腱镜技术在下肢以及上肢外科领域的应用[5-8]。

肌腱镜技术是一种微创手术，使用内镜器械来观察、治疗肌腱病变。它的优势在于最大限度地减少疼痛、瘢痕、感染以及伤口愈合不良等并发症。此外，在内镜视野下，肌腱镜拥有高达 50 倍的放大成像和极佳的照明效果[9]。内镜仪器的发展进步，例如更小直径的摄像系统，更专业的动力仪器，以及内镜射频汽化器械的使用，促进了肌腱镜手术的广泛实施。在足踝部进行肌腱镜诊疗的手术适应证包括探查、减压、粘连松解、游离体取出、切除、肌腱切断、肌腱延长和肌腱转位[10-12]。而肌腱镜诊疗的禁忌证包括活动性感染和广泛的术后瘢痕。

30.2　肌腱镜的原则

大部分的肌腱镜诊疗是在生理盐水等液体灌洗下进行的，这样可以使腱鞘扩张，并且避免血液对视野的干扰。干式肌腱镜相对少见，可以与开槽套管一起使用，用于治疗腓肠肌挛缩等疾病[13]。40 mmHg 低压灌注或重力灌注就可以提供充分的灌注压力，同时最大限度地减少液体外渗[14]。选择合适直径的内镜摄像系统及其套管是手术成功的关键。一般来说，应该选择能够舒适地在腱鞘或腱旁间隙进出的最大直径的内镜。标准的 4 mm 30° 内镜是探查治疗较大肌腱组织结构的理想选择，如跟腱和跛长屈肌腱（FHL）近端。而 2.7 mm 30° 内镜是探查治疗较小肌腱组织结构的首选，如跛长屈肌腱（FHL）远端和足踝部的大部分其他肌腱组织。而内镜杆部由于紧邻肌腱组织，常常被当做腱鞘的拉钩使用。

通常在术前标记或直接触诊引导下按照肌腱的方向建立手术入路。术前在腱鞘内注射生理盐水可以更容易地建立入路，但并不是常规必需的。入路通常位于病变部位的近端和远端，病变部位应根据术前评估和影像学检查确定。术者应在皮肤切口和病变部位之间留置至少 1 cm 的软组织空间，以避免内镜从切口处脱出。使用一根手指在入口处稳定内镜有助于保持内镜的位置[4]。入路大多是沿对角线交叉建立，这样内镜和器械可以互换位置并覆盖全部病变组织。在肌腱粘连的时候，插入内镜前使用钝头套管或止血钳将肌腱从周围瘢痕组织中分离出来，可以改善视野。

在肌腱镜技术尚不熟练的初期阶段，如果需要，术者应该毫不犹豫地将肌腱镜手术转为切开手术。术前应告知患者行切开手术的可能性，并取得患者的知情同意。

30.3　跟腱

30.3.1　*适应证*

肌腱镜在治疗跟腱疾病中有重要作用，如腓肠肌挛缩、跟腱病、10 ～ 14 天内的跟腱断裂以及跟骨后滑囊炎等。

30.3.2   手术技术

30.3.2.1   腓肠肌挛缩

体位：仰卧位或俯卧位。

器械：开槽套管和钝头，平面定位装置，4 mm 30° 内镜，勾刀。

内侧入路位于腓肠肌肌腹远端约 2 cm 的腓肠肌肌腱背侧处。开槽套管和钝头沿腓肠肌肌腱浅层从内侧向外侧插入，由内向外建立外侧入路。4 mm 内镜从内侧入路进入观察腓肠肌肌腱。手术的平面可以通过平面导管调整，并将开槽套管重新放入正确的平面内。勾刀从外侧入路进入，松解腓肠肌肌腱（图 30.1）。内镜和勾刀交换位置后充分松解肌腱内侧缘。松解后，踝关节可背伸超过 10°。

术后患者穿跟腱靴开始逐步负重，术后 4 ~ 6 周去除跟腱靴。

30.3.2.2   肌腱松解术和纵行切除术

体位：俯卧位

器械：4 mm 30° 内镜，4.5 mm 刨刀，射频汽化刀，勾刀，11 号手术刀。

通过触诊确定肌腱增厚部分。近端内侧入路位于肌腱增厚部分近端 2 cm 处，远端外侧入路位于病灶远端 2 cm 处。止血钳通过这两个入路在跟腱周围制作操作腔隙。在跟腱前侧往往会有明显的瘢痕粘

连。4 mm 30° 内镜进入跟腱前侧，4.5 mm 刨刀从另外一个入路进入以清理瘢痕粘连（图 30.2）。在跟腱的前内侧可以发现跖肌腱，如有必要可以切除。如果存在狭窄性腱鞘炎，可以用射频汽化刀纵向松解跟腱纤维通道的前部，同时切除腱鞘囊肿、副肌、低位肌腹等占位性病变。如果有明显的肌腱内病变，可以使用勾刀从其中一个入路纵行切开肌腱，或者使用 11 号手术刀内镜直视下经皮切开。

术后患者穿跟腱靴开始逐步负重，术后 4 ~ 6 周去除跟腱靴。

30.3.2.3   跟腱修复

体位：俯卧位。

器械：4mm 30° 内镜，"鸟嘴式"缝合器，2 号不可吸收缝线。

通过触诊凹陷确定跟腱断裂的位置。在跟腱断裂处的内外侧建立 6 个入路，近端 5 cm，远端 5 cm（图 30.3）。使用止血钳在跟腱断裂周围建立腔隙。4 mm 30° 内镜从远端内侧入路进入，在直视下使用"鸟嘴式"缝合器将一根 2 号不可吸收缝线穿过跟腱近端，确保缝线末端穿过腓肠神经（图 30.4）。这一步至关重要，因为肌腱组织只占到残端后部的 20%。在残端近端预置两组缝合线以交叉缝合断端。在移除内镜的情况下，用同样的方式修复远端组织。在踝关节跖屈到最大角度时，将缝线打结固定。

术后 2 周患者穿跟腱靴于跖屈 20° 位固定踝关节。

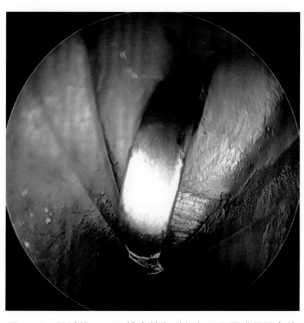

图 30.1   肌腱镜下用开槽套管和逆行勾刀显露腓肠肌挛缩

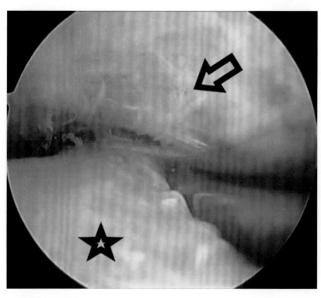

图 30.2   肌腱镜下用刨刀去除跟腱（星号）和覆盖其上方的纤缩通道（箭号）之间的粘连

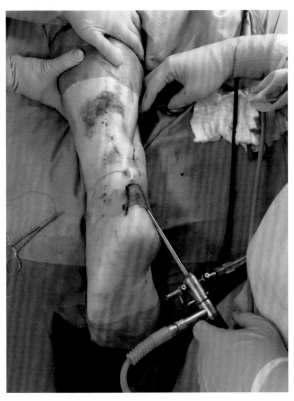

图 30.3 患者俯卧位，足超出床尾，经远端内侧入路置入关节镜

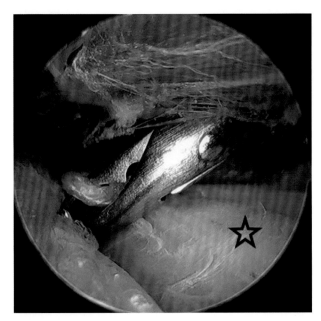

图 30.4 使用缝合抓钳抓取不可吸收缝线的末端，穿过断裂肌腱（星号）的近端

2 周后开始踝关节活动度锻炼，但限制背伸至中立位。术后 4 周，跟腱靴调整至跖屈 10° 位，患者可以开始逐步负重。术后 6 周，跟腱靴调整至中立位，患者可以开始完全负重。术后 10 ~ 12 周去除跟腱靴。

30.3.2.4 跟骨后滑囊切除减压术

体位：仰卧位或俯卧位。

器械：4 mm 30° 内镜，5.5 mm 刨刀，11 号手术刀。

在透视引导下将 2 根克氏针或硬膜外穿刺针置入跟骨结节，以标记术中骨赘切除量。在跟骨结节浅层跟腱止点两侧建立内、外侧入路。使用止血钳建立通向跟骨后滑囊的通道。在内镜监视下使用刨刀清理炎性滑膜组织、肥大的跟腱和突出的骨赘。清理骨质直至镜下可以看到之前置入的 2 枚克氏针。在最远端跟腱止点处和跟骨结节的内、外侧缘去除足够的骨质（图 30.5）。如果合并有跟腱退变和增粗，可在内镜引导下使用 11 号手术刀进行经皮纵行肌腱切除术。

术后患者穿跟腱靴开始逐步负重，术后 2 周去除跟腱靴。

30.3.3 肌腱镜治疗跟腱疾病的疗效

1997 年，van Dijk 和 Scholten 首次报道一组使用肌腱镜治疗跟腱疾病的临床疗效[15]。从此，跟腱成为了使用肌腱镜进行研究最多的肌腱之一，大多数研究是 Ⅱ ~ Ⅴ 级证据等级的研究，包括跟腱断裂修复、跟腱周围病变和跟腱中段腱病的治疗。

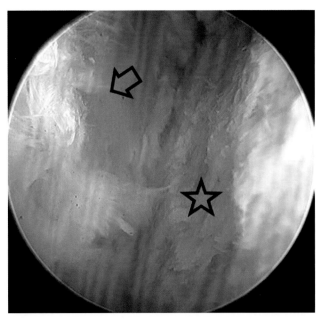

图 30.5 镜下图显示充分切除跟骨后滑囊及突出的跟骨后上突（星号），可见跟腱止点（箭号）和跟骨之间的腔隙

在经皮跟腱修复过程中，肌腱镜被用于观察跟腱断端，以便更精准地修复[16]。Halasi 等报道了一项 II 级比较研究，将一组 57 例采用肌腱镜监视进行经皮跟腱修复的患者与一组 87 例仅采用经皮修复术的患者进行比较。他们发现肌腱镜组的跟腱再断裂率为 1.75%，而仅经皮组跟腱再断裂率为 5.74%；然而，两组差异没有统计学意义。2009 年，Doral 等前瞻性研究肌腱镜辅助下经皮修复 62 例急性跟腱断裂的患者，报道了类似的结果[17]。在他们的研究中，95% 的患者于术后平均 11.7 周恢复到伤前运动水平。而在术后平均 46 个月的随访中，没有发生跟腱再断裂、伤口感染或其他并发症。2008 年，Fortis 等进行了 20 例急性或慢性跟腱断裂的肌腱镜辅助下修复，所有病例均疗效优良。然而，有 2 例患者出现了腓肠神经痛。2018 年，Rungprai 和 Phisitkul 报道了 23 例患者接受肌腱镜辅助经皮跟腱修复，使用 6 入路的 4 股缝线技术，效果良好[18]。在平均 54.1 个月的随访中，患者的 VAS 评分从 7.9 分降低到 0.1 分；SF-36 量表中，PCS 评分从 32.5 分提高到 44.7 分；MCS 评分从 47.9 分提高到 51.4 分，FAAMADL 评分从 26.1 分提高到 83.0 分，运动能力从 0 分提高到 61.7 分。在这组病例中，只有 1 例糖尿病患者出现了浅表切口感染。

Pearce 等报道了一项随访至少 2 年的回顾性研究，共 11 例非止点性跟腱病患者进行了肌腱镜诊疗及跖肌腱松解术[19]。术后 AOFAS 后足评分从 68 分（51~82 分）提高到 92 分（74~100 分），且没有并发症。另一项回顾性研究中 24 例患者接受了肌腱镜下清理和跟腱纵行切除术，结果 96% 的患者在术后平均随访 7.7 年时无症状。但此研究报道了 2 例并发症，包括 1 例瘢痕疙瘩和 1 例慢性窦道形成及皮下积液[20]。2012 年，Lui 进行了一项肌腱镜下跟腱清理并姆长屈肌腱（FHL）转位治疗 5 例非止点处跟腱病患者的研究[21]。平均随访 19.8 个月，患者的 ATSS 评分从术前平均 29.4 分提高到术后平均 89 分，且无并发症。Vega 等此前报道了 8 例慢性（症状持续 3 个月）跟腱病的治疗效果[1]，这些患者都接受了肌腱镜清理，在平均 27.1 个月（18~40 个月）的随访中均无疼痛发生。

最近肌腱镜在治疗腓肠肌挛缩中的应用越来越广泛，其指征扩大到跟腱病、糖尿病前足溃疡、跖

痛症以及跖筋膜炎等[22]。许多文献报道微创的肌腱镜技术松解腓肠肌取得良好效果。与开放手术相比，肌腱镜技术的优势包括伤口并发症少、伤口美容效果好以及术后疼痛轻[13]。一项最大样本量研究（320 例患者，344 例足），对单纯腓肠肌挛缩行肌腱镜下腓肠肌松解术，术后平均随访 13 个月，平均踝关节背伸角度显著增加，从 −0.8° 增加到 11°[23]。术后 SF-36 和 FFI 均显著升高，VAS 均值由 7/10 下降至 3/10。然而，3.1% 的患者出现主观的跖屈力弱，3.4% 的患者出现腓肠神经感觉障碍。最近的一项回顾性研究比较了开放手术和肌腱镜下松解术的疗效，结果显示肌腱镜下松解术的并发症发生率显著降低（26.8% vs. 2.6%）[24]。

肌腱镜技术在治疗止点处病变，包括踝关节后撞击、距下关节炎和跟骨后滑囊炎方面同样被证明有效[14]。Leitze 等进行了一项前瞻性研究，对 30 例（33 例足）出现跟骨后慢性疼痛的患者进行肌腱镜减压，并将结果与一组 14 例（17 例足）接受开放手术治疗的患者进行比较[25]。肌腱镜组术后 AOFAS 评分为 87.5 分，开放手术组为 79.3 分；然而，两组差异没有统计学意义（p=0.115）。但肌腱镜组的并发症较少，感染率 3% vs.12%，感觉障碍 10% vs. 18%，疼痛性瘢痕 7% vs.18%。

综上所述，在肌腱断裂修复、非止点性跟腱病、跟骨后滑囊炎、腓肠肌挛缩症等疾病的治疗方面，肌腱镜是一项有价值的技术。虽然缺乏高等级的证据，但目前的文献总体上显示出良好的效果。

30.4 姆长屈肌腱（FHL）

30.4.1 适应证

肌腱镜可用于治疗与 FHL 相关的疾病，如狭窄性腱鞘炎、肌腱挛缩、腱鞘囊肿、细菌性腱鞘炎、滑膜软骨瘤病、游离体以及肌腱转位。FHL 肌腱镜诊疗分为三个区域。1 区位于踝关节后方，载距突下方通道入口近端[10]。2 区位于载距突下方通道至 Henry 结节处。3 区位于 Henry 结节至姆趾跖侧肌腱止点处。与后踝撞击相关的 FHL 症状，通常在 1 区使用肌腱镜联合后踝关节镜治疗，这将在其他章节进行讨论。

30.4.2 手术技术

体位：俯卧位。

器械：2.7 mm 和 4.0 mm 30° 内镜，4 mm 刨刀，交换棒，勾刀。

FHL 肌腱镜的后外侧入路位于外踝尖远端以及跟腱外侧。后内侧入路位于第一跖骨跖侧和跟腱内侧缘的交叉处。与后外侧入路相比，后内侧入路略靠近端。后足肌腱镜常规探查后踝关节。载距突入口处的狭窄纤维管道或低位肌腹可以使用刨刀或镜下剪刀进行清理。使用探勾将肌腱与神经血管结构一起拉向内侧，这样通过后方入路可探查到 2 区的部分组织。

建立跖侧入路，肌腱镜通过该入路可以探查到 2 区 FHL。将交换棒插入 FHL 通道，从足弓的内侧钻出，由内向外建立入路。这个入路距离足底内侧神经约 5 mm，因此有神经损伤的风险[12]。3 区肌腱镜需要将跖侧入路和位于姆趾近端趾骨跖面的跖趾入路结合起来。此区域需要使用直径 2.7 mm 或更小的摄像头。对于远端狭窄性腱鞘炎的患者，可以使用勾刀松解覆盖在 FHL 上紧张的筋膜条带（图 30.6）。

30.4.3 FHL 肌腱镜的疗效

多项研究证实了肌腱镜在姆长屈肌腱疾病中的应用，包括自体 FHL 移植物的获取、松解和清理。

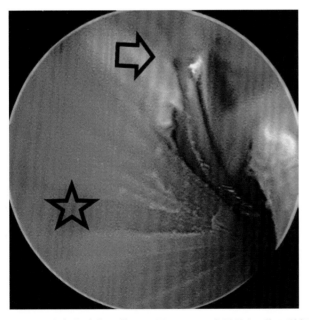

图 30.6 患者俯卧位，镜下显露 3 区 FHL（星号）。使用逆行勾刀松解狭窄的纤维管道（箭号）

但是大部分研究的证据等级是 IV 级和 V 级。这些病例研究的指征相互混杂，包括合并后足疾病的手术治疗。van Dijk 首次报道使用后踝双入路肌腱镜治疗一例慢性 FHL 肌腱炎的运动员[26]。

2012 年，Corte 等报道对 27 例患者行肌腱镜下 FHL 肌腱松解术[27]。19 例疗效满意，术后平均 AOFAS 评分达 89 分。并发症包括广泛的纤维组织增生和短暂的跟骨内侧麻木。Ogut 等对 59 例患者行 FHL 肌腱松解术，平均 AOFAS- 后足评分从 56.7 分提高到 85.9 分，并发症发生率为 3.4%，其中包括 2 例腓肠神经刺激症状和神经瘤形成[28]。

通常与 FHL 肌腱松解术同时进行的手术包括距后三角骨切除术、后踝清理术以及后关节囊切除术。2006 年，van Dijk 发表了 146 例手术的研究报道，包括 FHL 肌腱松解术、距后三角骨切除术、骨软骨钻孔术等，大多数患者获得了优良的效果[29, 30]。只有 2 例患者出现神经刺激症状。2009 年，Smith 和 Berlet 报道对 14 例患者进行了后踝清理、距后三角骨切除以及 FHL 肌腱松解术，其中 12 例术后效果良好[31]。这组患者中有 2 例术后出现胫神经炎。

Lui 的一个病例报告中，共 2 例 FHL 肌腱腱鞘炎患者接受 FHL 肌腱镜诊疗[32]。手术中，他在足弓上建立一个入路，通过该入路可以处理 2 区 FHL 肌腱。2 名患者术后均有足底外侧和第四、第五足趾跖面的感觉异常。肌电图检查确诊足底外侧神经损伤。一名患者在术后 5 个月症状消失，而另一名患者术后 1 年仍有症状。2013 年，Lui 发表了一项系统性回顾研究，5 例患者行 2 区 FHL 肌腱获取、移植加强跟腱的手术，报告 ATSS 评分从术前平均 29.4 分提高到术后 89 分，且无并发症[33]。

30.5 腓骨长短肌腱

30.5.1 适应证

肌腱镜技术用于治疗腓骨肌腱病变已被广泛地讨论。肌腱镜可以评估腓骨肌腱撕裂、脱位、鞘内半脱位、游离体、腓骨肌腱结节增生、副肌腱和低位肌腹等病理变化[6, 9, 18, 23]。肌腱病变的可视化让医生在需要行开放手术时更精确地确定位置。经验丰富的医生可以切除撕裂的肌腱、低位肌腹、第四腓骨肌腱以及加深远端腓骨肌沟，利用腓骨肌腱镜精准治疗各种病变的能力也越来越强。

30.5.2 手术技术

体位：将同侧臀部垫起仰卧位。

器械：2.7 mm 和 4 mm 30° 内镜，3.5 mm 刨刀，4 mm 筒钻。

近端入路位于外踝尖近端 2 cm 腓骨后方的软点处。将 2.7 mm 的钝头套管沿腓骨远端后侧插入。沿腓骨肌腱走行于外踝尖远端 2 cm 处由内向外建立远端入路。远端入路置入探勾评估病变情况。术中注意观察腓骨肌腱撕裂情况，特别是腓骨短肌，腓骨远端肌沟的轮廓、腓骨肌上支持带的完整性以及低位腓骨短肌（图 30.7）。通过内、外翻踝关节，动态观察腓骨肌腱。使用 3.5 mm 刨刀清理部分撕裂的肌腱、炎性滑膜、第四腓骨肌腱和低位肌腹等。使用 4 mm 30° 内镜和 4 mm 磨钻可以很好地进行腓骨肌沟的加深。加深的腓骨肌沟应宽约 10 mm，深 6 mm，长 15 mm，但腓骨肌沟加深的程度也应根据每个患者的解剖情况而定。由于腓骨肌腱在腓骨肌沟远端转向前方，应将此处腓骨肌沟打磨成斜坡状，以避免磨损腓骨肌腱。

通过之前建立的远端入路，并在腓骨肌腱结节远端 1.5 cm 处沿腓骨长肌腱建立辅助入路，即可处理腓骨肌腱结节。若要切除增生的腓骨肌腱结节，必须使用刨刀或镜下剪刀将腓骨长短肌腱分离开。然后用 4 mm 的磨钻打磨骨质直至与肌腱没有撞击。这两个入路可以相互转化用于监视和操作。通过骰骨外侧面的辅助入路可以轻松观察到足跖面腓骨长肌腱远端部分。

30.5.3 腓骨肌腱镜的疗效

肌腱镜技术可以对腓骨肌腱病变进行微创治疗，减少伤口并发症和瘢痕。由于病变的多样性以及缺乏 I 级和 II 级证据，腓骨肌腱镜手术的总体疗效很难确定 [10-12]。大多数病变可分为三类：①腱鞘炎和肌腱炎；②半脱位和脱位；③肌腱撕裂和断裂。

van Dijk 是第一个报道使用肌腱镜治疗腓骨肌腱炎的学者 [34]。他治疗了 9 例后踝疼痛患者，平均随访 19 个月，其中 8 位术后症状消失且无并发症。Jerosch 等随访了于 1999—2004 年接受腓骨肌腱镜手术治疗的 15 例患者，其中肌腱炎 7 例，低位腓骨短肌 2 例，腓骨肌腱不稳 1 例，腓骨肌腱部分撕裂 5 例。在平均 2.8 年的随访中，所有患者均无症状并能够参加中等强度的体育活动 [35]。Vega 等报道 52 例腓骨肌腱病变患者，在 2008—2011 年接受了肌腱镜清理和腓骨肌沟加深术 [36]。此队列研究包括腓骨肌腱断裂（24 例）、腱鞘炎（13 例）、复发性腓骨肌腱半脱位（7 例）、鞘内半脱位（6 例）、粘连（2 例）。对远端腓骨肌腱撕裂患者行小切口切开修复术。研究发现在至少 1 年的随访中，鞘内半脱位患者的疗效 100% 为良好（平均 AOFAS 评分从 79 分提高到 99 分）。复发性腓骨肌腱半脱位组，7 例中有 5 例（71.4%）的效果良好（术后 AOFAS 评分由 75 分提高到 93 分）。腓骨肌腱断裂组有 62.5% 的患者术后无症状，而 12.5% 表示症状无改善。

文献已有报道无半脱位单纯腱鞘炎的治疗结果。Scholten 和 van Dijk 评估了 23 例接受腓骨肌腱镜治疗的腱鞘炎患者，并进行了最少 2 年的随访。结果显示无并发症或复发病例 [3]。最近，Kennedy 等回顾性分析了 24 例连续接受腓骨肌腱镜治疗的单纯腓骨肌腱病变患者（平均年龄 34 岁）[37]。所有病例接受富血小板血浆注射治疗。在平均 33 个月的随访中，平均足和踝关节预后评分（FAOS）从 57 分提高到 86 分，SF-12 评分从 54 分提高到 81 分。9 例患者行肌腱镜下腓骨肌沟加深术。2 例肌腱撕裂大于 10 mm

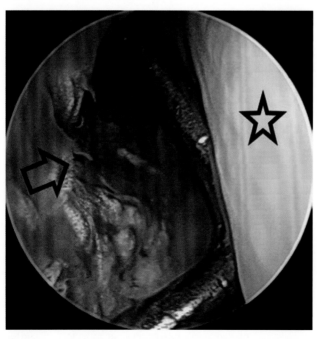

图 30.7 一位跑者踝关节严重扭伤，肌腱镜显示腓骨肌上支持带断裂。腓骨短肌腱（箭号）正常

的患者接受了小切口切开手术。本组病例研究主要包括腱鞘炎患者，而缺少腓骨肌腱半脱位患者。Lui回顾性研究了 7 例单纯腓骨肌腱炎患者接受肌腱镜下腓骨肌沟加深术治疗腓骨后方疼痛[38]。平均 24 个月随访，7 例患者中 6 例（86%）恢复至伤前运动或工作水平。

腓骨肌腱半脱位是另一类腓骨肌腱病变。学者们提倡加深腓骨肌沟以减少腓骨肌腱的压力促进愈合。Edwards 等认为腓骨肌沟的深度从 0 mm 到 3 mm 变化很大[39]。但他同时发现 11% 的患者肌沟是平坦的，而 7% 的肌沟是凸出的。Schon 进行的一项尸体研究表明，腓骨肌沟加深 6 mm，可以有效降低腓骨肌腱在肌沟中远段的压力[40]。Vega 等随访了 7 例慢性腓骨肌腱半脱位患者，这些患者在没有修复腓骨肌腱上支持带的情况下接受了肌腱镜下腓骨肌沟加深术。另有 4 例患者腓骨肌腱上支持带完全断裂进行了修复。在平均 15.4 个月的随访中，没有复发病例，AOFAS 评分从 75 分提高到 93 分。1 例患者诉主观弹响感，但肌腱并没有复发半脱位。

鞘内半脱位是一种表现为后踝弹响，但肌腱无实质脱位的疾病[15]。Raikin 等报道了 14 例经超声确诊的鞘内半脱位患者，其腓骨肌腱上支持带完整。A 型鞘内半脱位是指当抗阻背伸外翻时，腓骨长短肌腱在肌沟内位置发生转换。B 型鞘内半脱位是指由于腓骨短肌腱纵裂，腓骨长肌腱发生鞘内半脱位。最近，Guelfi 等描述了一组鞘内腓骨肌腱半脱位合并腓骨肌腱上支持带损伤的病例[16]。这些患者表现为明显的腓骨肌腱弹响，但无半脱位。作者回顾性研究了 18 例（平均年龄 29 岁）接受肌腱镜治疗的患者，平均随访 45 个月。术中发现 12 名患者有占位性病变并进行了清理。6 例腓骨肌腱上支持带损伤，行腓骨肌沟加深术而未修复腓骨肌腱上支持带。在终末随访中，患者平均 AOFAS 评分从术前的 76 分提高到术后的 97 分。没有出现复发的病例。

腓骨肌腱镜也可以和踝关节镜以及距下关节镜联合使用[17]。Bare 和 Ferkel 发现，在 30 名接受手术的腓骨肌腱病变患者中，100% 的患者在关节镜检查中发现至少一处踝关节内紊乱[19]。在 Bojanic 的研究中，13 例肌腱镜检查中有 8 例是与踝关节镜检查或开放性检查联合进行的。在术后 1 年的随访中，所有患者都恢复良好，没有疼痛或弹响[17]。

30.6　足踝部的其他肌腱疾病

胫后肌腱炎是扁平外翻足早期最常见的病变[20]。胫后肌腱腱鞘炎可表现为后足内侧舟骨疼痛。随着时间的推移，病变肌腱断裂导致弹簧韧带变薄以及内侧纵弓塌陷。常见的非手术治疗方式包括穿戴矫形器以及改变活动方式。而当非手术治疗失败时，肌腱镜下清理术可以缓解疼痛、改善功能。

肌腱镜治疗胫后肌腱炎疗效确切。在肌腱镜应用之前，Johnson 和 Teasdall 报道开放性胫后肌腱滑膜切除术，术后优良率达到 90%[21]。1995 年，Wertheimer 首先报道使用肌腱镜治疗胫后肌腱功能障碍[1]。van Dijk 很快报道了肌腱镜下胫后肌腱的清理技术[41]。在他 200 例接受后足关节镜治疗的患者中，31 例患者接受了肌腱镜下清理术，取得了良好的效果[29]。部分病例需要行小切口进行肌腱的部分修复。Chow 报道了 6 例 I 期胫后肌腱功能障碍患者接受肌腱镜下滑膜切除术，所有患者没有进展到 II 期[42]。这些患者在术后 10 周恢复工作，术后 6 个月恢复运动。Khazen 等对 9 例 I 期胫后肌腱功能障碍患者进行了肌腱镜治疗，包括 3 例开放修复部分撕裂肌腱的患者[43]。他们发现单纯腱鞘炎的患者术后 6 周可恢复工作，而合并肌腱撕裂的患者术后需要 10 周恢复正常工作。Bernasconi 等报道肌腱镜治疗 16 例 II 期胫后肌腱功能不全患者。术后平均随访 25.6 个月，VAS 疼痛评分及 SF-36 评分均有显著改善[44]。80% 的患者症状得到缓解。但是，3 例患者随后接受了开放性跟骨截骨术和胫后肌腱加强术。这些患者大多合并有严重的弹簧韧带损伤。

虽然肌腱镜在治疗胫前肌腱和伸肌腱疾病中的应用很少，但在文献中也有报道[45,46]。过度使用、炎症或感染可引起胫前肌腱的刺激反应[47-49]。由于胫前肌腱和伸肌腱周围的各种神经血管结构非常密集，因此使用肌腱镜治疗此类疾病比其他部位更危险。必须注意不要损伤伸肌支持带以防伸肌腱脱位[50]。同样避免对胫前肌腱的后部进行清理，防止损伤跗骨内侧动脉影响其血供[51]。有病例报告在伸肌肌腱镜治疗后出现足背动脉假性动脉瘤[49,52,53]。

Lui 在 2005 年报道了 3 例患者接受肌腱镜手术，清理趾长屈肌腱病变治疗跖痛症和屈肌腱鞘炎。1 例患者为贯通伤导致的感染性腱鞘炎。另外 2 例患者表现为局部特发性屈肌腱鞘炎。在术后 2 年的随访中，3 例患者的跖痛症都得到了缓解，没有任何并发症[54]。

30.7 总结

从 20 多年前首次报道使用肌腱镜治疗胫后肌腱疾病以来，这种新技术的适应证已经扩展到跟腱、姆长屈肌腱、腓骨长短肌腱、胫前肌腱、趾长屈肌腱、姆长伸肌腱和趾长伸肌腱等肌腱[1]。并且肌腱镜技术发生了很大的革新。总体来说，文献报道的肌腱镜疗效良好。与开放手术相比，肌腱镜的优势包括恢复更快，以及美容效果更佳。与大多数骨科文献一样，该手术技术的应用缺乏高等级的证据支持，目前大多数研究都是由经验丰富的关节镜专家报道。因此，具有丰富的内镜技术经验才能取得良好的肌腱镜治疗疗效。

（ Phinit Phisitkul, Chris C. Cychosz, Craig C. Akoh 著

高士基 刘 宁 译）

参考文献

扫描书末二维码获取

第31章　止点性跟腱病

31.1　引言

止点性跟腱病导致局部疼痛和功能受限，占肌腱病总数的 1/3[1]。任何年龄和任何活动水平的患者都可能受到影响，尤其是跑步运动员[2]。

跟腱过劳损伤必须区分是止点性（跟腱 - 跟骨结合处）还是非止点性（跟腱 - 跟骨结合部近段 2 ~ 6 cm 范围内）[3, 4]。在所有的止点性跟腱病中，需要明确区分 Haglund 病和其他止点性跟腱病。事实上，Haglund 畸形通常是指临床表现以跟骨后外侧疼痛和压痛为主，并且能触摸到跟骨的骨性凸起[3]。

跟腱疾病更细化的分型明确了止点性肌腱病、非止点性肌腱病（或者跟骨后滑囊炎，例如 Haglund 病）和跟骨表浅滑囊炎[3]。

Haglund 病和其他跟腱表浅滑囊炎的病因、组织病理学、预后及治疗并不相同[3]（图 31.1）。

止点性跟腱病常在活跃人群中发生，然而非止点性腱病常发生在老年、缺乏活动和肥胖人群。在一项大型回顾性研究中，Kvist 等报道 66% 的竞技性和业余运动员有非止点性肌腱病，另有 23% 不是有跟腱后滑囊炎就是有止点性跟腱病[6]。一项 Mansur 的近期研究发现，16% 止点性跟腱病的活跃人群最终放弃了体育运动[7]。

止点性跟腱病发生于跟腱在跟骨的止点处，通常与骨刺形成和止点区域钙化有关；疼痛大部分局限在跟骨后侧面中部，此处有时可触及骨刺；组织病理学过程包括末端结构的纤维软骨钙化、腱 - 骨交界处肌腱轻度撕裂[3]。

跟腱疾病的影像学结果根据病变的不同而表现各异[3]。

事实上，超声检查和 CT 扫描可用于评估止点性跟腱病患者是否存在跟腱止点处骨化或骨刺，以及是否伴有沿跟腱走行的骨赘、跟骨的骨性改变和肌腱内局灶性损伤。CT 扫描具体地显示骨质形成及其细节，而 MRI 可显示肌腱止点的高信号[3, 8]。

止点性跟腱病导致强烈后跟痛，早晨尤其明显，活动可加剧疼痛[9]。典型的症状为沿着跟腱远端至跟骨止点处的疼痛和肿胀[10]。当上台阶和在坚硬的地面跑步时，症状更加剧烈。

临床上，可在跟骨结节后方触摸时有疼痛和肿胀，以及明显的跟骨骨性增生[11]。慢性炎症中可以表现为跟腱增厚[12]。

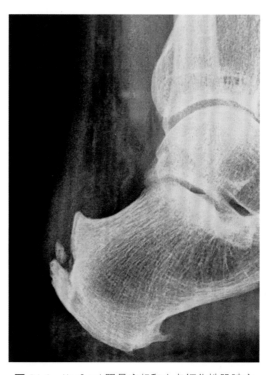

图 31.1　Haglund 跟骨突起和止点钙化性肌腱病

31.2　病理生理

止点性跟腱病的病因是多方面的，学者们提出了几个诱发因素。内在的危险因素包括极度旋前、高弓足、下肢不等长、距下关节活动受限，也包括老年、肥胖、糖尿病、高血压，以及使用类固醇、雌激素和氟喹诺酮抗生素[13-16]。外部的诱发因素包括训练方式的改变、鞋具，以及在平滑、坚硬或倾斜的地面上跑步等[16, 17]。

有研究分析了止点性跟腱病的生物力学原因；Maganaris等报道了受累区域存在"应力遮挡"现象[18]。当炎症持续时，滑囊纤维化，润滑功能减弱[19]。反复创伤导致了跟腱腱内软骨样改变，随即通过软骨成骨的方式引起肌腱内骨质形成[20]。

在过去形成的许多理论中，Benjamin等认为肌腱止点的骨化过程不是之前创伤和炎症导致的，而应该是一种结构适应性改变。随着腱-骨交界面面积的增大，跟腱的力学载荷也随之增大[21]。

研究证明，肌腱退变部位的特征是大小不规则的肌腱细胞，很可能发生了细胞凋亡。结果就是慢性黏液样变合并（或不合并）肌腱脂肪变性，同时伴有潜在的纤维软骨化生和羟基磷酸钙的沉积[23-25]。

肌腱相对缺乏血管。因此，新生血管化是慢性炎症的典型标志，常伴随机械感受器和神经相关成分的出现[26, 27]。当患者诉跟腱前内侧和前外侧疼痛和肿胀时，应考虑跟骨后滑囊炎的可能性[2]。

31.3　影像学

止点性跟腱病被普遍认为是临床诊断。虽然如此，通过影像学检查可更好地进行临床评估。同样，如果需要进行手术治疗，影像学检查也有助于手术计划的制订[28]。

负重位足的平片通常是首选检查：任何足内侧纵弓的异常都可以在正位和侧位片上显示出来，同时也可以被发现肌腱内钙化或者骨赘增生（图31.2）[29]。

通过MRI和超声检查可以区分在跟腱止点处不同结构的异常[1]。不过，同时也需要考虑到由于灵敏度过高，MRI的异常发现可能与临床症状并无关联[29-31]。

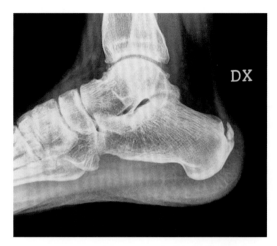

图31.2　X线片显示止点钙化性跟腱病

31.4　治疗

31.4.1　非手术治疗

急性期，初始阶段的治疗包括休息或制动，同时改变活动方式[2]。

其他保守治疗包括拉伸训练、体外冲击波治疗、使用非甾体类抗炎药、矫形靴以及鞋的调整：足跟垫高有助于持续减小跟腱的张力[12, 32]。

尽管对于非止点性跟腱病有效，但是刺激肌肉收缩的同时拉伸肌腱的离心性训练对止点性跟腱病没有显著效果。关键因素在腱旁组织的氧饱和度：在止点性肌腱病和实质部肌腱病的肌腱和腱旁组织中微循环有明显的变化。在止点处浅层肌腱腱旁组织的毛细血管后充盈压力常增高。离心性训练过程可能降低了异常增大的腱旁组织毛细血管血流量，同时也减轻了疼痛[34]。

鉴于离心性训练对止点性跟腱病的效果不如其他部位肌腱病的效果好，故可选用其他方法：浸润、电刺激、硬化疗法以及其他旨在刺激退变肌腱恢复的方法[7]。然而，这些方法成功率较低，临床医生尝试通过增强血管再生和细胞因子的扩散来促进康复[7]。

体外冲击波治疗（ESWT）确实可以刺激腱-骨交界处的血管化和新生血管形成，还会引起表皮神经纤维变性，促进神经再生[35-38]。Furia等报道与其他保守治疗相比，冲击波治疗是有效的。但是，他们建议在使用冲击波前避免局部区域阻滞麻醉，因为这会对治疗效果产生负面影响[13]。

超声也可以作为一种治疗手段：在急性期可减轻水肿和疼痛，在慢性期可改善功能；可以促进肌腱的愈合[39,40]。这种治疗方式的效果仍然需要高质量的研究来证实[41]。

一些学者建议在跟骨后间隙行局部注射治疗，但应避免使用类固醇和局麻药。它的风险在于导致肌腱组织变弱，进而发生断裂[42]。Kleinman也曾经报道过局部注射类固醇会增加肌腱急性断裂的风险[43]。

31.4.2 手术治疗

止点性跟腱病相较于伴有跟骨后滑囊炎的跟腱止点近端病变而言是一独立的疾病类型，且这两种病变都与跟腱实质部腱病在病因、损伤机制、治疗方式以及康复锻炼上存在差异[3,8,14,44]。

如果止点性跟腱病的保守治疗效果不佳，则需要手术干预。过去几十年中，越来越多的止点性跟腱病采取了手术治疗。

大多数医生都会建议保守治疗至少3~6个月后再进行手术[4]。手术步骤包括跟腱清理、骨赘切除、腓肠肌延长以及跟骨后突切除（当合并跟腱止点近段病变时）[2,8,44-46]。

近期的综述指出，有两类手术成为了主流：一类是单纯的病灶清理术，另一类是清理同时行肌腱加强术（当跟腱缺失较多时）[47]。然而，并没有确切的证据表明哪种手术的疗效更好。

手术的主要目的在于清理退变的组织和相关的骨化组织，必要时切除跟骨后突[48]。在将撕脱的跟腱纤维缝合后，还需要完成跟腱止点的重建以及肌腱加强术[49]。

对于年龄小于50岁且跟腱中度受累的病例，清理退变肌腱组织联合截骨术是有效的[46,50]。对于老年患者，术后可能出现持续的疼痛和功能障碍，原因可能是局部血供较差、彻底痊愈的能力较弱[50]。

对于一些少见的病例，有些学者建议在清理后进行足踇长屈肌腱转位来加强和保护跟腱[51-54]。这种方法可增强踝部跖屈力量，也可以促进愈合，尤其是在清理时跟腱从止点部位完全剥离的情况[2]，任何时候都应当尽量避免跟腱完全剥离。由于跟腱止点的重建会增大跟腱断裂的风险[28]，因此仅在跟腱止点撕脱大于50%时建议采用上述手术方法[52]。对于这个问题目前还没有达成专家共识。

有学者报道采用外侧、内侧或者中间入路来治疗跟腱止点钙化性肌腱病[55]，也可采用J形切口，进行跟腱止点部分或完全剥离；在跟腱止点部分剥离、无剥离和完全剥离之间，并没有显著性的临床差异[45]。部分学者指出，跟腱正中入路可以更有效地去除退变组织以及钙化灶[10,46,55]。通过内侧或外侧入路很难将钙化灶彻底清理干净，因为在95%的病例中，钙化灶都发生在退变跟腱止点的中1/3[46]。

Maffulli报道了一种横向的Cincinnati切口[56]，可以切除跟骨后的滑囊并避免术后疼痛的复发[12]。

切开手术可能带来一系列的并发症，例如切口裂开，切口感染，腓肠神经损伤以及肌腱坏死、瘢痕形成等，特别是采用传统的纵向大切口时[57]。为了减少并发症的发生，一些学者提出了更加微创的手术方法，例如经皮技术[58-63]。

手术技术关注的重点是如何针对病变进行更加微创的治疗以及更好的康复。跟腱止点近端病变可以通过外侧小切口或者关节镜进行处理，而跟腱止点的钙化灶以及退变组织均需要直接将跟腱劈开进行清理（图31.3、图31.4、图31.5）。此外，考虑到跟腱血供是经过腱围组织提供，外侧或者内侧入路均可能对血供造成影响[10,46,55,64]。

术前准确的临床和影像学评估对于精准定位钙化灶，以及进行微创手术十分重要。

如果同时存在Haglund畸形，手术目的应是切除导致疼痛的跟骨后上的骨性突起，同时清理病变跟腱，必要时还应切除炎性滑囊组织[65]。医生在术中切除骨性突起时应注意避免损伤跟腱止点[66]（图31.6、图31.7、图31.8）。近年来，关节镜下手术、经皮手术以及微创的跟骨成形术常见于报道[67-72]。

31.5 术后管理以及康复计划

部分学者建议术后使用石膏固定6周以促进跟腱与骨界面之间的完全长入[12]。部分学者建议踝关节应制动2周或者更长时间，随后更换可负重的跖屈位行走靴或石膏固定3~4周[10]。可拆卸的足部支具推荐使用1个月，同时开始康复锻炼，尤其注重恢复踝关节的跖屈[55]。

术后的康复方式取决于组织受损的程度以及术中处理方式：合并腱鞘炎以及跟骨后滑囊炎时，术后需要尽快恢复关节活动度，建议术后第1周使用

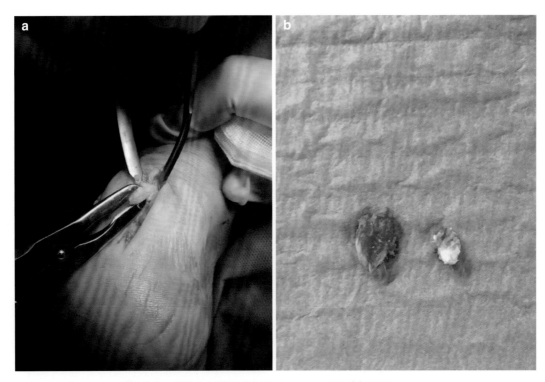

图 31.3　跟腱止点钙化灶切除术（a）；切除的钙化组织（b）

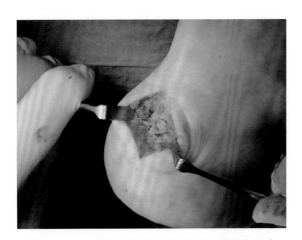

图 31.4　正中劈开跟腱清理钙化灶后再缝合肌腱

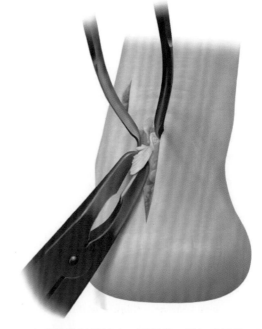

图 31.5　止点钙化性跟腱病：跟腱劈开并切除骨块。同时通过左上方切口切除 Haglund 畸形

行走靴[8]。如果腱病累及的范围很广，术后早期还需要用短腿石膏固定，术后 4~6 周内应限制负重行走[8]。

术后的康复计划还应根据医师对跟腱止点重建的信心以及跟腱切除的比例来定：当跟腱组织被切除少于 50% 时，术后早期可以负重[10]。

康复治疗应着重于步态训练、踝关节活动度的逐渐恢复以及比目鱼肌和腓肠肌的力量锻炼[10]。

恢复正常的关节活动度和肌肉力量通常在术后 6 周到 1 年的时间[12]。

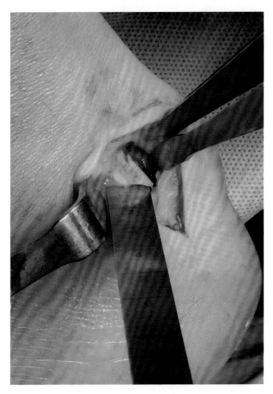

图 31.6　微创跟骨成形术治疗 Haglund 畸形

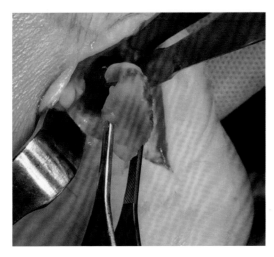

图 31.7　切除骨块

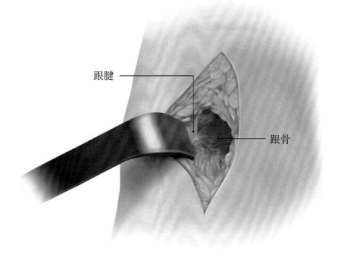

跟腱

跟骨

图 31.8　小切口微创手术治疗 Haglund 畸形：切除骨突的同时避免损伤跟腱止点

31.6　总结

止点性跟腱病和跟腱止点近端病变表现为疼痛和运动功能受限。因此应该做好详尽的术前计划促进功能的恢复。

康复训练取决于手术方式以及个体的恢复情况。微创手术将有利于患者更早地恢复日常生活和体育运动。

（ Gian Luigi Canata, Valentina Casale 著

唐康来　陶　旭译）

参考文献

扫描书末二维码获取

第32章 非止点性跟腱病

32.1 跟腱的解剖

跟腱是腓肠肌和比目鱼肌融合而成的腱性结构。比目鱼肌位于腓肠肌的深方，起源于胫骨近端的后部。跟腱止于跟骨的后部，跟骨结节后上突的远端。跟腱没有完整的腱鞘结构，由单层细胞构成的腱围组织所包裹。腱围中的血管丰富，通过横向走行的腱组结构为跟腱提供血供[1]，同时，跟腱的血运也可来源于腱腹交界处和腱骨止点处的血管。正常跟腱为亮白的、有弹性的纤维结构。跟腱在止点近端12～15 cm处出现旋转，在止点近端5～6 cm处旋转最明显。整个过程中，跟腱将会旋转90°，即内侧纤维将最终旋转至后方，而后侧的纤维将会旋转至外侧。通过造影技术发现跟腱在止点近端2～7 cm的区域存在一个乏血运区。

跟腱内的血管数量和它们对应的区域在跟骨止点上4 cm处最少[1]。

在细胞外基质构成的网络结构中，90%～95%的细胞成分是腱母细胞和腱细胞。剩余的5%～10%由纤维软骨细胞、腱鞘滑膜细胞、内皮细胞和平滑肌细胞构成[2]。在跟腱的干重比例中，Ⅰ型胶原的占比为60%～85%，而弹性蛋白占比为2%。腱母细胞和腱细胞分布在胶原纤维之间，沿着跟腱长轴排列[2]。

跟腱的神经支配来源于三个方面：
（1）皮神经分支；
（2）肌肉神经分支；
（3）腱围神经分支。
神经纤维在腱腹交界区域穿过并进入腱内膜。

神经纤维从腱围内的神经丛发出，穿透腱外膜。大部分神经纤维不是真正进入跟腱纤维内部，而是以神经末梢的方式附着于跟腱纤维表面。髓鞘包裹的神经末梢为机械感受器，感受压力和张力的变化。没有髓鞘包裹的神经末梢为痛觉感受器，感受并传导疼痛。在跟腱内还存在交感和副交感神经纤维[3]。内泌肽，例如神经多肽Y、血管活性肠肽，可以调控血管活性，并作用于跟腱纤维[3,4]。

跟腱可以将源自肌肉的力量传递到骨骼。它也可以作为一个缓冲结构，缓冲外界的应力对肌肉造成的伤害：这种功能要求具备一定的机械强度、柔韧性和弹性[2]。跟腱纤维会随着跟腱承受的应力而发生形变，并呈线性关系[5]。当拉伸程度超过2%时，腱纤维的结构将会出现损伤形变，但是，只要拉伸程度小于4%，这种损伤形变是可以恢复的。如果拉伸程度大于8%，将会导致跟腱出现大体上的断裂[6,7]。跟腱所能承受的牵拉应力与跟腱的直径和胶原含量有关：跟腱的横截面积为1 cm²将能够承受500～1000 kg的应力。在奔跑时，跟腱所承受的应力可达到9 kN（约为体重的12.5倍），在慢走时可达到2.6 kN，骑行时小于1kN[8]。

32.2 概述

非止点性跟腱病是最常见的损伤，在所有跟腱损伤中占比为55%～65%[6,9,10]。"肌腱变性"（tendinosis）是在1976年由Puddu等基于组织学改变提出的概念[11]，包括：正常胶原结构的消失，并被淀粉黏液样物质所取代，细胞过度增生，糖氨多糖增加，新生血管形成[12-14]。早期的观点认为，炎症反应在这种病理变化中并不是主要的影响因素[12,15]；但是，最近的研究发现，炎症反应在病变过程中具有重要的作用，并且是导致腱病发生的主要因素[16,17]。

"腱病"（tendinopathy）是针对之前的"肌腱炎"提出的概念，但腱病不包含炎症或退变[18,19]。在肌腱病中，本质是病变无法愈合[20]。

在欧洲人群中，跟腱病的发生率可达 37.3 人/10 万人[21-23]。内在和外在因素共同作用导致了非止点性跟腱病[24]。内在因素包括：年龄、个人习惯、营养状况、代谢性疾病、遗传因素、下肢力线异常、下肢不等长[25,26]，以及踝关节背伸受限等[27,28]；其他的还有不良的训练方式、用药史（如皮质类固醇激素和喹诺酮类药物）[29,30]、压力过大、残疾或过度的应力刺激等[31]。

在代谢性疾病中，最重要的是血脂异常。但是，对跟腱疼痛患者的胆固醇含量进行测量并不支持这一观点。也有文献认为，对于那些双侧严重病变的，或者反复发作的，病程持续数天的患者，应考虑此因素的影响[32]。

另一项回顾性研究则发现，腱病与糖尿病、肥胖和高血压间在统计学上存在不同程度的相关性[33]。

32.3　临床症状

跟腱病的发生与多种类型的体育运动项目相关，但是最易发生在中长距离跑步运动员中[10,24,34-36]。在高水平的跑步运动员中，跟腱病的年发病率为 7%～9%[37]。跟腱病多发生在跟骨止点以上 2～6 cm 的区域[20]。

疼痛是非止点性跟腱病的主要症状，并会对运动能力和水平造成显著的影响。在休息一段时间后开始第一步行走时，疼痛症状最常见也最显著。对跟腱病的临床诊断主要基于病史和临床表现。患者常自诉存在跟腱后内侧的疼痛和肿胀，并且触诊肿胀区域时有明显的疼痛[31,38]。

导致跟腱病疼痛的原因，目前仍存在争议[39-41]。异常新生神经通常伴随着新生血管出现，被认为是导致疼痛的主要因素[14,42-44]。

32.4　诊断

32.4.1　临床诊断

除了跟腱后内侧的肿胀和压痛之外，一些临床检查也可用于非止点性跟腱病的诊断。这些检查方法可分为触诊性检查（跟腱增粗、捻发感、压痛）、RLH（Royal London Hospital，伦敦皇家医院）试验、疼痛弧和跟腱应力性检查（被动背伸痛、单足提踵痛、跳跃痛）。

疼痛弧：疼痛肿胀部位随着踝关节屈伸角度而改变，提示跟腱病而非跟腱腱围炎导致的疼痛[45]。踝关节背伸时，肿胀部位压痛缓解，提示为 RLH 试验阳性的跟腱病[46]。Maffulli 等对 10 名跟腱病患者和 14 名无症状对照组的压痛、疼痛弧和 RLH 试验的敏感度、特异度、可重复性和预测效应进行了对比研究，发现这三种检测方法在统计学上没有显著性差异（$p > 0.05$）；当这些检测方法联合使用时，总敏感度可达 0.586，总特异度可达 0.833[47]。

Hutchinson 等在 2013 年开展的研究中，对上述的 10 种临床检测方法进行了评估，并发现其中的 2 种方法（局部疼痛和触诊压痛）是充分而准确的临床检查方法[46]。2014 年的一项 meta 分析中，认为对跟腱病进行临床诊断的检测和评估标准仍存在不足，需进行深入的研究[48]。

32.4.2　辅助检查诊断方法

影像学方法，包括超声检查（US）和磁共振扫描，有助于对损伤的病因、部位以及范围进行评估[49,50]。多普勒超声检查对于跟腱病的评估格外有价值，因为跟腱病的疼痛症状与新生血管形成密切相关[14,44,51]。伴随着新生血管，新生的神经纤维可长入跟腱内，传导疼痛[52-54]。旨在减少新生血管数量的治疗策略可有效缓解疼痛症状[52,53,55]。对应的，在临床上已证实有效减少跟腱内新生血管形成的治疗方法，理论上也同样有助于改善疼痛症状。但是，近年来这一假说面临新的挑战[39,56]。超声检查也有助于引导各种穿刺注射治疗。

很少有研究对超声和磁共振检查在跟腱病的诊断方面进行比较。早期的研究认为，磁共振检查能够更准确地评估跟腱病[57,58]。但是，后续的研究则认为，与磁共振检查相比，超声检查在对跟腱病的诊断方面具有更高的准确性[59]。灰度超声成像具有更高的敏感性，而彩色多普勒超声成像与患者的临床症状具有更高的相关性[60]。

最新的影像学检查，例如超声组织定征和超声弹性成像可以获得更加可信的结果，有助于提高诊断的敏感性、特异性和准确性[61,62]。但是，仍需进一步的研究对其诊断跟腱病的功能和应用价值进行深入的探索。

32.5 治疗

32.5.1 保守治疗

保守治疗是跟腱病的一线治疗，包括不同的方法，例如：非甾体类抗炎药、物理治疗、肌贴、冷冻疗法、冲击波治疗、高温治疗以及各种类型的腱围注射药物等，均被认为具有一定的治疗效果[54]。

目前，对跟腱病的治疗缺乏循证医学证据支持，很少有针对治疗方法的随机对照研究[54]，并且有将近25%的患者保守治疗无效[63]。

离心锻炼被认为可以取得良好的治疗效果[64,65]，但是这种锻炼方式并不是对所有病例都有效[66]；并且，它的具体作用机制尚不明了[65]。对于非止点性跟腱病来说，离心锻炼是最有效的保守治疗方法。最常用的锻炼方法是 Alfredson 方案：每次3组，每组重复15下，每天2次，持续12周[67]。

这种治疗方法在2009年的一项系统综述中已被证实有效，并且，其治疗效果在2012年的一篇 meta 分析中得到了进一步的证实，后者汇总了最全面的临床研究数据，并且大部分研究都采用了 Alfredson 方案[68]。最后，该研究称赞此方法"也许这是近20年来治疗该种疾病唯一的、最有效的方法"[69]。Alfredson 和其他作者在前瞻性随机对照研究中也取得了优良的治疗效果[70,71]。然而，在其他关于离心锻炼的治疗效果研究中，效果优良的比例却很低[66,72]；导致此结果的原因很多，这种治疗方法适用于积极性高、依从性好的患者。

其他治疗方案，例如离心-向心锻炼逐渐过渡到离心锻炼的方案（Silbernagel 联合锻炼方案）[70]和离心-向心锻炼方案（Stanish 和 Curwin 等提出的方案）[73]等也时常见诸报道。一项系统综述表明，多种方案联合使用可以取得与传统 Alfredson 方

案相同的治疗效果[74]。也有采用等张、等长和向心性负荷练习治疗跟腱病的报道，但其治疗效果要差于离心性锻炼的效果[75,76]。在 Rompe 等[77]开展的一个前瞻性随机对照研究中，将离心锻炼联合重复性低能量冲击波治疗（energy shock-wave therapy, ESWT）与单纯进行离心锻炼进行对比，随访第4个月时，前者的 VISA-A（Victorian Institute of Sports Assessment—Achilles）评分和疼痛评分要优于后者。李克特量表（Likert scale）"完全康复"和"显著改善"的患者，在联合治疗组中的比例（82%）要显著高于在单纯力量练习组中的比例（56%）。

在随机对照研究中，ESWT 的治疗效果要优于单纯离心力量练习的效果。两种治疗组中，60%患者的症状均能够得到完全缓解或显著改善，并且明显优于采取观望态度的对照组[72]。但是与其他研究相比，治疗的成功率偏低，导致这种结果的原因可能是在这项研究中，接近1/3的患者并不是专业的运动员；这类患者的治疗结果往往较差[66]。由此我们得出的结论是，只要条件允许，应将 ESWT 作为二线治疗方法。

ESWT 主要具有两方面的临床效果：促进组织愈合和阻断痛觉传导。关于第二方面的作用机制，ESWT 可以改变后根神经节的组织学外观，调控中枢和周围神经的功能，诱导出现长效的镇痛作用[78]。在肌腱组织愈合方面，ESWT 可以提高大鼠肌腱病动物模型中相关生物因子的表达水平，包括 TGF-β1 和 IGF-1 的表达水平[79]，同时，可显著降低体外培养腱细胞的白介素[80]和基质金属蛋白酶[81]的表达水平。

各种不同药物的注射治疗也被用于跟腱病的治疗[82]。在最近的一项系统综述中[83]，只有超声引导下的聚多卡醇硬化剂注射可以取得良好的治疗效果，但是似乎并不能在北欧以外的地区获得类似的结果[84]。富血小板血浆（PRP）的应用越来越广泛，尤其是运动医学康复医生对这种治疗方法更加青睐，但是，在一些试验设计严谨的随机对照研究中，对离心性拉伸练习联合 PRP 注射或生理盐水注射的治疗效果进行了对比，随访6、12和24周时，两组的疼痛症状和运动水平没有显著的差异[85]。

对于顽固性跟腱病患者来说，影像引导下高容量注射治疗（high volume image guided injections, HVIGI）可以有效缓解疼痛症状并且提高患者的运动功能[86]。但是，影像引导下高容量注射治疗对血

管新生和肌腱增粗方面的影响尚不明了。在2009年的一项综述中[87]，对HVIGI（先注射10 ml 0.5%的盐酸布比卡因 +25 mg的醋酸氢化可的松混合液，再注射4×10 ml的生理盐水）的治疗效果，包括：患者的运动功能、血管新生以及肌腱增粗的情况进行了3周短期效果的评估。在HVIGI治疗后，注射前和注射后3周的临床效果间存在显著的差异。尤其是血管新生显著减少。高容量注射可以导致局部压力的升高，进而导致新生血管被牵拉、发生断裂或阻塞[87]。

32.5.2 手术治疗

1/4 ~ 1/3的患者保守治疗无效，需要进行手术治疗[88]。切开手术切除病灶的成功率不尽一致，从50%到100%[89-92]；对后期出现的病变，手术效果优良率较低[93, 94]。对于非止点性跟腱病患者来说，传统的手术治疗策略是较大的手术切口，对病灶进行广泛的切除和清理，同时，联合或不联合肌腱的转位加强[95]。

切开手术的主要顾虑是存在并发症的风险。一个专科治疗中心对连续432例患者进行了随访，发现总的并发症发生率高达11%[96]。这些并发症包括：皮缘坏死，伤口感染，伤口渗液，血肿形成，纤维瘢痕反应或过度瘢痕增生，腓肠神经功能异常或损伤，肌腱断裂以及血栓性疾病等。这些并发症的发生率可能会随着微创手术的应用而降低[54]．

微创治疗将腱围从跟腱上剥离，直接或间接地起到了高容量液体注射的效果[86]，对于非止点性跟腱病的症状缓解来说，具有很好的短期临床效果[54, 98]。

多种经皮的跟腱纵向切开手术，可以在超声引导下完成，具有良好的治疗效果。此手术操作可以在局麻下通过门诊手术完成[99, 100]。

无论是精英级专业运动员还是普通患者，小切口的切开清创联合跖肌腱切断术对非止点性跟腱病均可以取得良好的效果，并且手术并发症的发生率很低[38, 101-104]。目前，对各种不同的微创手术，尚缺乏比较性的研究结果，因此尚不能明确是否必须进行跟腱纵向切开以及跖肌腱切断术。

因此，微创手术治疗技术是介于保守治疗失败和常规切开手术治疗之间的一种选择。

32.6 结论

非止点性跟腱病表现为疼痛、功能受限，常常是由于跟腱无法有效自我修复所致，对专业的运动员和普通患者均造成显著的影响。保守治疗对大部分患者有效。但是，对于那些保守治疗无效的患者来说，微创手术治疗是在进行常规切开手术治疗之前应考虑的一个比较好的选择，可以在保证良好的临床效果的前提下，有效降低相关的手术并发症。

（R. Aicale, D. Tarantino, N. Maffulli 著

皮彦斌 郭秦炜 译）

参考文献

扫描书末二维码获取

第33章 跟腱断裂

33.1 引言

急性跟腱断裂是一种常见的运动损伤，患者多为参加网球、羽毛球等娱乐活动的中年人。

跟腱断裂多发生在肌腱的中段，距离跟骨结节2~6 cm处。跟腱止点断裂指跟骨发生撕脱（骨性撕脱），较少见。跟腱是人体中最大、最有力的肌腱，由腓肠肌和比目鱼肌肌腱形成，位于小腿部后方浅层。跟腱的平均长度为15 cm（11~26 cm），平均宽度为6.8 cm（4.5~8.6 cm）[1]。

跟腱对于跑步和跳跃很重要，它之所以能产生如此强大的弹力和拉力，是由于跟腱纤维的螺旋走行结构。它呈90°螺旋状旋转。这个过程中会产生一个应力集中的区域，而应力的支点在踝关节[2]（图33.1）。

螺旋的程度取决于两块肌肉融合的位置。在融合位置越远，旋转度越大。肌腱在跟骨上的骨性止点呈月牙形。跟腱止点的腱骨连接为跟腱的应力提供了一个支点，并增加了力臂。跟骨后滑囊位于肌腱和跟骨之间，可减少运动时的摩擦[3]。

33.2 生物力学

在生物力学方面，需要注意的是，传递力量的是肌腱本身，而肌肉-肌腱单元由肌腱及其肌肉和附属腱膜结构组成。跟腱可以储存能量，并在必要时释放出来。当单腿跳跃时，74%的机械能被储存起来，总机械能的16%来自肌腱的弹性反冲作用。当力作用在肌腱上时，肌腱就会变长，其效果体现

在应力-应变曲线上。加在肌腱上的应力是通过将力与肌腱的横截面积相除来计算的，并以肌腱长度在负荷过程中变化的百分比来表示。因此，较粗的肌腱比较细的肌腱能够承受更高的负荷。肌腱的刚度表现为应力-应变曲线线性区域的斜率。静止时，跟腱的纤维呈卷曲状。从图33.2中可以看出，在拉

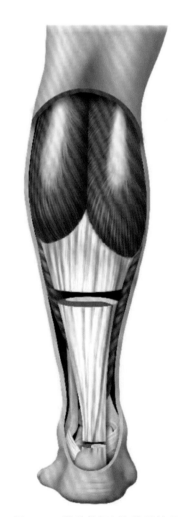

图33.1 跟腱的解剖和旋转情况

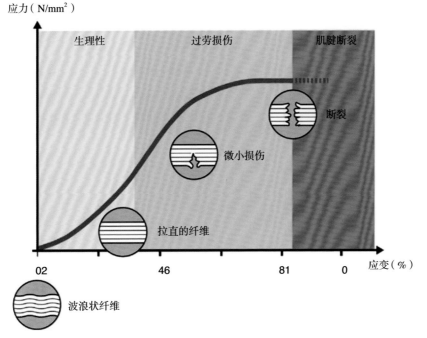

图 33.2 肌腱应力 – 应变曲线

伸程度在 1%～3% 的时候，可以恢复到原来的长度。在超过 4% 时，纤维出现细微断裂。如果在这基础上，力量进一步加大，肌腱将最终断裂，即肉眼可见的纤维断裂（图 33.2）。文献中常将 8% 作为肉眼可见断裂的起始阶段 [4]。

33.3 发病率

近来学者对跟腱断裂的发生率进行了广泛的研究。20 世纪 90 年代，研究报道跟腱断裂的发病率为 18 人 /10 万人。但很明显，不同人群的发病率有很大的差异。男性的跟腱断裂发生率可高达 155.2 人 /10 万人。发生率增加的原因在于男性 60 岁以上人群的跟腱断裂人数增加，可能是由于该年龄段人群参加体育运动的比例更高所致。跟腱断裂在男性中比女性更常见，比率为 5：1 [5]。研究发现有两个与年龄有关的发病高峰。一个在 40 岁早期，通常与体育活动有关（休闲运动员）；另一个在 60～65 岁年龄组，通常是由于轻微创伤 [6]。

33.4 损伤机制

跟腱断裂的机制可分为三大类（图 3.3）：
- 膝关节伸直状态下，负重足蹬地。

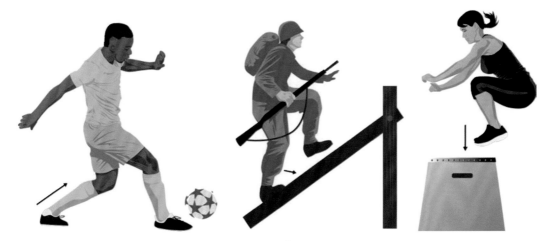

图 33.3 跟腱断裂机制

- 患足突然受到意外的背伸暴力。
- 跖屈状态下强力的被动背伸。

33.5　病因

跟腱断裂的病因是多因素的。肌腱可能会发生退行性变，随着时间的推移其强度会降低。这可能解释了发生率的增加与中老年人（约40岁及以上）越来越多地参与体育活动有关。炎症性疾病，如类风湿关节炎以及慢性肾衰竭和糖尿病都会增加跟腱断裂的风险。注射皮质类固醇是否为风险因素一直备受争议，一般认为使用皮质类固醇可能会增加断裂的风险，但证据不足。此外，反复的微小创伤会导致肌腱的强度降低，随着时间的推移可能会导致断裂。

33.6　临床表现

患者通常将跟腱断裂描述为脚踝上方小腿的部位突然发出咔嚓似的断裂声，就像被人从后面踢到脚跟一样[7]。随后会出现无力和难以负重的症状。慢性跟腱断裂较常见的症状是平衡感差和步态改变，同时伴有踝关节被动过度背伸。有时跟腱断裂的临床表现会不明显，众所周知，高达20%的急性断裂在早期可能被患者和医生漏诊，而被误认为是踝关节扭伤。

查体诊断出跟腱断裂有一定难度。有时，跟腱断裂引起的踝部跖屈无力可能会被胫后肌、足底肌和腓肠肌所掩盖。需要注意的是，跟腱完全断裂的患者仍然可以用受伤的脚行走，这一点可能会迷惑医生。由于肿胀和血肿，肌腱断端的凹陷可能难以触诊到。了解这一点，有助于减少临床检查中对跟腱断裂的漏诊。以下是一些具体的检查方法。

在大多数情况下，跟腱断裂没有预警症状，并与明确的踝关节外伤有关。跟腱断裂几乎都是完全断裂，尤其对于有典型症状的病例，会有肌腱中段的"砰"的断裂感；部分断裂的情况非常少见。诊断首先应以临床查体为主，不需要依靠超声和（或）MRI检查[8-10]。跟腱体部断裂的临床表现包括：汤普森试验（腓肠肌挤压试验，Thompson's test）阳性[11]，休息位异常（尤其是膝关节屈曲时），以及能够摸到肌腱断端的凹陷。

汤普森试验又称西蒙斯测试。患者俯卧，脚踝悬于床边，或屈膝让脚踝悬空（图33.4）。检查者挤压小腿，导致三头肌变形，跟腱像弓弦一样被拉紧而离开胫骨。检查时如果出现踝关节跖屈为阴性，说明肌腱完好。如果没有踝关节跖屈和（或）与对侧有明显差异，则为阳性。

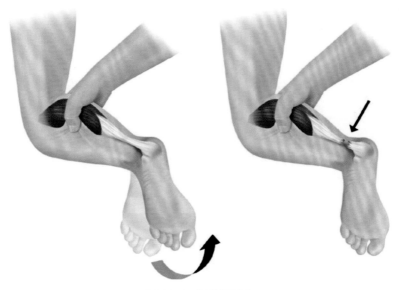

图33.4　汤普森试验

33.6.1 手术或非手术治疗

手术或非手术治疗孰优孰劣仍在争论中，同样有待商讨的还有康复的时机，例如负重、提前或延迟活动，以及是否应该使用功能性支具。治疗的决策取决于患者的个人要求，参加体育运动的情况，对支具的接受程度，以及对风险的认识。

33.6.2 非手术治疗

传统的非手术治疗方法包括用石膏固定3个月，然后进行物理治疗。其他成熟的非手术治疗方法包括使用定制支具[12]、带楔形鞋垫的跟腱靴[13, 14]、可调节踝关节活动度的行走靴[15]和具有渐进式踝关节调节功能的气垫加压行走靴[16]。荟萃分析表明，当采用早期负重和活动度训练时，非手术治疗的再断裂率与手术治疗相似[17]。

非手术治疗方案包括石膏固定2周后的评估[16, 18]。如果踝关节的休息位异常或仍存在可触及的凹陷，建议进行手术修复。在断端分离大于1 cm的情况下，非手术治疗会导致明显的功能障碍[19]。

可以通过佩戴支具4个月来降低非手术治疗中的再断裂率[16, 18]。

33.7 手术治疗

开放式手术（端-端修复）被认为是金标准的手术方式，随着经验的积累，皮肤切口可以缩小至5~6 cm[20]。研究并没有显示出腱膜瓣翻转的任何优势[21]（但这种技术可以用于再断裂或陈旧性断裂）。端-端修复技术是不采用加强重建的原位修复技术，可适用于3周内的跟腱断裂。手术禁忌证是皮肤条件差（如表面伤口、静脉曲张）、外周血管疾病和重度吸烟史，这些因素很可能会导致感染。

开放的端-端修复可以在局部麻醉、区域麻醉或全身麻醉下进行。患者俯卧位，可以不使用止血带。建议预防性使用抗生素和抗血栓治疗。患足用治疗枕垫高或悬空在手术台边缘。关键点在于可在术中测量双侧的跟腱静息角度（Achilles tendon resting angle, ATRA），以确保跟腱修复后比健侧紧5°~7°[1]。过度的跖屈，对于关节松弛的女性来说，可能会增加跟腱过度紧缩的风险，从而使跟腱短缩。但另一方面，跟腱延长有更大危害，需要避免，因为跟腱延长将导致跖屈强度降低和功能障碍[22]。

33.8 手术技术

皮肤切口通常5~6 cm长。为了减少损伤腓肠神经的风险，采用后内侧切口。暴露腱围后纵行切开。之后可以看到跟腱断端，并游离。对远侧、近侧断端进行缝合。远侧断端通常2~3 cm长，通过对远近侧断端进行锁边缝合，可以达到良好、稳固的缝合效果。必须小心处理周围组织，既要闭合腱围，又要充分保护其血液供应，促进跟腱的愈合，减少伤口破裂和感染的风险。在踝关节跖屈位时，小心地缝合跟腱断端。最常用的缝合技术包括：Kessler、Bunnell和Krackow缝合[23]。

最近常提及的是一种基于核心与环绕缝合相结合的技术。该技术可以被称为稳定缝合技术[24]。该技术能够创造稳定的跟腱结构以实现即刻负重（可能没有任何术后固定）。两根核心缝线为不可吸收材料，采用改良的Kessler技术。双Kessler锁定环在远离断裂处以增加强度。注意不要让缝针破坏核心缝线。踝关节保持在跖屈20°~30°位置，与健侧一致，缝线4次跨过断端进行缝合（图33.5）。在康复过程中，肌腱可能会被拉长1 cm。当跟腱被拉长时，随着踝关节跖屈或跟腱静息角度（ATRA）的增加，跟腱的张力增加。当核心缝线单独进行打结固定时，会添加一条连续缝合的环绕缝线，以增加修复的强度[25]。可采用可吸收缝线进行连续锁边的水平褥式缝合[26]。最后仔细地修复腱围组织，然后用可吸收缝线缝合皮下组织，并细致地缝合皮肤。建议采用间断缝合，以达到最佳的皮肤张力。

33.9 术后管理

与传统的石膏固定3个月的方法相比，术后采用加速康复的方法[27]。尽管核心缝线很结实，很可能在早期就能够进行全方位的活动度训练，但为使伤口得到休息，减少伤口破裂和感染的风险，建议在术后前2周使用石膏固定[24, 28]。当踝关节用石膏固定于跖屈位时，应避免患肢负重。2周后使用行走靴，垫2~3层足跟垫[24]（图33.6）。然后每2周去

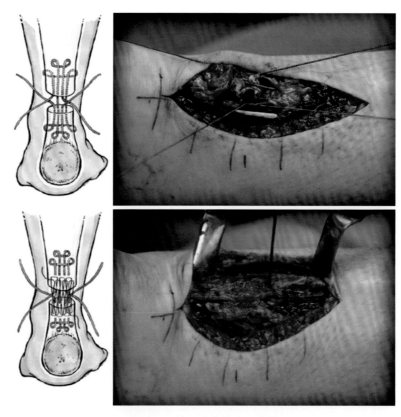

图 33.5 核心稳定缝合示意图

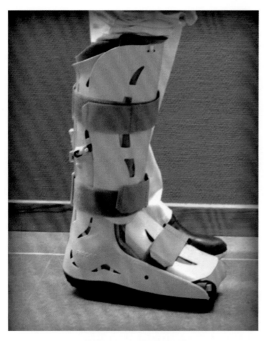

图 33.6 助行器支具

掉一层足跟垫，同时逐渐增加负重。术后 4 周就可以完全负重。采用标准的康复方案，总的康复时间约为 6 周。

33.10 总结

跟腱断裂越来越常见，应根据患者的要求采取个性化治疗。非手术治疗对体力活动要求低的患者有良好的效果。而手术修复可降低再断裂率，最大限度地减少跟腱的延长，获得良好的跖屈力量。

这种稳定的手术技术允许早期的关节活动度训练和早期负重。在最近的一项研究中，跟腱再断裂的风险已降至 0%。

(Jon Karlsson, Olof Westin, Mike Carmont, Katarina Nilsson-Helander 著　赵　峰　胡跃林 译)

参考文献

扫描书末二维码获取

第**34**章 使用经皮跟腱修复系统（PARS, Arthrex 器械）微创修复急性跟腱断裂

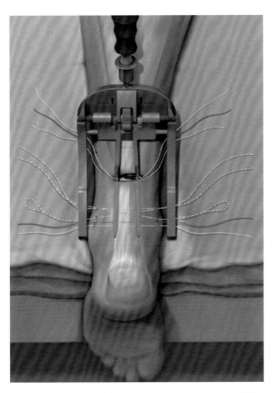

使用经皮跟腱修复系统（PARS，Arthrex 器械）微创修复急性跟腱断裂

34.1 背景

跟腱由腓肠肌和比目鱼肌肌腱共同构成，止点附着在跟骨上。它由一层薄薄的腱膜包裹，为肌腱提供营养和血供[1]。

肌腱是一种黏弹性结构，能够在应力作用下发生伸长和变形。只有在一定的应力水平下才是如此；如果应力拉伸程度在 4%～8%，跟腱复合体可能会受损；如果应力拉伸程度超过 8%，就会发生断裂[2]。

急性跟腱断裂典型病史是局部突发性疼痛，但并没有直接创伤。患者通常会听到"砰"的一声，以为自己被某物或某人击打。

临床检查显示受累的踝关节生理性跖屈位消失，俯卧位双膝屈曲时可以进行评估。双侧对比显示患侧处于相对中立位或背伸位。

淤斑和肿胀很常见，有时在损伤区域可触及到明显的空隙。小腿三头肌挤压试验可能显示踝关节跖屈动作消失。

一般情况下，X 线检查可以用来排除任何骨性的病变，但通常不需要影像学检查来诊断跟腱断裂。动态超声有助于手术计划，特别是在慢性损伤病例中，肌腱的活动度和组织的完整性可能存在问题，可能需要进行更复杂的重建手术。

34.2 处理

关于急性跟腱断裂的最佳处理方法存在争议。由于担心非手术治疗存在较高的再断率，导致手术治疗更加常见。而手术治疗与感染、伤口问题、其他手术和麻醉并发症等相关。

一直以来，队列研究显示非手术治疗的再断率很高（在最近的许多 meta 分析中高达 10%～12%[3]，而手术治疗的患者为 1%～2%）。这些研究因将未进行功能康复的患者纳入非手术组而受到批评；但最近的研究仍显示，跟腱损伤非手术组的再断率（6.7%）比手术组（3.7%）更高[4]。

与非手术相比，手术治疗的另一个优点是跖屈蹬地力量的丢失较少。一些研究表明，与非手术治疗相比，手术修复后的跖屈蹬地力量更强[5]。

支持手术治疗的人还提到，通过手术治疗可以恢复功能活动和体育运动。最近的一项系统性回顾表明，手术后康复速度更快，重返工作岗位的时间更短，功能效果更好[6]。

手术治疗的主要缺点是存在并发症，包括伤口愈合和感染问题。传统的开放性修复采用较大的纵切口和 Krakow 锁边缝合肌腱断端。这已经被证明比非手术治疗有更高的并发症发生率，包括伤口问题[7]。

经皮或微创切口技术可以降低这些潜在的灾难性并发症的发生率。最近的一项研究比较了 PARS Arthrex 器械与开放性修复两种术式，发现前者总的并发症显著减少（5% *vs*. 10.6%），恢复到基线活动的比例提高[8]。

当与 Speedbridge 系统结合使用时，该系统还允许在修复部位采用无结的方法；这种方法在优秀运动员中可产生优良的效果。通过 Speedbridge 系统把跟腱固定在远端跟骨上，可以实现更快的康复，并且理论上可以减小线结的大小并减少线结滑脱[9]。

总而言之，治疗决策应以患者为中心，了解其职业和运动水平、吸烟状况、血管疾病等合并症以及患者的意愿。

34.3　使用 PARS® 的手术技术

通常采用全身麻醉。患者取半俯卧位，双腿俯卧，臀部半俯卧，上身侧卧。需要小头枕支撑。上臂置于臂托中，髂翼下可放置一个沙袋，以防止前倾。术前应对患者进行评估，以排除髋关节外旋明显受限或胫骨过度扭转的情况，因为在极少数情况下，摆这种体位是困难的。在这种情况下，可采用完全俯卧位。

在大腿根部使用止血带，并充气至 300 mmHg；在将体位摆放至半卧位前安放止血带最为容易。在给止血带充气之前，静脉注射抗生素。足部放在手术台的远端，两侧胫骨下垫一个枕头，让腓肠肌稍微放松。

最好将两条腿进行消毒铺巾，以便比较修复后的足踝部位置，以确保适当的修复张力。

急诊手术时，可将膝关节以下的皮肤进行消毒。

在近端肌腱断端下方 1 cm 处切开 2～3 cm 的切口。根据术者偏好，可作垂直切口，也可作水平切口；作者采用过这两种切口，均没有明显的并发症。如果垂直切开，切口就在后正中线的内侧。

在整个手术过程中，必须细致处理皮肤和软组织。皮肤切开后，腱旁组织如果还没有因受伤而裂开，则需切开腱旁组织。通常情况下，会看到一个缺口，然后可以看到断裂的肌腱束。找出肌腱断端，以便 PARS 器械置入腱旁组织内。使用钝的梅奥剪刀将跟腱的远近侧断端进行分离。

使用肌腱夹来稳定肌腱，将 PARS 夹具的内臂放置在腱旁组织内近端肌腱两侧。一旦置入腱旁组织内，可以通过旋转夹具上的旋钮来打开或闭合内臂。然后将器械沿肌腱的两侧向近端插入。肌腹通常会使得器械停在一个适当的水平（图 34.1）。

夹具的两边都有相应的编号孔，使得缝线可以穿过。我们通常使用缝合带，因为它具有更强的把持力，具有更平坦的形状。有 7 个孔可供缝线穿过，

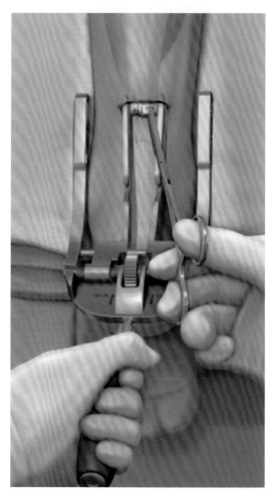

图 34.1　小心牵拉近端肌腱，将 PARS 夹具在腱旁组织内往近端推进

孔3和孔4是斜向的，设计成锁扣供缝线通过。这是一种锁定缝线。我们通常使用1~5孔进行跟腱固定。将缝线穿过1~5孔，走行如图34.2所示。夹具的两侧各有一根锁扣缝线。

然后慢慢地将夹具从切口中取出，一旦看到内臂，将缝线从外臂拉松并将其从伤口中取出，以避免卡在外臂的孔中（图34.3）。

然后将2号孔缝线从3号、4号缝线下穿过，并穿过两侧的锁扣，再将其拉出，在两侧实现锁定缝合（图34.4和图34.5）。

对肌腱的远端部分重复所有步骤，最终如图34.6所示。我们建议必须检查每根缝线的近端和远端的拉出强度。如果缝线在中度的张力下拉豁肌腱，那么就需要重新缝合。测试拉出强度时，牵拉缝线的方向与跟腱平行，以避免损伤皮肤和伤口边缘。

接下来进行肌腱修复，踝关节处于最大跖屈位，从5号孔打结，每侧4个结。在暴露肌腱末端和打结缝线时，将足部放置于手术台尾端一个稍低的无菌工作台上，维持跖屈位置。这样可以让手术助手腾出手去完成其他任务。然后可以调整床的高度，在打结前获得最佳的足部位置。

拉近肌腱，使得锁定缝线在打结时不会滑动。在两侧各打5个结，最后将1号孔的缝线进行打结，完成修复（图34.7）。

然后用2-0薇乔线缝合肌腱以加强修复，注意将线结打在深面。用2-0薇乔线松弛地缝合腱旁组织，皮肤小切口用3-0尼龙线间断缝合。用夹板将踝关节维持在跖屈位20°。

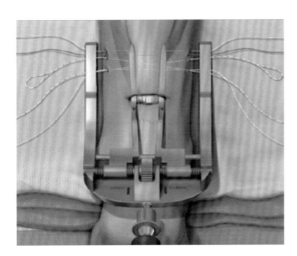

图34.2　将缝线穿过近端肌腱和PARS夹具的缝合通道

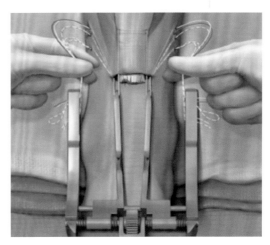

图34.3　放松缝合器械中缝线的张力，以便拆除缝线和PARS夹具

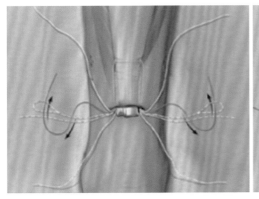
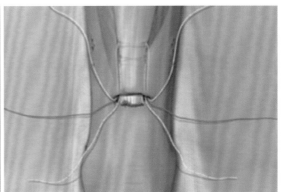

图34.4 & 图34.5　近侧断端肌腱两侧锁定缝合的操作

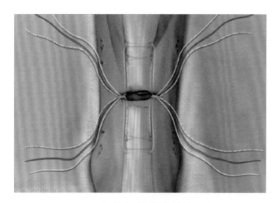

图 34.6 打结前的最终缝线示意图

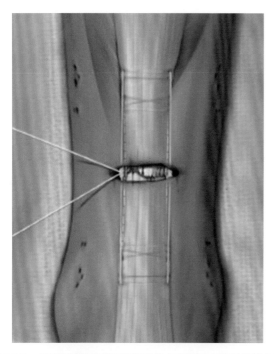

图 34.7 将足踝部置于适当跖屈位（未显示）进行缝线打结

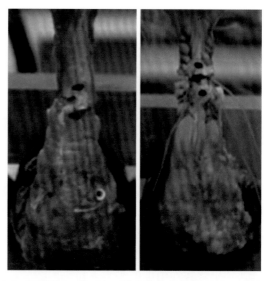

图 34.8 PARS/Speedbridge 联合修复与切开 Krakow 修复的生物力学比较

34.4 使用 PARS/Speedbridge 的代替技术

该技术是改良的经皮技术，结合了经皮修复和直接经骨固定的优点，将缝线绕过修复处以及断端处潜在的受损组织[9]。

生物力学研究表明，与标准的切开 Krakow 缝合修复相比，该缝合方法在 500～1000 个循环负荷后的位移显著减少[10]（图 34.8）。

手术技术与 PARS 手术在近侧短端的定位、切口和准备上是相同的。然后于跟腱止点水平在跟骨上做 2 个相距 2 cm 的小切口，并使用 3.5 mm 的钻头导向器进行钻孔。然后进行攻丝，准备置入 2 个

4.75 mm 的 SwivelLock 锚钉（图 34.9 和图 34.10）。

Banana SutureLasso 装置分别从两个远端切口中穿过，以抓住肌腱近侧断端两侧的 3 根缝线，并将这些缝线拉入远端切口（图 34.11）。

然后在适当的张力下置入锚钉，以完成修复（图 34.12）。如果需要，可在近端切口水平缝合跟腱表面。

34.5 经验和教训

将缝线穿过肌腱时，可向下轻柔按压跟腱末端将肌腱固定在适合的位置。在非常少见的情况下，肌腱的近侧断端很难用经皮缝线穿透。在这种情况下，PARS 可以用于远侧断端，并采用"半切开"入路在近端做一个更长的切口。根据我们的经验，切开手术切口的远端部分最容易出现伤口问题。在近侧断端缝线难以穿过的病例中，这种方法可能是一个重要的辅助手段。

我们发现当穿过缝线时，可以在轴面上稍微改变夹具的角度；在略微不同的角度，可以帮助缝线穿过肌腱的实质部，如果在术中测试能否将缝线拉豁，这是一种有用的技术。

作者使用了 SutureTape® 进行修复，不同于使用 Fibrewire® 或 vicryl 缝线。我们发现这种缝线减小了线结的大小、减少了潜在的伤口问题。SutureTape 也被证明比 2 号 FibreWire 有更高的极限断裂载荷和更大的组织把持力[11]。

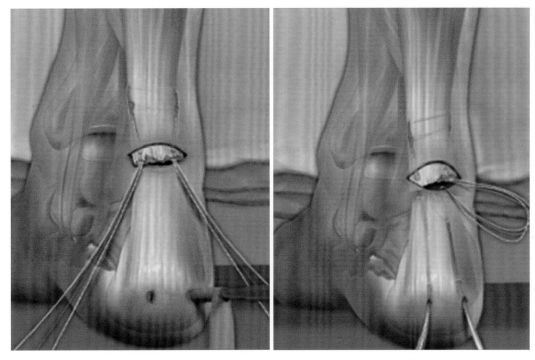

图34.9 & 34.10 近侧断端肌腱使用 PARS 夹具，远端置入锚钉

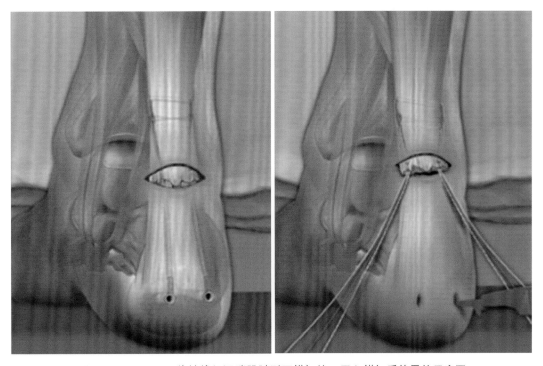

图34.11 & 34.12 将缝线经远端肌腱引至锚钉处，置入锚钉后的最终示意图

34.6 术后处理

用脱脂棉敷料包扎伤口，踝关节用石膏托固定于跖屈 20° 位，并保持 2 周，以改善皮肤的血运。石膏托固定的 2 周内需要预防 DVT 的发生；最近的一项 meta 分析发现，足踝部手术中跟腱损伤的放射学和临床相关静脉血栓栓塞发生率最高。临床和放射学 VTE 相关的 DVT 总体发生率分别为 1% 和 13%，而跟腱断裂时其发生率分别是 7% 和 35%[12]。

休息、不负重和抬高患肢可促进伤口愈合。术后第 3 周开始，患者可穿有楔形鞋垫的行走靴，并允许扶拐杖部分负重。术后 3 周可进行主动、轻柔的足踝部跖屈、背伸练习，背伸角度可至中立位，以最大限度地减少腱围粘连。每周移除一层鞋垫，术后 6 周内踝关节在行走靴内应处于跖屈位置，术后 7~8 周可去除行走靴。应避免被动的背伸动作。逐步康复的目标是约 6 个月达到完全康复。

（A. Nguyen, J. Calder 著　朱永展 译）

参考文献

扫描书末二维码获取

第五篇

一些特殊问题

第35章 结果评价

35.1 引言

从广义上讲，疗效判定指标是重要的医学组成部分。其对于监测治疗效果、分析临床疗效、比较不同手术或非手术治疗方案的疗效方面具有重要的临床意义。理想状况下，临床上通常会应用疗效判定指标，对患者在不同时间的实际状况进行完整、准确和客观的概述。同时，一个最佳的疗效判定指标应很容易应用于临床且成本较低。

目前，大量的疗效判定指标可以用来评估足踝关节的预后状况[1-6]。对特定疗效判定指标的选择在很大程度上取决于相关医护人员的个人偏好、关注的特定结果以及度量工具的属性。

为了尽可能完整、准确和客观地进行评估，在选择具体的疗效判定指标时，合适的度量工具是十分重要的[7, 8]。在本章中，将会概述可用于评估足踝问题最重要的疗效判定指标。同时，关于度量工具的心理测量特性也十分重要，它可以帮助我们确定该工具是否真正符合预期目标。因此，本章的目的是帮助读者了解如何评估疗效判定指标的心理测量特性，并对足踝相关运动损伤最佳的疗效判定指标提供清晰的概述。

35.2 心理测量特性

心理测量特性是一种工具属性，有助于帮助判断该工具对其目标参数实际的测量效果。为了能够充分评估某一疗效判断指标是否符合其预期目的，我们有必要对心理测量特性有一些基本的了解。最主要的心理测量特性包括有效性、信度、重复性三个方面，将在下文进一步讨论。

35.2.1 有效性

如《教育和心理测试标准》(Standards for Educational and Psychological Testing) 所述（美国教育研究协会、美国心理协会和全国教育测量委员会，1999，p9）："有效性是指相关证据与理论对于相关测试应用后所得测试评分进行解释的支持程度。"更具体地说，在选择疗效判定指标时，以下三个方面对评价效度至关重要：
1. 该工具在多大程度上测量了其预期测量的内容？
2. 该工具在多大程度上测量了预期结果的各个方面？
3. 该测量多大程度上与结果相关？

35.2.2 信度和重复性

信度是指与测量有关的随机误差的程度。在选择疗效判定指标时，应当考虑以下不同类型的信度：

（1）复测信度：这种类型的信度分析方法是指在不同时间间隔测试相同总体，通过评估结果的差异性，从而判定该工具评估的一致性程度。复测信度也称为重复性。

（2）观察者间信度：在评估足踝问题时，观察者间信度是指不同的医护人员使用同样的测量工具时能否产生相同结果，这对于信度分析十分重要。

（3）观察者内信度：观察者内信度是指多次进行相同的测试时，观察者应该对其中结果相同进行重复的测量，从而判断结果的一致性程度。

35.3　足踝运动损伤的疗效判定指标

35.3.1　病史

评估任何足踝问题时应首先回顾其病史。病史对于评估症状，明确治疗重点，了解医疗、社会和心理因素方面具有重要意义。在这个阶段，我们需要明确患者真正的需求，将患者主观的信息转化为客观的、可量化的信息有时是一种挑战。同时，主观信息同样不可忽视。例如，芭蕾舞演员由于足部反复用力的跖屈引起距后三角骨的疼痛，严重影响了他们的生活质量。然而对于一般人来说，无须执行这个特定难度的任务，这个问题也就无关紧要了。另一个只能通过病史了解到的问题是活动回避。例如，一个患者可以在疼痛数字评分表上打零分，仅仅是因为该患者此次测试时避免了导致特定疼痛的活动。因此，病史对于识别患者真正的问题和个性化治疗都至关重要。

目标达成量表（goal attainment scaling, GAS）是一个非常有助于个体化治疗的工具。在 GAS 的帮助下，可以对患者个体化的治疗目标进行识别、测量和评估。

35.3.2　体格检查

体格检查用于明确患者症状以及评估其预后情况。体格检查很难完全做到客观化。例如，像身高、体重等参数很容易被量化，但对于关节活动度以及肌力这样的参数来说，客观量化比较困难。测力计或测角仪等辅助设备可用于量化这些参数并获得可靠的数据结果，该结果可用于纵向评估比较。

35.3.2.1　美国骨科足踝外科协会踝关节评分系统

美国骨科足踝外科协会踝关节评分系统（American Orthopedic Foot and Ankle Society Score, AOFAS）是一个临床报告工具，旨在帮助医生规范化评估足踝关节疾病。该评分系统包括主观和客观两方面的检查，AOFAS 针对足踝部不同的区域分别制定，包括踝与后足功能评分量表、中足量表、踇趾跖趾 - 趾间关节量表，足趾跖趾 - 趾间关节量表 4 个部分。每种量表涵盖疼痛、功能和足踝部力线三类问题。AOFAS 量表的广泛应用为不同的研究提供了比较标准，但 AOFAS 量表从未被证实可用于任何

足踝关节疾病治疗的评估。

35.3.3　影像学

大量的标准化评分系统可用于足踝问题的影像学评估。例如，Kellgren-Lawrence 分级可用于骨关节炎评估[10]；Weber 分型可用于踝关节骨折评估[11]；Berndt-Harty 分型可用于距骨骨软骨病变评估等[12]；但本章的目的并非全面概述可用于评估影像学的评分系统，重点是对患者进行个体化的评估和检查。鉴于此，团队合作是至关重要的，临床治疗医生、放射科医生、患者应密切合作，从而确定正确的诊断结果，并随后得出最佳的循证治疗方案。

35.3.4　患者自陈结果量表（PROMs）

患者自陈结果量表（Patient-Reported Outcome Measures, PROMs）是标准化、有效的自陈问卷，用于测量患者对自身的功能状态以及幸福感的看法[13]。该量表分为用于评估一般人群的健康、疼痛或生活满意度水平的通用问卷和用于评估特定症状或健康问题的问卷。通用问卷对于特定足踝问题的相关性较差，但可有效评估不同的身体状况对生活质量或健康的影响。我们将在下章讨论与足踝损伤问题最相关的患者自陈结果量表（PROMs）。

35.3.4.1　SF-36 健康调查简表和 SF-12 健康调查简表

SF-36 健康调查简表是通用的健康测试量表，包含 8 个领域的 36 个问题[14]。SF-36 健康调查简表用于评估一般健康状况，包括身体状况和心理状况两方面。由于是通用量表，其中并没有包括针对特定症状、疾病、年龄组的治疗方案。SF-36 是一个非常有效的工具，可用于描述及评估替代治疗方案的优势。同时也可以采用 SF-36 健康调查的简化版——SF-12 健康调查简表。该简表可再现 SF-36 健康调查简表中有关身体和心理方面测试的评分[15]。与 SF-36 健康调查简表相比，SF-12 健康调查简表问题较少，因此可能比 SF-36 健康调查简表更受欢迎。

35.3.4.2　EQ-5D 健康指数

另一种测量一般健康状况的自我陈诉量表是 EQ-5D（EuroQualy of Life-5 Dimensions）健康指数。

EQ-5D 健康指数是 EuroQol 团体开发的一种通用的健康测量方法[16]。EQ-5D 将健康定义在五个领域：行动能力、自我照顾能力、日常活动能力、疼痛/不适、焦虑/抑郁。EQ-5D 是评估患者总体健康状况的有效工具。

35.3.4.3 足踝功能测试量表（FAAM）

足踝功能测试量表（Foot and Ankle Ability Measure, FAAM）是特定适用于足踝疾病的评估工具，通过患者的自我报告，可用于评估患者小腿、踝关节和足部肌肉骨骼疾病的功能变化[17]。包括两个独立分量表：日常生活活动（ADL）分量表和运动分量表。FAAM 是一种可靠、有效且灵敏自我报告的评测方法，广泛适用于患有小腿、踝关节和足部肌肉骨骼疾病的个体[17]。

35.3.4.4 足踝功能障碍指数（FADI）

足踝功能障碍指数（foot and ankle disability index, FADI）也是专门针对足踝问题开发的工具。该工具对于慢性踝关节不稳（chronic ankle instability, CAI）的评估具有较高的可靠性和敏感性。Hale 和 Hertel 于 2005 年[6]研究发现，FADI 指数在检测 CAI 受试者的功能障碍方面是可靠的，能够区分健康受试者和 CAI 受试者之间的差异；同时也可反映出 CAI 受试者治疗后功能的改善。

35.3.4.5 足踝疗效评分（FAOS）

足踝疗效评分（Foot and Ankle Outcome Score, FAOS）是专门针对足踝问题的工具，用于评估患者的各种足踝问题。FAOS 分为 5 个独立分量表：疼痛，其他症状，日常活动（ADL），运动和娱乐性活动，足踝相关的生活质量（QoL）。研究显示，FAOS 对骨性关节炎、踝关节不稳、扁平足以及踇外翻等疾病的评估是有效且可靠的[18-21]。

35.3.4.6 足部功能指数（FFI）

足部功能指数（foot function index, FFI）用于评估足踝疾病对患者功能的影响[2]。FFI 包括三个分量表：疼痛、残疾、日常活动限制。FFI 可以有效用于评估因足部疾病而功能低下的患者，对于功能在日常生活水平或以上的个体，足部功能指数（FFI）的作用性不大[1]。

35.3.4.7 足踝自陈量表（SEFAS）

足踝自陈量表（self-reported foot and ankle score, SEFAS）特定用于评估足踝疾病。该量表的有效性在踝关节炎患者和前足、中足、后足等不同部位足踝疾病患者中得到了验证[4, 22]。与美国骨科足踝外科协会踝关节评分系统（AOFAS）相比，足踝自陈量表（SEFAS）对于足踇趾以及后足疾病的评估显示出类似的甚至更优的心理测量特性，可更快地完成[23]。

35.3.4.8 特定疾病的患者自陈结果量表

除针对足踝问题的患者自陈结果量表之外，目前已开发出针对其他特定疾病的患者自陈结果量表。例如坎伯兰踝感觉不稳工具（Cumberland Ankle Instability Tool, CAIT），可用于评估踝关节不稳的严重程度[24]。另一个例子是踝关节骨关节炎量表，该量表可有效且可靠地测试与踝关节骨关节炎有关的症状和疾病[25]。为了尽可能对患者进行完整的评估，建议将一般的健康评估、特定足踝关节的评估和特定疾病的 PROMs 评估相结合。

35.3.5 并发症及复发率

为了充分评估手术的安全性和有效性，术后的并发症和复发率的监测至关重要。Dindo-Clavien 分级系统是一个可用于监测术后并发症性质和数量的分级系统[26]。外科医生有义务在手术之前告知患者手术的并发症和复发率，漏报并发症和复发率潜在后果可能会导致意外的治疗失败或者隐瞒未来的并发症。但报告复发率和并发症对医生来说存在某些利益冲突，故报告率往往较低。原因之一可能是医生出于对法律诉讼的固有恐惧，即使 95% 以上的手术并发症并不会导致诉讼[27]。其他原因可能是告知患者并发症和复发率会导致患者失去对其专业性的尊重，以及患者转诊导致收入的减少[28]。

（J. Nienke Altink, Jari Dahmen, Gwendolyn Vuurberg, Gino M. M. J. Kerkhoffs 著　苗　欣　黄红拾 译）

参考文献

扫描书末二维码获取

第**36**章 运动员的疗效评估

36.1 引言

　　足踝损伤在运动员中很常见。踝关节是运动员最易受伤的关节，踝关节扭伤也是最常见的运动损伤[1,2]。足踝部损伤会导致长时间的伤痛和功能障碍，这对于运动员以及相关方来说都是一个难题。受伤以后，运动员希望尽早重返赛场。但是，决定一名运动员何时重返赛场是一个复杂的、多因素的过程。首先，运动员对于踝关节功能的要求比普通人要高得多，许多动作都需要踝关节的参与，例如跳跃、足尖运动、跑步等；与此同时，运动员有时会在伤病恢复后展现出更好的运动表现。这些因素导致了运动员在许多评估中会表现出天花板效应，这种情况在足踝功能测试（Foot and Ankle Ability Measure，FAAM）中得到了证实[3,4]。其次，运动员对于损伤的临床反应和功能表现与普通人不同[3]；同时，另一个挑战来自于运动员在恢复的过程中相关人员怀着不同的愿望、期待和目标。例如运动员希望能尽快回归赛场；教练希望运动员至少与受伤前一样表现良好；而医生则希望其安全恢复运动并防止再次受伤。

　　本章的重点是概述复杂的运动员效果评估，这使得回归赛场的决策更具挑战性。同时将讨论与运动相关的风险评估，以及影响运动员重返赛场决策的各种因素。本章将不再讨论运动员一般健康状况的疗效判定指标，其在本书的前一章中已有过描述。本章的基本目的是使读者深入了解当前与特定运动相关的效果评估。

36.2 运动相关风险评估

　　在对患者的一般健康状况评估之后，应评估与特定运动相关的风险因素[5]。运动相关的风险因素评估可以提供应施加于受伤组织应力大小的信息。如果组织承受的应力超出所能耐受的范围，则组织不仅不会愈合，并且很有可能会造成损伤或再次损伤[5]。与其相关的一个重要因素是运动员所从事的运动项目的类型。通常来说，与接触性和高冲击性运动（如篮球或足球）相比，游泳等非接触性运动造成急性损伤的风险较低[6]。而与橄榄球或拳击等碰撞性运动相比，接触性运动的急性损伤风险较低[6]。此外还有许多与运动损伤相关的危险因素，例如运动员的竞技水平等。为了客观量化踝关节的活动水平，可以使用踝关节活动量表（Ankle Activity Score，AAS）进行测量[7]。该量表可用于踝关节不稳患者判定评估，也可用于踝关节不稳患者治疗后的预后评估。

　　另一种系统评估组织应力的方法是FITT（frequency, intensity, timing, type）原则，其包括四个方面：训练频率、训练强度、训练时间和训练类型[5]。

　　FITT基于四个方面的均衡训练原则：

- 训练频率：最佳的训练频率是指训练频率应足够高以使组织适应，而同时训练频率也足够低，利于组织愈合。
- 训练强度：最佳的训练强度是指在超量负荷和超量训练之间达到动态平衡。如在跑步等心肺运动中，可以用心率来量化训练强度。而在力量训练中，可以采用负荷量、重复次数、组间间歇作为衡量训练强度的标准。

- 训练类型：指训练中与伤病相关的应力类型。例如，当一名芭蕾舞演员出现跟腱炎时，可以减少常规训练和表演，增加伸展练习以及加强小腿肌肉力量的练习，从而减轻跟腱的压力。
- 训练时间：最佳的训练时间是保持训练时间和休息时间的相对平衡，以使组织可以适应足够的应力。同时应力应保持在组织可承受的范围内，否则组织无法在随后的训练前恢复。

36.3　风险承受能力调整

当治疗团队对医疗风险和运动相关风险因素有清晰的认识后，在制订治疗计划之前还必须对风险承受能力进行评估[5]。特别是对于高水平运动员，许多因素会影响其治疗计划的制订。StARRT框架描述了常见的影响风险承受能力的因素[5]。

- 时机：选择恰当的治疗时机对于运动员来说非常重要。例如，在重要比赛面前，运动员和他的医生可能愿意接受承担较高的受伤或再受伤风险。
- 运动员的压力：当运动员希望参加比赛时，他们的风险承受能力就会变得更高。
- 外部压力：运动员的压力不只是个人性质的。这种压力有时来自于相关方（如俱乐部、教练、经纪人、家庭成员等）的外部压力。
- 伤痛的治疗：在某些情况下，镇痛药可以有效地临时抑制伤痛，这样运动员就可以继续参与比赛而不会引起进一步的疼痛。
- 利益冲突：经济因素可以促使运动员延迟治疗。例如，在运动员更换俱乐部之前，不希望潜在的买家知道其伤病状况。

36.4　回归赛场

在评估医疗因素、运动相关风险因素以及风险承受能力后，运动员和医疗团队可以决定运动员何时重返赛场。但重返赛场并不只是治疗结束后的一个决定，而是受诸多因素共同影响的一个连续过程[8]。当运动员受伤时，为了更好地康复，可能需要完全停止运动。运动员从伤病阶段恢复到伤前水平或者比赛状态需要经历一系列不同的阶段，下面将进一步讨论这些阶段：

- 停止运动：完全停止运动有时是最佳的治疗选择。在一些急性状况下，立即停止运动对于运动员的健康至关重要。另一种情况是症状随着时间推移而逐渐加重，这时也有必要立即停止运动，有助于启动或加速康复过程。
- 回归参与：在这个阶段，运动员进行了一些体育活动，但并未回归到运动员期望进行的运动项目[8]。此时通过调整一系列的训练计划以帮助尽快康复。
- 重返运动：运动员已经开始进行所期望的运动，但是还没有达到伤前运动水平[8]。
- 重返赛场：运动员的运动能力恢复到受伤前水平或高于受伤前水平[8]。

在开始治疗之前，与运动员讨论运动恢复过程的连续性是很重要的。对于一些运动员来说，恢复到回归参与或者恢复运动的阶段已经足够，并不需要回归到比赛状态。在某些情况下，让运动员恢复到受伤前的水平可能不太现实。为了获得最佳的治疗方案和结果，患者、教练和医生之间应该紧密合作。同时还应该密切关注回归过程中可能涉及的心理测量特性[9]。Ardern等[10]对不同研究进行了系统回顾，其中包括研究运动员足踝受伤后重返赛场的状况，同时研究中至少涉及一项心理测量特性。研究显示，有初步证据表明，较高的重返运动比例与积极的心理暗示有关。这表明作为一支医疗队伍，关注运动员的心理健康具有重要的临床意义。

36.5　特定疾病的患者自陈结果量表（PROMs）—运动亚量表

特定疾病的患者自陈结果量表（Patient-Reported Outcome Measures, PROMs）具有运动亚量表，专门用于评估与运动相关的指标。这些指标可用于运动员在特定治疗后的结果评估。本节将介绍特定疾病的患者自陈结果量表（PROMs）中关于特定运动的亚量表，或特定用于评估足踝相关运动结果的PROMs。

36.5.1　运动员足踝评分（SAFAS）

运动员足踝评分（Sports Athletes Foot and Ankle Score, SAFAs）旨在为高水平运动员提供一个有效的、可自我管理的自陈量表[11]。本量表基于对运动员的调查访谈，在此基础上创建评分系统。在调查过程中，运动员需要对现存的评分系统进行评价，例如：FAAM 评分、FAO 评分、FFI 评分等 [4, 12, 13]。运动员来自不同类型的运动项目，如橄榄球、足球、板球等。所有的运动员都曾有过与运动相关的足踝损伤史。SAFAS 评分是评估运动相关足踝问题的有效工具，它可以检测出高水平运动员从健康状态到受伤过程中所发生的变化 [11]。SAFAS 评分包括症状、疼痛、日常生活和运动水平 4 个亚量表。

36.5.2　踝关节运动评分系统（SARS）

踝关节运动评分系统（Sports Ankle Rating System，SARS）用于评估足踝损伤患者的功能预后，包括以下三个工具：生活质量测试、临床等级评分以及单项数值评估 [14]。Williams 等研究显示 [14]，踝关节运动评分系统（SARS）可有效评估踝关节扭伤对运动员运动功能及心理状况的影响；可反映出与踝关节相关的健康状况的变化；能够可靠且有效反映踝关节外侧扭伤对运动功能和心理方面的影响。作者之所以选择踝关节扭伤患者来验证踝关节运动评分系统（SARS）的效果，是因为踝关节扭伤不仅是运动员下肢最常见的损伤，也是运动员群体中最常见的身体损伤。针对这项运动员功能预后的特定评分系统，进一步的研究将重点验证该系统评估患有其他更为具体的足踝疾病的有效性。

36.5.3　足踝功能量表（FAAM）—运动亚量表

足踝功能量表（Foot and Ankle Ability Measure，FAAM）是针对足踝问题的特定量表，其创建目的是为患有小腿、足、踝等肌肉骨骼疾病的运动员和非运动人群开发一种可用于评估身体功能变化的自陈量表 [4]。足踝功能量表（FAAM）包括两个亚量表：日常活动（ADL）亚量表和运动亚量表；运动亚量表由 8 个问题组成，旨在评估下肢相关的特定运动项目对于患者的难度水平。该分量表的评估内容既包括例如跳跃、奔跑、着地等难度较低的活动，也包括患者所期望的较高难度水平的运动。Carcia 等的研究 [3] 表明，与慢性踝关节不稳（CAI）的运动员相比，健康运动员的 FAAM 运动亚量表得分更高；同时，与踝关节接近正常或踝关节异常的运动员相比，踝关节正常的运动员 FAAM 得分更高 [3]。

36.5.4　足踝疗效评分（FAOS）—运动分量表

本书前一章对足踝疗效评分（Foot and Ankle Outcome Score，FAOS）进行了总体概述，本章节关注于足踝疗效评分（FAOS）的运动分量表部分 [13]。分量表针对足踝损伤患者的运动功能，重点关注过去 1 周进行特定动作时有一定程度的困难的情况。这些动作包括：跑步、蹲、跳跃、转动、旋转、跪地等。然而，足踝疗效评分（FAOS）更加适用于在团体层面评估临床预后结果，而不太适用于特定患者或运动员的个体监测 [15]。

（J. Nienke Altink, Jari Dahmen, Gino M. M. J.
Kerkhoffs 著　苗　欣　黄红拾 译）

参考文献

扫描书末二维码获取

第**37**章 康复技术进展

37.1 引言

下肢的损伤及疾病在运动员中非常多见,尤其在高强度运动以及对抗性运动当中。临床医生经常要面对挑战,使运动员在最短时间内恢复到伤前运动水平。目前的运动康复趋势接受了这一挑战,并提倡更快地恢复损伤区域的稳态和功能的概念与技术,同时仔细监测愈合组织受到的负荷。在本章中我们会为大家呈现用于下肢训练的康复技术以及踝关节功能评定的方法:血流限制(blood flow restriction, BFR)训练技术以及一种新的用于踝关节的评定工具(QF-AROM)。

37.2 血流限制训练技术在康复中应用

运动员需要不断地对身体提供训练刺激以形成有益的适应并提高成绩。相同的原则同样适用于运动康复的整个阶段,但是每个阶段有其特殊的目标,因而受到某些限制(例如,制动或者非负重)。众所周知,对肢体受伤早期的必要保护(限制活动及负重)会造成一些肌肉力量的降低和肌肉容积的减少。临床医生运用治疗性训练方案以努力抵消活动受限的不良后果。低强度和低负荷运动如果使用得当会逆转一些对关节活动度和局部肌肉活动的负面影响,但是不能够对力量的增加和肌肉生长提供充分的刺激。根据美国运动医学学院的观点,他们支持抗阻训练,并认为超过单次循环负荷力量最大值的 65%~70% 便可使肌肉力量增加、肌肉肥大[1]。但是,应当避免训练负荷超过受损组织的承受范围,尤其在康复的早期阶段。

目前提倡低负荷运动(低于 1RM 的 30%),并结合血流限制(BFR)技术[2]。血流限制(BFR)技术是在肢体近端使用可充气袖带或者弹力绷带,其目的是阻止肢体远端静脉回流并部分限制动脉血流。限制血液流动创造缺氧环境以及血液池,从而触发一系列生物化学反应进而上调肌肉蛋白的合成[3]。BFR起源于日本,从 20 世纪 90 年代末期就有大量科学研究证实,相对于高强度的阻力训练,低负荷训练联合 BFR(low-load training with BFR, LL-BFR)可以显著增加肌肉力量,使肌肉肥大[4]。尽管其对肌肉的力量刺激有利,并且不会因机械负荷过高对修复组织产生损伤,但是 LL-BFR 的优势不能被过度夸大。

37.2.1 什么是 BFR?它是如何起效的?

血流限制(BFR)是在肢体近端使用可充气袖带或者弹力绷带,其目的是阻止肢体远端静脉回流并限制动脉血流。限制血液流动造成缺氧环境、形成血液池,从而引发一系列生物化学通道,导致肌肉蛋白的合成。科学界提出各种关于 BFR 的假说,但是目前对于其主要作用机制仍然没有定论。这些假说包括激素反应(生长激素增加)、通过细胞内通路起始转化(mTORC1)、代谢物累积(乳酸)、加快糖酵解纤维的募集、增加卫星细胞的活动以及肌肉细胞肿胀[5]。通过仅采用 BFR 而不进行锻炼,显示其主要作用机制为引起细胞肿胀[6]。当与低负荷锻炼相结合时,多种机制参与肌肉的肥大和力量的增强[5]。

37.2.2　BFR 如何运用于临床？

在进行康复时，BFR 首选使用充气袖带，因为它可提供不同级别的压力并且可以通过压力计精确测量压力数值。完全闭塞动脉是不可取的，因为这会增加一些副作用的风险，并且采用过高压力完全闭塞动脉相比部分闭塞并不能提供更多的益处。文献报道了不同程度的动脉闭塞情况，也有研究认为尽管压力低至 50 mmHg 仍然可以获益。最常用的压力为达到动脉闭塞所需压力的 80%，可用便携式多普勒超声（常被用来进行子宫内胎心的评估）来检测（图 37.1）。当听不到胫后动脉的搏动声音即为动脉完全闭塞所需的压力，然后调整袖带压力为此压力的 80%。

37.2.3　在足踝损伤或手术康复中如何使用 BFR？

BFR 可应用于运动员康复的各个阶段。Loenneke 等[7] 提倡分阶段应用 BFR 的模式。第一阶段是在制动阶段使用 BFR，第二阶段是包含像行走和骑自行车的低强度有氧运动结合 BFR，第三阶段是低强度的抗阻运动以提升最大力量和促进肌肉肥大。在延长制动期间，袖带在 5 分钟内充气达到最高闭塞压力的 80%，然后再放松维持 5 分钟以利于再灌注的发生。这种循环 1 组 5 次，每天做 5 组（图37.2）。

有研究表明 BFR 在术后完全制动期可以减轻患者肌肉力量的减弱和肌肉容积的丢失[8]。当允许患

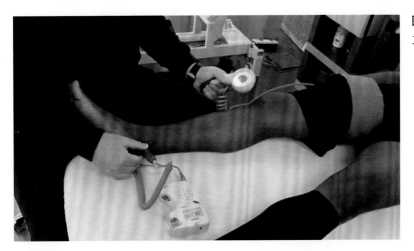

图 37.1　通过多普勒超声装置检测完全闭塞压力

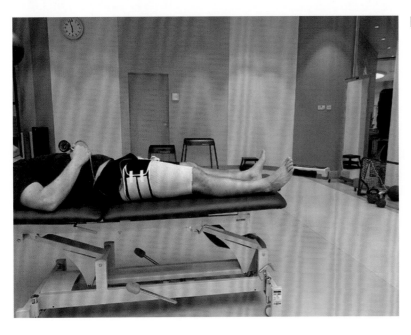

图 37.2　BFR 应用于制动期

者进行主动活动（全范围或者部分范围）时，BFR可以结合踝关节各个方向的主动运动直到肌肉疲劳为止。可以适度应用小力量的弹性对抗（图 37.3）。

在可以允许部分负重的情况下，BFR可以提供大量的肌肉负荷而不损伤受伤的踝关节。部分负重结合 BFR 见图 37.4。

当允许部分负重时，BFR可以与步行或者骑行相结合，并对恢复期运动员肌肉力量的增加及心血管耐力的恢复有益（图 37.5）。研究已证实，在 45%最大心率下步行 20 分钟不仅能够有益于心血管健康，而且可以提高大腿肌肉的力量。如果没有 BFR 的参

与，仅通过低强度的锻炼难以获得力量的增长[9]。

如果运动员的情况允许进行低强度抗阻运动，BFR可以提供其最大的优势。抗阻运动可以使用自身重量、弹力带或者健身器材（图 37.6）。Scott 等[3]基于可获得的证据，对于 BFR 抗阻训练进行了简明的概述。按照下述重复次数进行 4 组训练：30，15，15，15。休息间隔为 30 秒，期间袖带保持充气状态以利于提高代谢物累积的作用。在健康人群进行BFR 训练时，30% 的 1RM 抗阻强度是最常使用的；然而在患者人群中，1RM 的测试并不可行或者并不安全。在我们中心，通常建议临床医生逐渐增加低

图 37.3　BFR 结合弹力带进行低力量抗阻训练

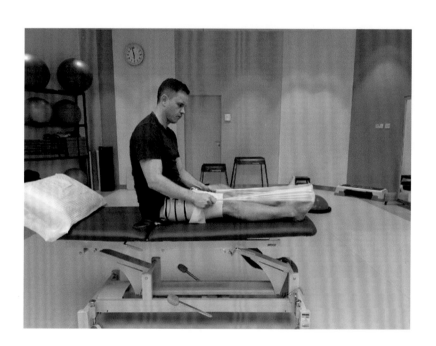

图 37.4　部分负重训练结合 BFR

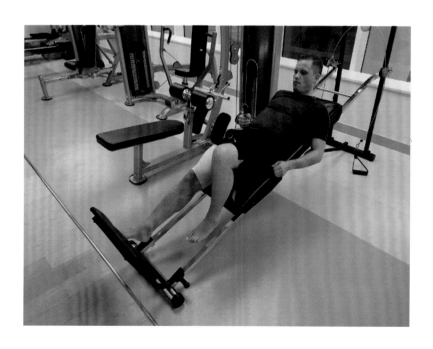

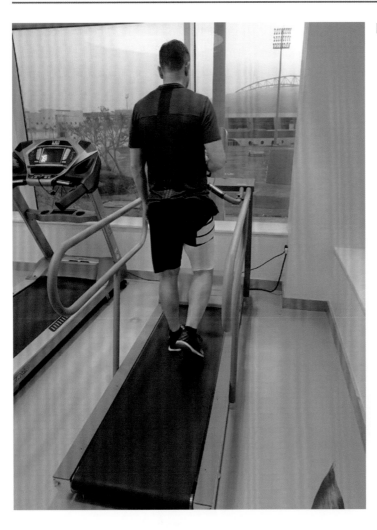

图 37.5 在跑步机上行走同时使用 BFR

强度负荷，直到运动员完成指定的组数和重复次数，并在每次运动结束时达到约 80% 的自感力竭强度。多种锻炼方法都可以在这个阶段使用；然而，每次的总时间不要超过 30 分钟。建议在 BFR 训练之间休息 5 分钟，以允许腿部肌肉的再灌注和提高促进肌肉肥大的作用。

当运动员可以进行高强度负荷的训练时，LL-BFR 可以作为一个很好的工具，在康复的最后阶段帮助调整训练负荷。用低强度负荷训练联合 BFR（LL-BFR）替代高强度抗阻训练，运动员受伤的足踝部可以获得有益的训练刺激，而免于超量负荷。

37.2.4 BFR 训练对患者是否安全?

和任何一种训练相同，BFR 也有其自身的局限

性和禁忌证。有严重的心血管疾病以及周围血管疾病的患者不适合进行 BFR 训练。低强度负荷的 BFR 训练与没有 BFR 的高强度抗阻训练具有类似的血流动力学反应，对于经常暴露在这种压力下的运动员来说，无须担心。有趣的是，与高强度抗阻训练相比，低强度负荷 BFR 训练似乎不会引起肌肉损伤，因此对于担心肌肉组织功能的患者来说是一个安全的选择。然而，对于长时间没有进行任何类型训练的患者需要谨慎，以避免过度训练导致急性反应。关于 LL-BFR 训练安全性的考虑请参考 Loenneke 等的文献回顾研究[10]。

总之，LL-BFR 训练是一种最近出现的新型康复方式，可以促进下肢的肌肉力量的增长和肌肉的肥大，同时避免对愈合组织产生不利的负荷。如果使用得当，它是安全的并且可以大大提高康复的效果。

图 37.6 下肢低强度抗阻训练结合 BFR

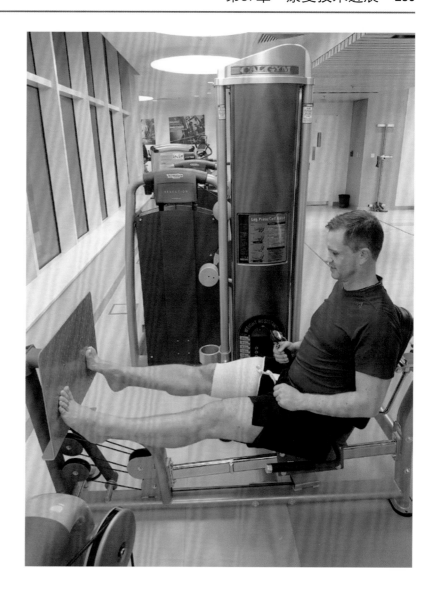

37.3 康复中活动范围的评估新进展

踝关节的活动度（range of motion, ROM）对整个身体的功能是非常重要的，例如走路、跑步、跳跃。因此，在踝关节受伤后或手术后，恢复关节的全范围活动度非常重要。活动度彻底恢复后，运动员才能够完全重返体育活动中。测量 ROM 并不是一项简单的任务，因为我们习惯于使用传统的角度仪，其可靠性依赖于临床医生，而使用的标志和定位可能在不同的医生之间发生变化。同时，在仰卧位使用通用测角仪时，由于拮抗肌存在一定张力，因此并不能反映踝关节的真实 ROM，另一方面也因为踝关节并非处于功能位。

如果对踝关节活动度进行功能性测量，则这些数据可以真实反映踝关节的不同位置并且反映出踝关节的真实活动度。遗憾的是在文献中并没有此类数据。采用弓步姿势时测量踝关节的背伸可以满足功能性测量，而其他功能性测量可能导致踝关节扭伤。实际上，背伸角度的功能性测量是让膝关节顶墙的同时，使用尺子测量踇趾到墙壁的距离，或使用倾角仪测量胫骨干前缘的倾斜度。但踝关节其他 3 个方向 ROM 的功能性测量难以进行，我们对这些数据还不太了解。

最近，我们研制出一种设备，可以在模拟真实运动情况下的扭转、跳跃、改变方向时，测量踝关节 4 个主要方向（背伸、跖屈、内翻和外翻）的功能性活动度。

37.4　设备

我们的设备（QF-AROM）包括一个底座、一对侧壁、一个 30° 倾斜的上表面和一个 180° 旋转的足托，足托固定在倾斜的上表面，用于放置患者的足部。滑动安装板附着在其中一个侧壁上，可以沿着平行于倾斜上表面的方向选择性地移动，便于对需要测量的足部进行适当的固定。

还有一个具有相对的上端和下端的细长杆，其下端附着于与倾斜上表面垂直的安装板。这个下端用于校准旋转杆（垂直于倾斜的上表面）。一个倾角仪，例如数字倾角仪、角度传感器或类似物，被固定在长杆的上端，测量相对于倾斜上表面的角位移。

固定棒安装在细长杆上端，并与之垂直。固定棒可紧贴小腿部并可在细长杆上滑动，调整其高度与小腿干中部相匹配，这样使设备能够测量不同身高和体型患者的踝关节 ROM。

37.5　测量

患者站在设备后面用一只手扶着墙壁，然后把健康侧足部放于矢状面固定的足托中；一旦足部在足托中使用固定带固定牢固后，将安装好的滑动板（握住旋转杆）移动到与胫距关节轴线对齐，保持旋转杆与倾斜上表面垂直，将数字倾角仪归零。然后要求患者胫距关节进行最大程度的跖屈，并让身体向后倾斜以让其承受最大程度的跖屈，并保持足底与足托紧密相贴。当患者达到最大程度的跖屈时，转动旋转杆，直到固定棒接触到小腿，此时在倾角仪上所示的角度是完全功能性跖屈活动度（FF PF ROM）。接下来，患者做弓步姿势，要求膝关节超过足趾（避免过度内旋）直到获得最大背伸，同时足跟在足托内保持水平，这时斜角仪上的角度即为完全功能性背伸活动度（Full Functional PF ROM, FF DF ROM）。一旦完成，将足托解锁，患者移动到该设备侧方（在侧壁旁边），将足部及足托一起旋转 90°，与设备的轴向平面对齐后将其锁定。患者随后站在侧方以便于测量内翻活动度。踝关节做内翻动作时不要让足的外侧缘抬离足托。滑动板重新定位以适应足的旋转轴。一旦记录了内翻活动度，患者移动到另一侧并保持足的内侧缘紧贴足托以测量外翻活动度。随后按此方法完成受伤侧踝关节 4 个方向活动度的测量。

37.6　结论

我们对 87 名踝关节受伤且已经达到 RTP（return to performance，重返赛场）特定运动阶段的男性运动员进行了研究，并与 25 名健康运动员进行对比，发现除了外翻角度，两组的跖屈、背伸及内翻角度都存在中等到较大的差异。与健康组相比，跖屈角度差异最大，外翻角度差异最小。跖屈角度标准误差为 2.1°，外翻角度为 4.1°。背伸及内翻角度可靠性为良，跖屈角度可靠性为优，然而外翻可靠性为可。

这个创新装置能够测量功能性踝关节 ROM，发现了在 RTP 时跖屈角度明显减小，可以帮助临床医生改进康复方案，并且很可能减少再损伤率。

（Konstantinos Epameinontidis, Mohsen Abassi, Pieter D'Hooghe 著　李　杰　向孝兵 译）

参考文献

扫描书末二维码获取

第38章 运动损伤足部矫形器的进展

38.1 背景

足部矫形器是预防和处理多种下肢运动损伤的成熟辅具。将模制鞋垫放入鞋中的简单操作就可以对下肢损伤产生显著的预防效果。足部矫形器相对便宜，而且使用预制的足部矫形器，可以使患者立即受益。此外，足部矫形器产生副作用的风险很小，因为如果出现了潜在的问题，也可以通过移除矫形器而很容易地解决问题。

然而，足部矫形器的使用缺乏标准。世界各地的足部矫形治疗在理论和应用上都有很大差异。生产制造和开具矫形器处方的人来自不同的行业，对于相同的病变，可能会有多种不同的处理方法。

无论设计原理如何，定制足部矫形器（custom foot orthoses, CFOs）的数字化设计和制造是下肢运动医学的一项重大进展。为了解释其原因，理解其与传统设计和制作过程之间的差异是必要的。

38.2 定制足部矫形器的传统制作方法

CFOs 的制作是一个多步骤的过程。整个过程可以由矫形师独立完成，但通常由商业化的足部矫形实验室根据书面处方来完成。制作的每个阶段几乎都存在一定变化和个性化。

为了获取足部的几何形状，传统制作常用的方法是使用泡沫印模盒、石膏绷带取模或真空气囊。通过这些方法从而获得阴模，矫形师还可以通过让足部全负重、不负重或半负重的方式来调控。这些都会以不同的方式影响到获取的足部形状模型。

在阴模的基础上，构建出足部的阳模——最常见的方式是使用石膏浆灌注。在许多情况下，阳模可能不会作进一步修改，这就已经是"定制"的。

然而，多年来，随着从业者努力提高效率，出现了一些不同的理念。例如对阳模进行修改，而实现特定的需求。或者根据开具的处方，矫形师可以再结合需求对模型进行内部粘贴、刮削和塑形。根据理论上的目标，最终的形状可能与原始模型有着很大不同。尽管最终得到的矫形器可能看起来很相似，但这些改进会对应力如何作用于足部产生重大影响。

矫形器的制作，是通过将材料加热以后，在阳模上塑造成型的。可以用于制作 CFOs 的材料有很多，从各种密度的乙烯醋酸乙烯酯（EVA）或聚氨酯（PU）泡沫，到更硬的壳体材料，如聚丙烯或碳纤维复合材料，都可以使用。通过使用不同厚度的坯料，可以制作出具有不同的刚度特性的足部矫形器。

CFO 在成型以后，需要进一步修改，去除多余的部分，使其可以放入鞋中。CFO 最终制作完成还可能需要一些用于固定的添加物，例如稳定垫、泡沫垫、楔形垫以及顶部的覆盖物。

38.3 定制足部矫形器的数字化制作

在过去的 20 年里，定制足部矫形器制作过程的数字化得到了极大的发展。引入了 CAD/CAM（计算机辅助设计 / 制作），并彻底改变了足部矫形器的生产方式。

由于需要大量的初始投资，首先实施这项技术的是商业实验室。使用各种扫描系统将传统石膏模型或泡沫印模盒进行数字化处理。对于矫形师来说，没有必要做出改变或投资在这项新技术上。

目前，这项技术已经变得足够经济，许多矫形师都拥有了扫描仪，可以直接获取足部形状。对矫形师和患者来说，最明显的好处是取模过程更清洁了，而且速度更快了。直接进行数字化获取模型速度更快，一次可以进行多层面的扫描，并可供以后参考。

与传统的取模方法一样，有很多方式可以选择。取模技术显然会对最终制作出的矫形器的形状产生重大影响。

无论是直接扫描还是扫描石膏，足部的数字模型都可以无限期保存。这可用做未来设计的参考。在许多传统方法中，如果需要进行新的设计，则必须通过重新制作石膏来获取新的足部模型。

数字化设计基本上绕过了模型制作所涉及的大部分步骤，可以直接设计出成品矫形器。模型通常需要做许多更改，可以在数字化设计上直接进行更改。更重要的是，数字化设计可以分步执行，从而创建出具有微小变化的多个不同设计。直到最近几年，这些还只是在实验室范围进行。现在个体矫形师也可以借助CAD软件，在计算机上进行实时操作，获得完整的设计方案。

在完成矫形器的数字设计以后，利用CAM软件，来为计算机数控（CNC）雕刻机或路由器创建出工具路径。这种被称为"减材快速打印"的方法，是通过在实体模块上进行雕刻或削掉部分材料来实现的。

实现减材制造所需的硬件可以有不同的规模。大型商业实验室能够同时制作数十件矫形器。而矫形师现在也可以在更小的规模上进行制作。

与传统制作一样，数字化制作也可以使用具有不同特性的各种材料。与不同厚度的坯料不同，壳式矫形器的制作可以通过改变刀具偏移量的方式进行加工，从而改变厚度，获得不同的刚度。矫形器的各个部分也可以进行分别加工，以制作出更软或更硬的区域，同时矫形器重量变化最小。

CAD/CAM技术提高了制作过程中每一步的效率。传统方法需要等石膏固化，以及材料加热和冷却的时间。此外，还需要大量的体力劳动。实际上，传统工作室需要至少48小时作为"快速周转"服务来制作一个CFO。CAD/CAM设计和制作可以在不到60分钟的时间内制作出一个完全定制的足部矫形器。

数字化制作效率的大幅提高，是足部矫形器应用取得如此重大进步的根本原因。为了理解其中的原因，下面将简要回顾足部矫形器及其作用机制的研究。

38.4　足部矫形器的研究意义

由于多种原因，足部矫形器及其与病变的关系的研究非常复杂。

首先要考虑的是在世界范围内，有关足部矫形

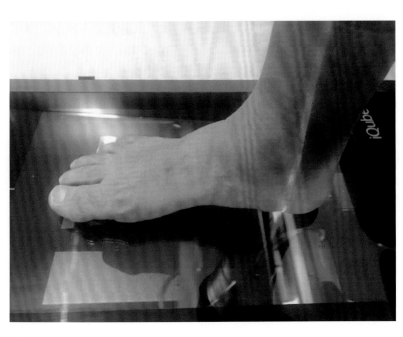

部分负重，使用三维激光扫描仪进行足部扫描

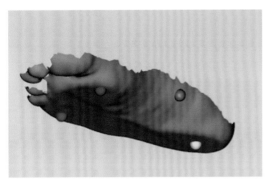

激光扫描仪的数字扫描结果（部分负重扫描）。在足跟跖侧中心、第一和第五跖趾关节、内侧纵弓的顶点处做标记

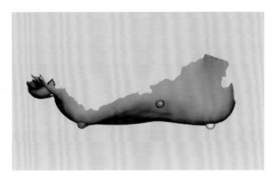

非负重扫描，且检查者将第一跖趾关节背伸时的内侧观：卷扬机制使内侧纵弓的高度达到最高

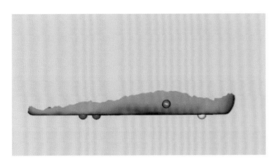

完全负重扫描时的内侧观：内侧纵弓高度最低的图像，表面的软组织扭曲变形

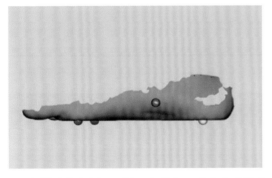

部分负重扫描时的内侧观：足弓未受力，因此高度较高，但是表面的软组织扭曲变形

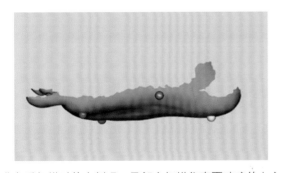

非负重扫描时的内侧观：足部在扫描仪表面玻璃的上方

器制作的术语和定义有时候是相互冲突的。如前所述，定制足部矫形器可以是简单地塑成足部形状的软鞋垫，也可以是在大量修改的模型上用硬质材料制成的矫形器。然而，研究人员通常不会区分这些不同的方法，将所有基于足部模型的矫形器都视为定制的。

此外，足部矫形器的理论基础和作用机制也有着不同的推测。传统观点认为它们的主要作用是支撑和对下肢力线的调整，但几乎没有支持证据。大量的对可能机制的研究并没有找到合理的答案。有证据表明，足部矫形器会影响足部的运动学特性，例如后足外翻和胫骨旋转；也会影响足部的力学特性，例如加载速率和垂直方向的冲击力。通过 EMG研究，也有证据表明，在神经运动方面，足部矫形器在改变肌肉负荷和功能方面发挥一定的作用。

然而，所有这些研究反复观察后得出的最重要结果是，患者对不同的矫形器的反应存在显著差异。将相同的干预措施应用于不同的患者，通常会产生非常不同的效果。在预制足部矫形器上添加简单楔形垫的一系列研究中，也表现出不一致的、特定于受试者个体的一些反应，而这些与预期结果常常是相反的。在压力中心（center of pressure, COP）和膝关节力矩的改变上，也得到了类似的结论。而对于不同的受试者，即使是相同的干预措施，也可能会产生显著不同的结果。

如果考虑到在对足部运动进行仔细检查时得出的结果通常都具有高度的可变性，那这样的观察结果可能就并不那么令人惊讶了。基于这个原因，那些认为存在可测量的"正常"足的传统模型都将面临质疑。较新型的足部矫形器可能仍会基于患者模型或扫描进行矫形设计，但都进行了量身定制的修改，旨在通过改变施加在足底的应力来改变足部的负载。

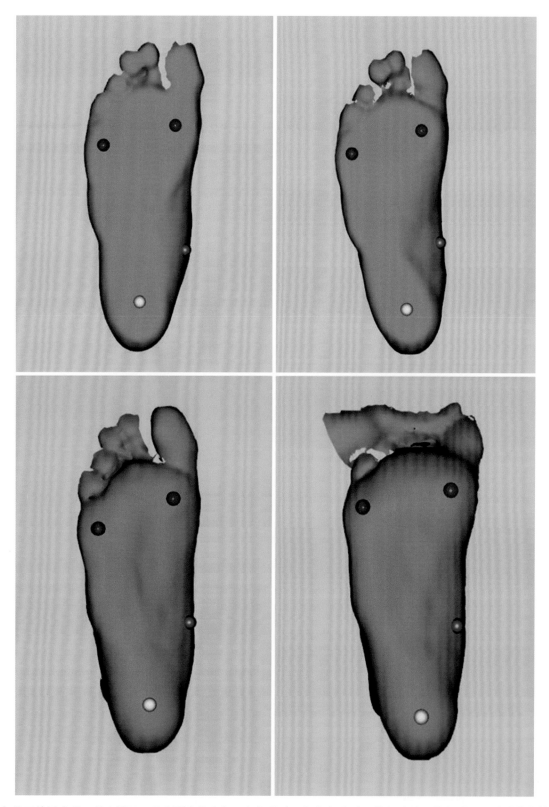

四种扫描条件下的足底观：从上到下、从左到右依次为：全负重时，部分负重时，非负重时，非负重且跖趾关节背伸时。可以看到足部的几何形状差异明显

当先前的设计失败时，可以尝试改变其动力学特性的矫形器，这已被证明是有效的。应该指出的是，即使在这些患者中，最终的结果也可能是不同的。

这种不确定性影响了一些关于足部矫形器在损伤治疗中的有效性研究的相关性。通过利用预制矫形器或预设计的 CFO 获得一个标准化的干预方法，可以解决这种不确定性对于高水平研究设计的挑战。然而，可以预料到的是，对一群人进行矫形干预将在该组内产生不同的影响。最合理的设计研究不考虑个性化的干预。因此，最终的改变比它可能产生的变化要小得多。足部矫形器的 meta 分析往往由这样的研究组成，因此，即使有改变，也只可能会报告出较小的影响。

有人认为，这限制了此类研究的相关性，因为它们无法反映临床实践。越来越多的争论认为，应该以与制药行业中的药物类似的方式看待足部矫形器，即矫形师应该注重最适合患者个人的矫正"剂量"。但是根据上述证据，这往往不太可能是简单的线性关系，而需要针对个人量身定制的解决方案。

在 CAD/CAM 矫形器设计时，可以对矫形器的增量进行精确的调整，这将可以对矫形器"剂量"的概念进行一些探索。生产效率和准确性的提高，可以通过一次扫描，制作出多个版本的足部矫形器，然后逐步来进行修改。这使得足部矫形器与其带来的改变之间有了一些线性关系，但也产生了很多的不确定性。

即使是这种类型的研究，也有其局限性，因为它仅与某种规定的具体方法相关联。然而，CAD 软

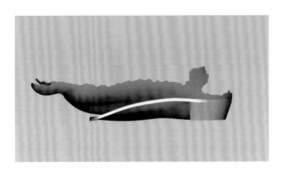

贴合足部形状设计的足部矫形器

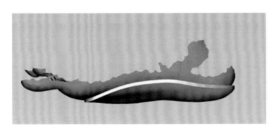

同一只足，但现在有一个足部内翻的修改。除了足跟处和足外侧的接触点以外，矫形器的形状与原始贴合足部设计的形状是一样的。在传统制作技术中，这需要在取模时用石膏绷带将足弓复制出来。研究表明，这是在足底施加内翻矫正力的有效方法

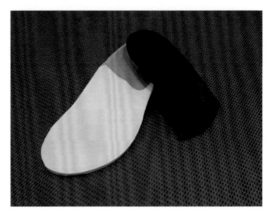

CAD/CAM 制作的 EVA 泡沫和聚丙烯材料的足部矫形器。同样的数字化设计，但使用不同的材料进行制作

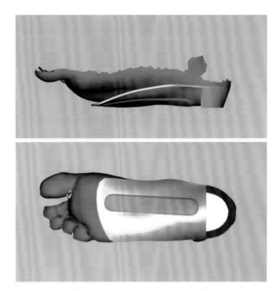

先前的足部矫形器设计示例。材料整体较薄，有较大的柔韧性，但使用了保持纵向强度的元素来加固。外部的跟骨稳定垫长度较小，可适当降低纵向的强度。在距舟关节处设计了一个容纳性的接触面

件的一个显著优势是，它不会将矫形师与任何特定方法或由商业实验室定义的变量联系起来。它可以让矫形师拥有与自己制作实体模型时相同级别的设计控制，唯一的区别是这个模型是在计算机屏幕上的。

这凸显了在临床上使用 CAD/CAM 制作的矫形器是一项重大进步。矫形师能够做出个人的设计决策，然后可以查看最终效果。该技术提高了效率、可重复性和准确性，意味着现在可以直接根据临床表现进行特定的设计调整，而且是几乎可以即时对各种参数进行调整。

简单来说，矫形师可以根据他们的特定要求设

左：15° 内翻设计；中：15° 内翻加 4 mm 内侧延伸的设计；右：25° 内翻加 4 mm 内侧延伸的设计。

对同一足部而言，这些不同的修改设计可以施加一个略有不同的内翻矫正力

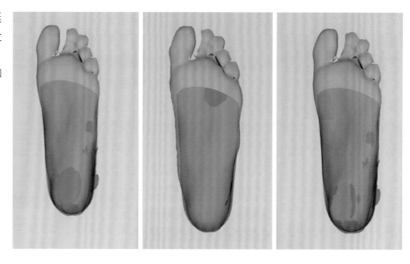

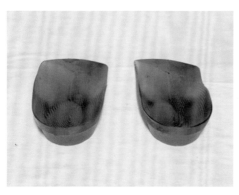

左：15° 内翻足跟矫形器；右：25° 内翻足跟矫形器。

这是按之前的数字化设计制作出的矫形器。足跟处的平坦区域对足跟施加了方向略有不同的矫正力。除此之外两个矫形器是一样的

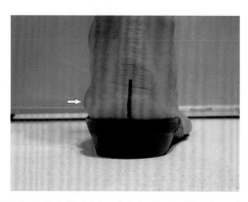

足部矫形器的静态检查显示出良好的适配性。但距舟关节下方的软组织隆起显示，内侧纵弓处可能承受了较大的力

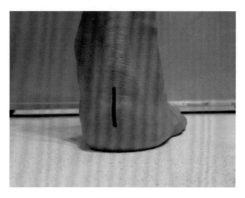

足部休息位

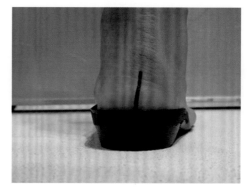

静态评估：矫形器有内翻的矫正。足跟内侧的力施加了一个内翻力矩，降低了距舟关节区域的直接压力，因此之前的软组织隆起不太明显

计和修改矫形器，而且知道最终产生的结果。并且，设计的任何后续调整也将更加具体和准确。

此外，需要了解的是，当足部矫形器是作为治疗计划的一部分时，需要对其是否达到预定作用进行评估。应用矫形器治疗的第一步是确定矫形器有

何种作用，以及应该如何设计来实现这一目标。因此，检查矫形器时应评估其作用是否达到了设计目标。

足部矫形器具有明显的缓解疼痛的作用。然而，在缓解疼痛的同时，矫形器还必须舒适且实用，这

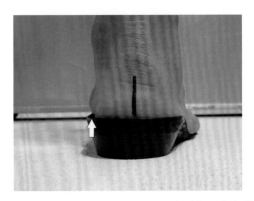

静态评估：通过调整足跟矫形器，进一步增加了内翻的矫正，但对跟骨的控制力有所下降。从足跟矫形器边缘的缝隙可以看出，足部向外侧发生移动。在这种情况下，内翻矫正得越多，控制力就越差

在高水平运动中更为关键。CAD/CAM 矫形器的多功能的设计方式和极高的制作效率，使其具有更好的可预测和可重复性。

极高的制作效率，可以通过对设计进行简单的调整，来制作更多的矫形器，以适应不同种类的鞋或各种不同的运动需求。例如，与跑鞋相比，足球鞋中的矫形鞋垫应该更窄。另一种不同的设计选择，是调整某些区域的材料厚度，以允许局部弯曲或减轻矫形器的重量。

38.5　展望

数字化制作技术的主要缺点是在材料使用方面的生产效率不高。减材制造会产生浪费，甚至会有

高达 95% 的材料被切割掉。3D 打印（也称为增材制造）技术现已进入市场。然而，制作成本较高，并且在小批量制作时，没有减材制造的速度快。在目前阶段，只有商业实验室具有一次性大量生产的能力。

3D 打印技术具有明显的环保优势，因为它浪费的材料可以忽略不计。它还为具有更大设计自由度的制造创造了更多可能性，例如，足部矫形器可以制作成网格结构以减轻重量。有理由相信，在不久的将来，这将成为足部矫形器主要的制作方式。

38.6　总结

足部矫形器数字化设计与制作：

- 可以快速准确地制作足部矫形器。
- 可以在矫形师的控制下，实现高水平的多功能性设计。
- 可以让矫形师充分考虑到患者情况的多样性以及他们对矫形器的不同反应。
- 是可重复和可修改的，因此可以轻易地将矫形器应用于不同的鞋具和状况。

（Craig Tanner, Pieter d'Hooghe 著　武继祥　李　磊 译）

参考文献

扫描书末二维码获取

扫描二维码获取参考文献